DU TRAITEMENT

DE LA

PNEUMONIE AIGUË

PAR LE DOCTEUR

VICTOR HANOT

Ancien chef de clinique de la Faculté de Médecine,
Ancien interne lauréat des hôpitaux,
Lauréat de la Faculté de Médecine (Prix de thèses, médaille d'argent),
Membre titulaire de la Société anatomique et de la Société de biologie.

THÈSE DE CONCOURS POUR L'AGRÉGATION

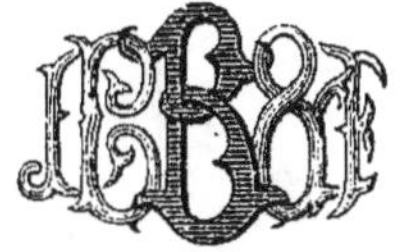

PARIS

LIBRAIRIE J.-B. BAILLIÈRE ET FILS

Rue Hautefeuille, 19, près le boulevard Saint-Germain.

—

1880

DU TRAITEMENT

DE LA

PNEUMONIE AIGUË

PARIS. — IMPRIMERIE ÉMILE MARTINET, RUE MIGNON, 2

DU TRAITEMENT

DE LA

PNEUMONIE AIGUË

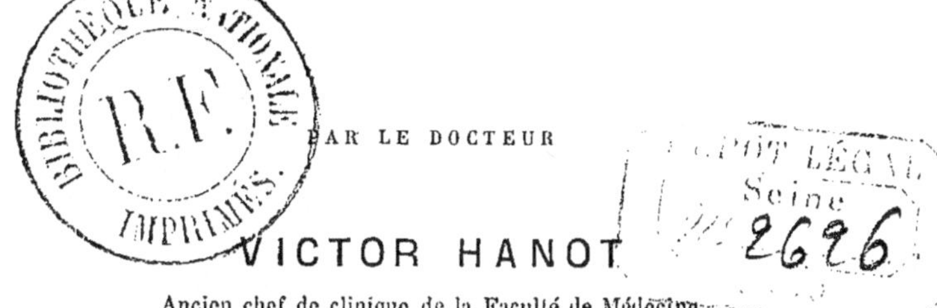

PAR LE DOCTEUR

VICTOR HANOT

Ancien chef de clinique de la Faculté de Médecine,
Ancien interne lauréat des hôpitaux,
Lauréat de la Faculté de Médecine (Prix de thèses, médaille d'argent),
Membre titulaire de la Société anatomique et de la Société de biologie.

THÈSE DE CONCOURS POUR L'AGRÉGATION

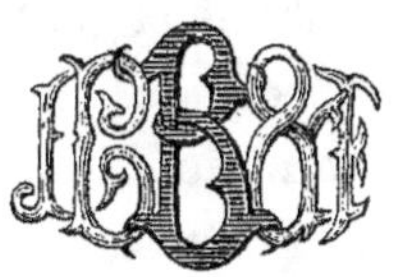

PARIS

LIBRAIRIE J.-B. BAILLIÈRE ET FILS

Rue Hautefeuille, 19, près le boulevard Saint-Germain.

1880

DU TRAITEMENT

DE LA

PNEUMONIE AIGUË

AVANT-PROPOS

La terminologie des états phlegmasiques du poumon a été longtemps très obscure. Aujourd'hui on s'accorde généralement à décrire à part deux types absolument distincts : la pneumonie aiguë proprement dite, appelée encore pneumonie lobaire ou fibrineuse, et la broncho-pneumonie, qui en diffère par sa pathogénie, son processus anatomique, son évolution clinique tout entière. Ce ne sont pas là deux genres voisins d'une même espèce, mais bien deux espèces nosologiques. Cette broncho-pneumonie aiguë, où l'inflammation du parenchyme même n'intervient que dans des proportions restreintes, sur un plan inférieur, où les lésions bronchiques et congestives ont la première place, n'est presque toujours qu'une complication dans les maladies les plus diverses. La pneumonie aiguë, au contraire, est une entité morbide, une affection autonome qui, entre autres caractères distinctifs, a aussi sa thérapeutique personnelle.

C'est le traitement de la pneumonie aiguë qui doit faire l'objet de ce travail.

CHAPITRE PREMIER

THÉORIES SUR LA NATURE DE LA PNEUMONIE AIGUË. — LEUR INSUFFISANCE AU POINT DE VUE THÉRAPEUTIQUE

La pneumonie légitime est, peut-être, de toutes les affections de nos pays, celle qui revêt avec le plus de franchise et de véhémence les grands caractères fondamentaux de la maladie par excellence, de la maladie aiguë. La vieille dénomination de *péripneumonie*, dans son acception hyperbolique et superlative (1), témoigne que c'était là l'impression des médecins de l'époque hippocratique, impression que l'étude analytique de la maladie n'a pas démentie. Le début brusque et solennel de la pneumonie, la marche cyclique de la fièvre qui l'accompagne, les phénomènes critiques qui la jugent souvent à jour préfixe, en un mot tous les symptômes généraux d'une part; le point de côté, la dyspnée, la toux, l'expectoration, les signes plessimétriques et stéthoscopiques d'autre part; les particularités anatomo-pathologiques enfin de la maladie, l'hépatisation rapide du poumon, la nature fibrineuse de l'exsudat, tout, dans la pneumonie, présente une marque d'activité dans le processus, une acuité d'allure, et souvent aussi un péril si accusé et si prochain, qu'il n'est pas étonnant que cette maladie, plus que toute autre du cadre nosologique, ait pour ainsi dire sollicité l'intervention du médecin, son intervention énergique et parfois turbulente.

Et certes, ce n'est pas là un des côtés les moins curieux de cette

---

(1) En effet, comme le fait remarquer M. Littré, pneumonie ne signifie point inflammation circumpulmonaire, mais bien inflammation par excellence du poumon.

intéressante maladie, que l'histoire des fluctuations et des révolutions par lesquelles a passé le traitement de la pneumonie. Les principales méthodes thérapeutiques trouvaient là comme leur pierre d'épreuve et leur criterium; et la pneumonie constitue proprement le champ naturel et commun d'expérience où se sont débattues les grandes querelles thérapeutiques qui, tour à tour, ont divisé et passionné la médecine. D'où il suit que son histoire est irrévocablement liée à celle des révolutions et de l'évolution de la science elle-même : cela est si vrai, que c'est presque autant un chapitre de pathologie que de thérapeutique générale que nous allons écrire.

La thérapeutique rationnelle, en effet, c'est là ce qui fait à la fois et ses défaillances et sa force, a toujours reconnu comme guide et comme source supérieure d'indications la pathogénie des maladies et la notion plus ou moins vague ou plus ou moins précise de leur nature intime. Malgré qu'ils en aient, tous les médecins de toutes les époques ont subordonné le traitement de la pneumonie à l'idée qu'ils se faisaient de l'essence même de la maladie; et l'on peut dire qu'à cet égard, en envisageant les choses de haut et d'ensemble, ils se sont divisés et se divisent encore en deux camps principaux. C'est parce que ces vues dichotomiques ont eu leur retentissement direct, quoique souvent inconscient, sur les choses de la thérapeutique, qu'il nous faut nous en expliquer dès à présent.

Qu'est-ce que la pneumonie aiguë, franche, fibrineuse? Une telle question, adressée à un médecin instruit du siècle dernier, ou naguère encore à un disciple de Broussais ou de Bouillaud, les aurait certes bien moins embarrassé l'un et l'autre qu'elle ne nous embarrasse aujourd'hui! Tous deux y auraient fait une réponse catégorique que leur eût dictée la doctrine médicale régnante.

Pour les anciens, jusques et y compris Huxham, Borsieri et Fréd. Hoffmann, la pneumonie réalisait le type de la maladie aiguë, selon l'ancienne vue hippocratique. La maladie est *géné-*

rale d'emblée et par essence ; téléologiquement elle suppose une adultération primitive de l'économie (et particulièrement des humeurs) par un principe nuisible et un effort véhément, un consensus de tout l'organisme, dans le but de dompter et d'expulser au dehors ce principe morbide, insaisissable dans son essence, connu par ses effets seuls. La maladie, générale d'abord, se localise (dans le cas spécial sur le poumon) : la pneumonie, en un mot, c'est-à-dire la lésion visible et tangible de l'organe, n'est que la détermination locale de la maladie, de la *fièvre pneumonique*, au même titre que les arthrites ne constituent que la localisation de la fièvre rhumatismale, l'engorgement de la rate, du foie, etc., les conséquences de la fièvre paludéenne. C'est là un point de vue que l'école de Montpellier a particulièrement défendu, et qu'elle n'a cessé de maintenir jusqu'aujourd'hui. Au commencement de ce siècle, sous l'impulsion puissante des travaux anatomo-pathologiques de Bayle, de Broussais, de Laennec, d'Andral, de Bouillaud, etc., un revirement complet s'effectua : la pneumonie est primitivement et foncièrement une maladie locale ; la fièvre et les autres symptômes généraux concomitants n'en sont que la conséquence et, comme tels, sont rigoureusement subordonnés à la lésion. La pneumonie est une phlegmasie locale se développant sous l'influence de causes banales, le froid surtout, comme le ferait une bronchite, un coryza ; elle précède et domine tout le reste.

Cette théorie strictement localisatrice avait, en dehors des adeptes de Montpellier, rallié tous les suffrages des contemporains, lorsque, dans ces derniers temps, en Allemagne surtout, s'est manifestée une réaction décidée contre ces vues purement organiciennes, et un retour non déguisé vers l'ancienne conception de la fièvre pneumonique. Jürgensen, Friedreich, Lichtenstern, Cohnheim, Klebs, en Allemagne ; M. Marotte, le professeur Parrot, M. Bernheim, en France ; H. F. Hardwick, en Angleterre, se sont faits les défenseurs de ces vues renouvelées. Jürgensen surtout, dans l'article *Croupöse pneumonie* de l'Encyclopédie de Ziemssen, a rassemblé avec force les principaux arguments à l'appui de l'essentialité de la pneumonie, qu'il formule de la façon suivante : « La pneumonie croupale est une maladie générale, non locale. L'inflammation du poumon n'est qu'un des principaux symptômes et qui n'explique pas l'ensemble des phénomènes morbides. Il faut admettre un agent morbide *spécifique*. La pneumonie croupale appartient donc au groupe de maladies infectieuses (1). »

Les arguments invoqués par Jürgensen sont empruntés à l'étiologie, à l'anatomie pathologique et à la symptomatologie.

I. La pneumonie franche ne se développe pas dans les mêmes conditions que les phlegmasies locales *a frigore*, les bronchites particulièrement; plus fréquentes toutes deux en hiver, leur maximum de fréquence ne correspond pas aux mêmes mois. La distribution géographique des deux maladies est aussi différente; les bronchites deviennent de plus en plus rares à mesure qu'on se rapproche des tropiques; il n'en est plus de même des pneumonies. La pneumonie est moins fréquente dans les campagnes que dans les villes, chez les sujets vivant au grand air et exposés aux refroidissements que dans la population des prisons, des asiles et des couvents. — L'inverse aurait lieu si le froid était cause de la maladie. Il n'est pas plus logique d'invoquer le refroidissement (quand refroidissement il y a eu) comme point de départ de la pneumonie, que de regarder une indigestion, si fréquente dans les prodromes de la fièvre typhoïde, comme étant la cause de cette dernière.

II. La statistique de Ziemssen est particulièrement instructive à cet égard. Elle porte sur les variations de fréquence éprouvées par la pneumonie pendant une période de vingt et un ans dans

---

(1) Jürgensen, *Die croupose Pneumonie* (*Ziemssen's Handb. der Pathol. und Therapie*, Bd. V, 2te Auf., p. 57. 1877).

les principales villes de l'Europe et de l'Amérique du Nord. D'après cette statistique, les maxima et les minima de fréquence de la pneumonie coïncident exactement avec ceux de la fièvre typhoïde; les années remarquables, dans telle ou telle localité par un grand nombre de pneumonies, le sont aussi par un nombre également exagéré de cas de fièvre typhoïde.

Ce n'est qu'exceptionnellement que cet accroissement de fréquence des deux maladies a pu être ramené à des modificateurs banals, tels que la famine, par exemple; s'il y a un facteur commun, il est d'un tout autre ordre, et échappe à l'appréciation. Les chiffres si nombreux du travail de Ziemssen établissent, en outre, que « la courbe du nombre des cas de pneumonie n'est nullement parallèle à celle des maladies proprement inflammatoires ». Il est difficile de concilier ce fait avec l'opinion qui veut que la pneumonie soit purement une maladie locale, inflammatoire, et dont la cause relève d'un refroidissement.

Enfin, Ziemssen montre qu'il est certaines années où la distribution numérique de la pneumonie, dans les différentes villes de l'Europe et de l'Amérique, présente une telle similitude partout, malgré la diversité des climats, qu'il est difficile de se défendre de l'hypothèse d'une cause tellurique, s'étendant à tout l'hémisphère boréal et présidant au développement de la pneumonie. Ces conditions spéciales, probablement liées à des modifications atmosphériques, ne sont sans doute pas l'agent même de la pneumonie; mais, dans la pensée de Ziemssen, elles présideraient au développement de cet agent dans une mesure comparable, par exemple, à l'influence que les variations de la nappe liquide souterraine exercent dans certaines localités, à Munich notamment, sur le développement de la fièvre typhoïde.

Au point de vue anatomique, la pneumonie fibrineuse ne se rapproche d'aucune autre phlegmasie pulmonaire. De même qu'il est impossible, par un irritant quelconque, de provoquer

(1) *Prager Vierteljarschr.* 1858, 2 v. *Archiv. der Heilkunde*, 1857, I, p. 383.

sur l'intestin la lésion caractéristique des plaques de Peyer, de même on essayerait en vain de provoquer expérimentalement les lésions de la pneumonie. On peut aussi provoquer des bronchites ou des pleurites, mais quelle que soit la nature ou l'intensité de l'irritant, on ne déterminera pas de pneumonie fibrineuse.

III. Les arguments cliniques sont encore plus considérables. La pneumonie, pendant toute sa durée, ne témoigne d'aucun rapport nécessaire et constant entre les signes locaux et les signes généraux. Un foyer pneumonique très restreint peut s'accompagner d'une fièvre violente; inversement, des foyers énormes peuvent évoluer avec une fièvre très modérée. Le mode de défervescence par crise soudaine, qui est la règle dans la pneumonie franche, est un phénomène bien propre à mettre en lumière l'indépendance des lésions locales et des phénomènes généraux. Qu'y a-t-il de changé localement, au niveau du poumon enflammé, quand la fièvre tombe? Rien, ou bien peu de chose, puisque les signes physiques demeurent les mêmes qu'avant la crise et peuvent demeurer ainsi pendant plusieurs jours.

Au début de la pneumonie, dans le stade prodromique, un mouvement fébrile intense précède parfois l'apparition des phénomènes locaux. Ainsi donc, dans la pneumonie, la fièvre peut exister sans lésion locale (stade prodromique), et, d'autre part, l'affection locale sans fièvre (stade de régression) prouve qu'il s'agit là de faits contemporains, mais non rigoureusement subordonnés l'un à l'autre.

La pneumonie a une marche typique. Aucune phlegmasie locale, d'après Jürgensen, ne présente une évolution aussi nettement cyclique. Les maladies infectieuses seules (exanthématiques, maremmatiques, typhiques) présentent un type aussi régulier. Aussi n'hésite-il pas à ranger la pneumonie dans le groupe des maladies infectieuses, causées par la pénétration, dans l'organisme, d'un agent spécial analogue à celui de la méningite cérébro-spinale ou de la grippe.

Le professeur Bernheim, dans ses leçons cliniques, émet des vues analogues; pour lui aussi, pneumonie veut dire fièvre pneumonique. « Par sa manière de débuter, dit-il, la pneumonie s'affirme souvent comme une pyrexie, comme une fièvre. Et toute l'évolution de la maladie ne vient-elle pas compléter l'analogie? Cette marche régulière, cyclique de la température, telle que vous la retrouverez dans les pyrexies, les fièvres éruptives, l'érysipèle, cette crise rapide à jour fixe, l'amendement à l'état général précédant invariablement la résolution de l'état local, toute l'histoire de la maladie presque figurée par la courbe graphique de la fièvre, tout cela ne donne-t-il pas l'impression d'une maladie générale localisée dans le poumon, d'une *fièvre pneumonique et non d'une pneumonie?* »

Cohnheim considère la pneumonie comme une maladie miasmatique et contagieuse; sans être directement transmissible, elle ne se développe jamais, selon lui, dans une localité, sans y avoir été importée. Klebs est plus explicite encore et décrit un protorganisme, le *monas pulmonalis*, dont l'inoculation, chez les animaux, provoquerait artificiellement la maladie. Enfin, pour combattre cette soi-disant maladie zymotique, et comme traitement à la fois le plus rationnel et le plus efficace, Kunze conseille l'injection sous-cutanée d'acide phénique (1). M. Hallopeau, auquel nous empruntons ces derniers documents (2), s'élève avec raison contre de semblables exagérations qui compromettent la théorie des germes-contages, si satisfaisante et si lumineuse au contraire quand elle s'applique aux véritables maladies infectieuses.

En effet, l'assimilation de la pneumonie aux maladies infectieuses, séduisante au premier abord, ne soutient pas une critique bien approfondie des arguments mis en avant par les partisans

---

(1) Kunze, *Ueber entzündlichen Infectionen, und deren Behandlung mit carbolsöre (Deutsch. Zeitschr. f. prakt. med.*, 1874).

(2) *La doctrine de la fièvre pneumonique (Revue des sciences médicales*, 1878, t. XII, p. 733).

de la spécificité. L'endémicité et l'épidémicité de son apparition, dans bon nombre de cas indiscutables, n'ont pas la valeur qu'on leur attribue. La bronchite, le coryza, la pleurésie affectent souvent les mêmes caractères, sans que personne, pour cela, ne soit tenté d'invoquer là aussi une cause spécifique. La contagion, il est vrai, trancherait la question, mais elle ne repose sur aucun fait dûment et solidement établi.

Il est vrai que la pneumonie sévit de préférence dans certaines localités; qu'elle est surtout fréquente dans les grandes villes, dans les prisons, les asiles, etc.; mais cela n'est pas non plus une preuve de spécificité. « On doit reconnaître à l'inflammation pneumonique, dit excellemment M. le professeur Peter, deux origines, une origine intrinsèque, une origine extrinsèque : l'origine intrinsèque, c'est la fatigue et l'usure de l'organe; l'origine extrinsèque, c'est le froid. Pour qu'une pneumonie se produise, il faut le concours de toutes les forces de l'être vivant, ou plutôt de toutes ses faiblesses; il faut l'opportunité morbide. » Ce n'est pas un miasme particulier qui préside à la production de la maladie, mais toutes les causes débilitantes, les fatigues, les excès, les chagrins et surtout la vieillesse; à ce point de vue, la pneumonie « est une manière de mourir et constitue la fin naturelle de vieillards ». M. Hallopeau s'associe à cette manière de voir, et fait remarquer avec justesse que ces causes suffisent pour expliquer comment la pneumonie est plus fréquente dans les grandes villes et chez les sujets qui vivent accumulés dans un milieu confiné; on ne saurait s'étonner, en effet, que l'habitant de la ville soit plus vulnérable que l'habitant de la campagne, et l'on comprend que la prédisposition morbide atteigne son maximum de puissance chez les sujets enfermés dans un cloître ou dans une prison, surtout s'ils sont mal vêtus, mal nourris et dans un état de dépression morale. Les variations brusques de la température, d'une part, les causes générales d'asthénie, de l'autre, suffisent amplement à l'interprétation des prétendues épidémies pneumoniques, sans qu'il faille peut-être pour cela recourir à l'hypothèse d'un agent spécifique, comme celui de la variole ou de la fièvre typhoïde.

L'impossibilité de provoquer expérimentalement une lésion anatomique identique à celle de la pneumonie fibrineuse ne serait pas non plus pour quelques auteurs un argument décisif. « Il y a nombre de maladies inflammatoires, spécifiques ou non, fait remarquer M. Lépine, que nous sommes dans l'impossibilité de provoquer expérimentalement, telles que les réalise la nature : par exemple, parmi ces dernières, la goutte et la pleurésie elle-même ; car il n'est pas vrai qu'on produise chez l'animal une pleurésie semblable à la pleurésie fibrineuse de l'homme ; ce que l'on fait chez lui, c'est surtout une pleurésie purulente (1). »

La marche cyclique de la pneumonie la rapproche sans doute, sous ce rapport, des fièvres, surtout des fièvres éruptives. Mais, dans bon nombre de cas, la durée de la période fébrile ne serait pas aussi fixe, la défervescence pouvant se produire depuis le troisième jusqu'au douzième et même au quinzième jour ; la durée de la pneumonie variant, en outre, pour des causes purement anatomiques, la localisation au sommet, par exemple. Il y aurait loin de là à la marche véritablement cyclique des fièvres éruptives !

Le défaut de parallélisme entre la fièvre et les lésions locales, — la fièvre qui précède la lésion, la lésion qui survit à la fièvre, — tel est surtout le grand argument des essentialistes. Ce n'est pas ici le lieu d'entrer dans la discussion, pied à pied, des problèmes que soulève cette proposition ; nous renvoyons le lecteur à la très intéressante discussion critique soulevée à ce sujet par le professeur Lépine. Il admet que l'indépendance de la fièvre initiale et son antériorité sur le processus local sont, somme toute, exceptionnelles et ne peuvent pas servir à édifier une doctrine générale. Le contraire, du reste, pourrait s'observer, ou, loin que la fièvre ap-

____

(1) Lépine, Article *Pneumonie*, du Dictionn. de médecine et de chirurgie pratiques, t. XXVIII, p. 458.

paraisse avant la lésion du poumon, elle ne vient que postérieurement (Kaulich, de Ragen). Du reste, il est possible que, dans
toute inflammation, il y ait, dans une certaine mesure, au début,
un mouvement fébrile passager, indépendant du processus local
(par un trouble initial du système nerveux, ou une altération du
liquide sanguin). Mais cela n'autorise pas à dire qu'il en est ainsi
pendant toute la durée de la maladie.

Dans la plupart des cas, ce que l'on constate, c'est que les exa-
cerbations de la fièvre sont manifestement liées à une extension
de la lésion; ce que l'on constate encore, c'est la longue durée
de la fièvre quand les deux poumons sont pris (influence de
l'étendue de la lésion) ou quand c'est un seul, mais au sommet
(influence du siège).

Reste l'argument du retard de la résolution de la phlegmasie
sur la défervescence critique de la fièvre. « Il est probable, selon
la fine remarque de M. Lépine, que si nous disposions de moyens
délicats pour apprécier l'état physique du poumon, nous ne croi-
rions pas si souvent que la résolution retarde sur la défervescence. Pour juger le degré de la fièvre, nous possédons un instrument d'une finesse exquise, le thermomètre. Mais quel moyen
avons-nous de déterminer si le travail de désagrégation de l'exsudat commence?... En tenant compte de l'incertitude où nous
sommes touchant la fin du travail phlegmasique et le début de la
résolution, on voit qu'il est impossible de dire qu'à cette période
la fièvre est indépendante de l'état local. Si l'on admet, au contraire, qu'elle y est subordonnée, on s'explique d'une manière
naturelle tous les phénomènes de cette période, même l'exacer-
bation précritique. En effet, au lieu de l'attribuer, comme le fait
la théorie vitaliste, à un effort de la nature avant la crise, je
serais plutôt tenté d'y voir simplement le résultat de la résorption
commençante de l'exsudat, c'est-à-dire le premier effet général
de la résolution à son début. Du reste, toute pneumonie n'a pas
une terminaison critique, c'est ce qu'oublient trop peut-être les
partisans de l'essentialité de la fièvre »

Tous ces arguments opposés mettent en relief le pour et le contre et montrent que le dernier mot n'est pas dit sur cette question de la nature de la pneumonie. Aussi, un certain nombre de médecins, sans aller aussi loin que ceux dont il a été question jusqu'ici, pensent-ils qu'il y a lieu de distinguer deux sortes de pneumonies : l'une, la pneumonie franche, qui est surtout une maladie locale ; l'autre, pneumonie asthénique, pneumonie typhoïde, bilieuse, adynamique, etc., qui serait une maladie générale, infectieuse.

Il y a longtemps que de semblables idées régnaient parmi les médecins, plus ou moins nettement formulées, il est vrai. La physionomie caractéristique des pneumonies dites bilieuses, adynamiques, typhiques, etc., sans faire admettre des différences foncières, étiologiques, entre les diverses pneumonies, leur faisait assigner cependant non seulement une symptomatologie, mais une évolution spéciale. C'est surtout au point de vue thérapeutique, et comme source d'indications particulières, que cette distinction était proclamée. Stoll, dans sa relation des pneumonies bilieuses qu'il observa de 1776 à 1779, insiste, d'après Hippocrate déjà, sur le danger de la saignée (venæ sectio pro ceteris nocuit) et sur l'utilité des purgatifs et des vomitifs. J. Frank, Portal, Lepecq, Pinel, Grisolle, Traube se prononcent dans le même sens ; mais ils n'allaient pas au delà du fait symptomatique et des conséquences thérapeutiques qu'ils en tiraient ; ils n'y voyaient que des formes spéciales de la pneumonie.

Dans un autre ordre d'idées, Cullen déjà, Laennec, Joseph Franck, avaient montré que l'étiologie de la pneumonie était complexe, et que le froid n'intervenait pas toujours comme cause unique et nécessaire (1), Grisolle, sur 205 pneumonies, n'a pu constater le refroidissement comme élément étiologique que dans 45 cas.

Robert de Latour se basant sur ce fait et sur d'autres considé

____

(1) Frigus, pneumoniæ unica causa est (Hildenbrand.)

rations, telles que l'épidémicité, l'élévation de la température, etc.,
admettait formellement deux sortes de pneumonies, l'une franche,
a frigore, l'autre infectieuse, de nature miasmatique.

Plus récemment, Friedereich et Leichstenstern, en Allemagne ;
M. Bonnemaison, en France ; Hardwick, en Angleterre, et
Rodman, en Amérique, ont rappelé l'attention sur certaines épidémies de pneumonie qu'ils rapprochent de celles décrites par
Sydenham, Stoll, Morton, J. Frank, P. Frank, etc.; pneumonies
graves, insidieuses, à manifestations adynamiques ou bilieuses,
à marche serpigineuse. Friedereich, comme caractéristique anatomique, insiste sur la tuméfaction précoce de la rate. « Ces pneumonies sont caractérisées, dit-il, par la marche serpigineuse de
l'hépatisation et par l'absence de l'évolution cyclique de la fièvre.
Celle-ci peut durer dix, douze, quinze jours et au delà, la crise
est lente et incomplète et la défervescence s'effectue le plus souvent par lysis. Par leur allure traînante, leur longue durée, par
leur tendance à envahir les deux poumons, les pneumonies mi-
grantes sont particulièrement dangereuses ; elles offrent souvent
l'empreinte d'une véritable malignité, et offrent plus d'une analogie
avec les maladies typhiques graves. Ce qui me confirme surtout
dans la pensée qu'il s'agit là de pneumonie de nature infectieuse, c'est l'apparition, dès les premiers jours, d'une tuméfaction notable de la rate, dépassant le rebord des fausses côtes de
trois à quatre travers de doigt, et facilement accessible à la pal-
pation. Pour les dimensions, la rate rappelle celle de la fièvre
typhoïde. Il ne s'agit pas là d'un phénomène de stase et d'hyperhémie passive, mais d'un véritable gonflement hyperplasique, car
le développement de la rate a lieu dès le début de la pneumonie,
alors que l'hépatisation est encore très limitée et incapable d'influencer mécaniquement la circulation générale. Ce n'est pas
seulement au point de vue étiologique et symptomatique, mais
encore au point de vue thérapeutique que ces pneumonies se distinguent de la pneumonie croupale commune. Il m'a toujours
semblé que l'administration de la quinine, de liquides substan-

tiels (bouillon, œufs, vin), donnait de meilleurs résultats qu'un traitement spoliateur ou antiphlogistique (1). »

Leichstenstern, dans un travail riche en documents bibliographiques sur «les pneumonies asthéniques», arrive aux conclusions suivantes : « La pneumonie croupale ne présente pas des caractères identiques, selon les époques et selon les localités. A certains moments et dans certaines localités, on voit apparaître des pneumonies qui, sans que les dispositions individuelles jouent un rôle manifeste, s'accompagnent de symptômes particulièrement graves et revêtent un appareil asthénique ou typhique des plus accusés. Dans certains endroits (à Berlin par exemple), cela s'observe surtout pour les pneumonies d'été ; ailleurs, la constitution est plus stationnaire. » Ces pneumonies asthéniques d'emblée (sans l'intervention de causes inhérentes à l'individu) sont, pour Leichtenstern, d'une nature spéciale; elles constitueraient une maladie différente de la pneumonie franche, rigoureusement spécifique, et qu'il ne faut distinguer au même titre que la dysentérie épidémique de la dysentérie sporadique ou le choléra asiatique du choléra nostras.

M. Bonnemaison a présenté en 1875, à la *Société médicale des hôpitaux*, une relation très intéressante d'une épidémie de pneumonie maligne qu'il a observée à Toulouse en 1874; lui aussi croit à la nature spécifique de ces pneumonies, à l'infection de l'organisme par un poison septique; mais il ressort des observations mêmes de M. Bonnemaison, qu'il s'agissait de pneumonies offrant la plus grande analogie avec celles de la grippe, et cette dernière maladie régnait alors à Toulouse. Ce sont donc des faits d'un ordre tout spécial, liés probablement à la broncho-pneumonie. Herbert, J. Hardwick (de Sheffield) rapporte plusieurs observations de pneumonie asthénique, où la transmission par voie

(1) **Friedreich,** *Der acute Miltztumor und seine Beziehungen zu den acuten Infections krankieten* (in *Volkmann's Sammlung klinischer Vortrage*, n° 75, 1874, p. 16).

de contagion lui paraît démontrée : « Un prêtre est atteint de pneumonie, un de ses parents vient le voir et contracte la même maladie ; puis une troisième personne est atteinte après avoir approché ce dernier ; dans une autre localité, un vieillard frappé de pneumonie fait mander auprès de lui plusieurs de ses parents, et bientôt chacun d'eux est atteint à son tour de la même maladie ; enfin, dans une troisième série de faits, on voit, après l'apparition d'un cas de pneumonie adynamique, dans un village où cette maladie ne régnait pas auparavant, six cas semblables se manifester chez des sujets qui avaient été en rapport avec le sujet frappé en premier lieu, ou les uns avec les autres (1). »

Ces observations sont-elles vraiment démonstratives ? Nous avouons partager, à cet égard, l'opinion émise par M. Hallopeau, dans la *Revue critique* que nous avons déjà eu plusieurs fois à citer : « Quand on voit, dit-il avec raison, le choléra éclater dans une ville où il n'existait pas, et frapper d'abord un individu venu d'un pays infecté, on est en droit de dire que la maladie a été importée et qu'elle s'est transmise par contagion indirecte, ou plutôt par infection, car une épidémie de choléra ne se développe jamais spontanément dans nos climats ; mais lorsque des pneumonies se manifestent dans les mêmes conditions, il est beaucoup moins aisé de conclure, car pour une affection aussi commune on peut toujours invoquer la possibilité de simples coïncidences. Les observations de Hardwick n'auraient une valeur réelle que si l'on en pouvait citer un grand nombre de semblables. Nous ferons remarquer d'ailleurs que l'auteur ne donne aucun détail sur les symptômes, et qu'il nous est par conséquent impossible de savoir s'il ne s'agissait pas de pneumonies catarrhales. Les mêmes objections peuvent être opposées aux faits très analogues de Winter Blyth. »

Les mêmes réflexions sont applicables aux épidémies de pri-

---

(1) Pneumonie, Maladie infectieuse zymotique et contagieuse (*Gaz. médicale*, 1876).

son, relatées récemment par Dahl, à Christiania, et par Rodman, dans le Kentucky. Ce dernier médecin a vu, dans l'espace de quelques mois, sur une population de 735 prisonniers, 118 cas de pneumonies à forme asthénique : 35 cas se sont terminés par la mort. L'auteur pense que la pneumonie s'est développée sous l'influence d'un poison spécial, engendré par l'action combinée de l'encombrement et d'une malpropreté excessive. Pas n'est besoin, selon nous, de l'intervention de ce prétendu poison ; les deux facteurs qui lui donneraient naissance, la misère et l'encombrement, suffisent amplement pour donner la clef de ces épidémies de pneumonie maligne, si l'on admet, avec M. Peter, que la fatigue, la dépression morale, la mauvaise alimentation, l'encombrement et la malpropreté, en un mot, toutes les causes d'asthénie physique et psychique, favorisent au plus haut degré le développement de la pneumonie.

La conclusion de cette longue étude pathogénique sera pour nous de rejeter la spécificité étroite de la pneumonie franche ; après les arguments que nous avons développés, nous nous rangeons de l'avis de MM. Peter, Lépine et Hallopeau, et pensons que la pneumonie, par aucun de ses traits essentiels, ne peut être assimilée aux maladies proprement infectieuses, telles que la variole, la fièvre typhoïde, etc.

Mais cependant il est impossible de méconnaître que, tant au point de vue étiologique, symptomatique et anatomo-pathologique, la pneumonie ne présente des particularités qui la distinguent et la spécialisent. La marche cyclique de la fièvre, sa terminaison habituellement critique, sont loin d'être des caractères indifférents.

Mais il ne faudrait pas non plus s'exagérer la portée de ces faits : là où a été l'erreur, selon nous, de ceux qui ont émis l'hypothèse de la spécificité, c'est d'opposer la phlegmasie pneumonique aux inflammations traumatiques ou expérimentales. Toutes les inflammations spontanées médicales ne sauraient s'assimiler aux inflammations provoquées ; à ce point de vue, le coryza ou le catarrhe utérin diffère tout autant du catarrhe provoqué par l'inhalation de poussières ou par l'usage d'un pessaire, que la pneumonie franche de celle provoquée par un coup d'épée ou par l'injection de perchlorure de fer. Et cependant on n'y trouvera pas un argument en faveur de la spécificité. En se plaçant à ce point de vue, on est presque autorisé à dire que toute inflammation médicale a quelque chose de spécial, et c'est là, à tout prendre, ce qui constitue l'abîme qui existe entre la maladie spontanée et la maladie expérimentale. Mais encore une fois, ce n'est pas affaire de spécificité.

Nous le répétons, ces théories discutables ont presque toujours dirigé les traitements de la pneumonie, les entraînant dans leur règne éphémère, dans leurs incertitudes et leurs erreurs.

Pour l'école anatomo-pathologique du commencement du siècle (pour ne pas remonter plus haut dans l'histoire), la lésion locale emportait tout. Cette idée s'imposait presque d'elle-même en face d'une maladie à lésion anatomique aussi manifeste et aussi étendue que la pneumonie. De là, comme conclusion logique, l'indication de s'attaquer directement au processus anatomique, d'en troubler l'évolution et de chercher à l'amoindrir, à l'enrayer; d'autres, plus ambitieux, parlaient même de juguler la maladie. A une indication si formelle, répondait une médication non moins rationnelle en apparence, l'agent antiphlogistique par excellence : la saignée. On sait avec quelle conviction et quelle prodigalité fut appliqué le traitement de la lésion locale.

Et cependant en même temps guidé, par des idées dogmatiques qui dérivaient de celles de Brown, Rasori remplaçait avec une égale ardeur l'indication antiphlogistique par le contro-stimulus, et les émissions sanguines par le tartre stibié à haute dose.

Puis vinrent tour à tour l'expectation, la médication tonique par l'alcool, les antipyrétiques; enfin même les inévitables antiseptiques, toutes méthodes qui eurent le tort de se faire enclusives, convaincues qu'elles relevaient de la nature intime des choses.

Nous avons justement voulu établir ici que la nature de la maladie est encore inconnue et que c'est ailleurs qu'il faut chercher les règles pratiques d'un traitement rationnel.

CHAPITRE II

ANATOMIE ET PHYSIOLOGIE PATHOLOGIQUES — FORMES CLINIQUES
DE LA PNEUMONIE AIGUE — INDICATIONS RATIONNELLES.

Envisagée dans son type le plus régulier, le plus pur, et en dehors de toute interprétation dogmatique, la pneumonie aiguë est constituée par trois éléments essentiels : un processus anatomique, un état fébrile, une évolution ; trois éléments également caractéristiques.

Puis ce type peut se déformer en de nombreuses variantes que parfois rien n'explique, mais qui sont souvent subordonnées à l'état préalable de l'organisme où éclot la maladie. Et comme il y a des formes dans la pneumonie aiguë primitive, il y a aussi des pneumonies aiguës secondaires.

Une thérapeutique rationnelle doit avoir pour guide la connaissance exacte des trois aspects dominants de l'évolution franche et correcte, et des incidents qui la compliquent : symptômes qui s'exagèrent, lésions inaccoutumées qui s'ajoutent, débilitation organique antérieure, états morbides concomitants qui multiplient la gravité du mal.

Il faut donc dire tout d'abord ce qu'est, dans ses traits principaux, la pneumonie aiguë primitive, quelles sont les formes qu'elle affecte, comment elle évolue dans les organismes débilités, déjà malades. Après quoi, il sera possible d'aborder avec plus de fruit le traitement de la pneumonie aiguë primitive, de ses variétés, des pneumonies aiguës secondaires, de se conduire avec plus de certitude au milieu du dédale des faits.

I. — Pneumonie aiguë primitive, régulière.

A. — *Processus anatomique.*

Nous empruntons la plupart des détails qui suivent aux leçons professées par M. Charcot à la Faculté, en 1877.

La pneumonie lobaire aiguë était encore appelée peripneumonie par Laennec ; d'ailleurs l'illustre médecin n'entendait pas désigner par là une inflammation périphérique du poumon, mais bien la pneumonie par excellence. Les Allemands l'appellent pneumonie croupale (Rokitansky, 1845), désignation qui n'a point été acceptée ici. Il est juste de rappeler que c'est un savant français, Lobstein, qui, le premier en 1835 (*Archives de Strasbourg*), a rapproché des fausses membranes du croup, les exsudats qui, dans la pneumonie vulgaire, encombrent les dernières ramifications bronchiques et les cavités respiratoires proprement dites. Au point de vue anatomique, le terme pneumonie fibrineuse vaut mieux, bien qu'il ne soit pas, tant s'en faut, à l'abri de tout reproche.

Les lésions de la pneumonie lobaire sont entre toutes vraiment particulières, spécifiques en quelque sorte, et profondément distinctes de l'autre forme d'inflammation aiguë du poumon désignée sous le nom de broncho-pneumonie.

Il faut ajouter que les lésions de la pneumonie lobaire sont de celles qu'on n'est pas parvenu jusqu'ici à reproduire expérimentalement, tandis qu'on peut, chez l'animal, soit par la section des laryngés, soit par l'introduction dans les voies aériennes de solutions irritantes, reproduire une broncho-pneumonie qui ne diffère pas, du moins anatomiquement, des pneumonies lobulaires consécutives à la fièvre typhoïde, à la rougeole, à la coqueluche ou même à la formation d'un foyer d'hémorrhagie ou de ramollissement au sein de la masse encéphalique.

On a quelquefois comparé les lésions de la pneumonie lobaire à celles du phlegmon circonscrit (Grisolle), cette inflammation exsudative qui a pour siège le tissu conjonctif lâche ; s'il y a des différences, les analogies sont incontestables.

Considérons donc d'abord le phlegmon. Ce qui le caractérise, c'est, en deux mots, la présence, au sein des mailles du tissu conjonctif fortement vascularisé, d'une matière jaunâtre gélatiliforme qu'on exprime en partie par la pression, et qui ressemble à l'exsudat couenneux qui se forme à la surface des vésicatoires.

Ainsi que le démontrent les recherches expérimentales consistant à reproduire chez les animaux le phlegmon (Ranvier et Cornil, Fleming. Inj. d'huile de croton), il y a à considérer dans l'espèce les éléments suivants : 1° Les modifications vasculaires, les premières en date ; 2° la formation de l'exsudat comprenant la transudation du liquide fibrinogène ; 3° la diapédèse des leucocythes et la diapédèse accidentelle, en quelque sorte, des globules rouges ; 4° les modifications très effacées, dans l'espèce, subies par les éléments anatomiques préexistants (cellules plates, faisceaux fibrillaires du tissu conjonctif).

L'examen attentif et méthodique de l'expérience de Cohnheim, modifiée par lessepu r fero Hayem, démontre que les éléments figurés (leucocytes et hématies) viennent du sang par migration, que la partie liquide et coagulable vient également du sang.

Cette partie liquide ne présente pas, dans toutes les circonstances et dans tous les tissus, les mêmes caractères.

Dans l'inflammation du tissu cellulaire lâche, c'est une imitation du plasma du sang ; ce serait en effet, d'après Melin, un mélange d'eau, d'albumine et de fibrine ; les principes minéraux sont également les mêmes que dans le sang, sauf que le chlorure de sodium tend à y prédominer. Quand il s'agit des cavités muqueuses qui, à l'état normal, renferment un liquide composé d'eau, de mucus et de traces d'albumine, on doit s'attendre à voir la mucine intervenir dans leur inflammation : l'exsudat est alors fibrino-muqueux. C'est ce qui a lieu dans la dipthérie expérimentale (irritation de la trachée par l'ammoniaque). Or, comme le poumon est en grande partie un organe glandulaire, formé de cavités muqueuses, nous devons nous attendre à voir l'inflammation vive y produire des exsudats fibrino-muqueux : c'est là ce qui a lieu en effet.

Ces préliminaires permettent de mieux comprendre et de mieux mettre en valeur les diverses particularités que présentent les altérations de la pneumonie vulgaire aux diverses phases du processus.

On sait comment, d'après l'admirable description si justement classique de Laennec, on a l'habitude de distinguer, dans la description des lésions pneumoniques, un certain nombre de phases ou degrés successifs, dont le premier est l'engouement.

1° L'engouement n'est pas une lésion caractéristique ; on n'en reconnaît la nature qu'après coup, les symptômes étant préalablement connus, ou bien en raison de la concomitance, sur une même partie du poumon, d'altérations correspondant à un degré plus avancé, et cette fois, caractéristiques. Il s'agit là d'une sorte d'œdème. La partie lésée, de couleur violacée, cède à la pression du doigt et conserve l'empreinte ; elle est résistante, mais crépite encore, moins cependant que dans l'état normal, et laisse s'écouler un liquide visqueux ; on y distingue parfaitement encore la structure alvéolaire normale. On n'est pas renseigné quant à présent sur les modifications histologiques relatives à cette période. Cependant les crachats sont caractéristiques dès le premier jour, 45 fois sur 131. Grisolle les a vus 31 fois, le deuxième our, semblables à de la brique pilée. Or ces crachats sont composés de mucus et d'hématies et indiquent déjà une inflammation hémorrhagique. Viennent-ils des alvéoles ou bronchioles ? c'est ce qu'on ne peut décider quant à présent.

2° Le deuxième stade est pour l'anatomo pathologiste beaucoup plus important à considérer, car ici, l'altération se montre avec tous ses caractères propres, en quelque sorte spécifiques. L'altération à ce degré est appelée *hépatisation*.

La partie affectée est en quelque sorte solidifiée, semblable au foie, dense, résistant à la pression sous laquelle elle se brise. Il y a augmentation de volume (Wintrich) appréciable par la mensuration ; il y a aussi excès de poids ; l'aspect est granité, mêlé de blanc, de rouge et de noir de charbon ; la coupe est sèche et le raclage donne un liquide sanguinolent, trouble.

Un des caractères importants à relever, c'est l'uniformité, l'homogénéité de la lésion étendue à tout un lobe ou partie d'un lobe.

Un autre grand caractère microscopique sans lequel le précédent n'a qu'une valeur relative, c'est l'aspect granulé des surfaces de sections, relevé avec tant de soin par Laennec.

« Si l'on expose à contre-jour, dit-il, la surface des sections, on remarque que la texture des poumons n'a plus rien de cellulaire ; c'est une texture granuleuse qu'on observe. Il est impossible de ne pas reconnaître ces petits grains pour les vésicules elles-mêmes transformées en grains solides : 1° par l'épaississement de leurs parois, et 2° par l'état d'infarctus de leurs cavités. » Voilà ce que dit Laennec, mais il ne s'explique pas sur la nature de l'infarctus.

L'état granuleux, conjointement avec la répartition homogène de la lésion à toute l'étendue d'un lobe ou partie d'un lobe, constitue le grand caractère macroscopique de la pneumonie lobaire.

Quelle est la raison anatomique de l'existence de ces granulations ?

Laennec l'avait soupçonnée ; mais Lobstein, en 1835, puis Rokilansky ont démontré que ce sont des vésicules remplies, farcies d'une substance analogue à celle qui forme les fausses membranes du croup, c'est-à-dire la fibrine. Les études histologiques ont complètement résolu la question. Sur les coupes minces, on trouve les vaisseaux injectés, les cavités remplies par un caillot finement fibrillaire, par des hématies et des leucocytes en proportions variables. Les cellules restées en place sont plus ou moins gonflées. Telle est la constitution de l'infartus entrevu par Laennec. Le résultat est la solidification complète de l'alvéole dont l'air est chassé.

Il faut savoir en outre que l'exsudat se prolonge dans les bronchioles et quelquefois même jusque dans les bronches. Nous reviendrons sur cette particularité importante. Ainsi donc dans la pneumonie vulgaire, il n'y a pas seulement alvéolite fibrineuse, mais encore bronchiolite et quelquefois bronchite fibrineuse.

C'est à cette période, vers le troisième ou quatrième jour, que se produit l'expectoration caractéristique composée de crachats gélatineux, rouillés, teinte abricot, adhérents au vase ; ce sont des crachats surtout mucoso-hématiques, mais la fibrine y est représentée aussi par des concrétions solides.

C'est à la masse muqueuse que sont dus la ténacité, l'aspect gélatineux, la transparence des crachats. Pour ce qui est de la coloration, la cause en est aisément révélée par l'examen microscopique qui fait reconnaître l'existence d'une proportion variable d'hématies non altérées ; un certain nombre de celles-ci ont abandonné la matière colorante qui a commencé à subir diverses modifications chimiques ; d'où, en partie, la couleur variée des crachats. Enfin, d'après Biermer, il y aurait des cellules épithéliales de provenance alvéolaire, contenant des granules pigmentaires jaune, rouge, brun, etc., mais c'est là, il faut le reconnaître, une circonstance rare.

Une autre particularité révélée par l'examen chimique des produits de l'expectoration à cette période de la pneumonie, est la présence d'une proportion exagérée de chlorures ; c'est là une circonstance qui se rattache directement à une modification correspondante et en sens inverse de la situation normale, et qui mérite d'être signalée au point de vue clinique.

On sait que d'une façon générale, le taux des chlorures diminue dans les urines dans toute maladie fébrile. Mais ainsi que Redtenbacher l'a le premier fait remarquer, c'est surtout dans la pneumonie que cette diminution est prononcée et constante. Beale, en étudiant ces choses de plus près, a fait remarquer que la disparition devient presque complète dans la période d'hépatisation. Pourquoi cette diminution de chlorures est-elle plus prononcée dans la pneumonie que n'importe quelle autre maladie fébrile? C'est qu'il se produit là un exsudat abondant qui absorbe à son profit la majeure partie des chlorures disponibles. Après la pneumonie, c'est la pleurésie qui présente au plus haut point la même particularité. Nous rappellerons ici une intéressante expérience d'Oppolzer : malgré l'administration de tisanes chlorhydriques chez les malades atteints de pneumonie, les chlorures ne passent pas dans l'urine tant que dure l'hépatisation rouge; ils ne s'y montrent qu'à la période de résolution. — Pour en revenir à l'expectoration, celle-ci, dans la pneumonie, contient des chlorures en excès; mais il ne faudrait pas voir là une voie de dérivation compensatrice des chlorures; en effet, l'expectoration, dans la pneumonie, ne s'élève pas au delà de 30 à 180 grammes dans les vingt-quatre heures; d'un autre côté, la proportion de chlorures dans l'expectoration, plus forte que dans l'état normal, ne dépasse pas de beaucoup ce taux. Ainsi il y a 5 à 6 grammes sur 1000 de mucus laryngo-bronchique, en dehors de la pneumonie, et, dans la pneumonie, 8 à 10 grammes sur 1000.

Un mot maintenant sur les concrétions fibrineuses dans l'expectoration. Remak, le premier, a appelé l'attention sur la présence des concrétions ramifiées, dans l'expectoration pneumonique à la deuxième période (1845). Gubler et Grisolle les ont signalées vers la même époque. On les trouve habituellement englouties dans les masses muqueuses; mais il faut savoir les découvrir. Elles apparaissent le deuxième ou troisième jour et cessent d'exister au septième. Remak les croyait constantes, ce qui est exagéré; Biermer les a vus manquer 6 fois sur 25 cas. En général, elles sont décolorées et composées de fibrine fibrillaire et de leucocytes.

3° Il convient maintenant de considérer les modifications que présente le parenchyme pulmonaire à la *période de résolution*.

Les modifications correspondant à la résolution peuvent être observées à des phases diverses, pourvu que la maladie ait duré quelque peu, alors même qu'elle se termine fatalement. On ne peut guère les étudier que lorsque le malade succombe accidentellement à une époque voisine de la défervescence, surtout postérieurement à celle-ci ; ces exceptions sont assez rares. Cependant il arrive quelquefois à la Salpêtrière que les malades meurent guéries.

L'examen histologique a surtout été fait dans les cas de résolution lente.

On peut caractériser les phénomènes histologiques en deux mots : il se fait une dégénérescence graisseuse et muqueuse de tous les éléments, fibrine, leucocytes, cellules épithéliales, tandis que la paroi alvéolaire reste intacte. Le processus est fini ; les produits devenus inactifs sont rejetés par l'expectoration ou résorbés par les lymphatiques.

Nous avons exposé le processus anatomique de la pneumonie dans ses traits principaux avec les particularités de l'expectoration qui en fait pour ainsi dire partie. Nous avons déjà dit aussi quelques mots des modifications survenues dans la constitution de l'urine pendant la maladie. Nous ajouterons que sa quantité est notablement diminuée et peut ne pas dépasser 300 grammes en 24 heures. Elle est acide, plus dense, plus colorée qu'à l'état normal ; elle contient plus de matériaux fixes, surtout d'urée, d'acide urique.

Au moment de la défervescence il y a une polyurie temporaire en même temps que la densité de l'urine reste élevée ; il est probable que cette particularité s'explique par l'élimination de matériaux provenant de la résorption de l'exsudat. Cette polyurie est donc salutaire et l'on ne devra jamais l'entraver.

Quelques mots de l'état du sang dans le cours de la pneumonie franche.

Il résulte de numérations faites par MM. Grancher, Meunier, Hayem, que le nombre des globules rouges ne diminue pas notablement. Andral et Gavarret avaient déjà constaté que le poids des globules secs s'abaisse dans l'espace de 3 à 5 jours de moins d'un quart. Au moment de la convalescence, le nombre des globules rouges semble diminuer; ce n'est qu'une diminution relative. A ce moment le malade commence à se nourrir; une quantité beaucoup plus grande de lymphe passe dans le torrent de la circulation et le nombre des hématies paraît moindre eu égard à la masse de liquide (Hayem).

Les résultats obtenus par MM. Grancher, Hayem, Meunier, au moyen de la numération, ont été confirmés par les analyses chimiques de MM. Regnard et Quinquaud.

D'après une analyse faite par M. Regnard, le pouvoir qu'a le sang d'absorber l'oxygène ne serait pas diminué dans la pneumonie. Dans un travail inédit, M. Quinquaud écrit : « Il y a dans la pneumonie aiguë, comme ailleurs, deux groupes d'altérations ; en premier lieu, la diminution faible de l'hémoglobine, qui peut être presque physiologique, ne s'abaissant guère au-dessous de 93 grammes pour 1000 de sang et oscillant entre 111 et 93; en second lieu, le pouvoir absorbant varie entre 230 et 180. Les matériaux solides du sérum diminuent toujours; on trouve en moyenne 82 à 96^{gr},8 pour 1000 grammes à la fin de la maladie. »

La pneumonie est donc peu anémiante, caractère qu'il ne faut pas oublier quand on discute certaines médications de la maladie.

Notre maître et ami, M. Grancher, a constaté une particularité très intéressante qui concerne l'évolution des globules blancs pendant la pneumonie franche. La courbe de leur numération suit parallèlement la courbe thermique.

Dans la pleurésie, par exemple, il n'y a pas une élévation ni aussi brusque, ni aussi marquée du nombre des globules blancs qui s'accroît petit à petit et d'ordinaire n'atteint un chiffre élevé, dans le cas de suppuration, qu'après un temps plus ou moins long. Dans la pneumonie franche au contraire, le nombre des globules blancs augmente considérablement dès les premiers jours de la maladie et revient aussi brusquement au chiffre normal, comme dans une sorte de défervescence. Le professeur Hayem a fait la même observation. Nous avons recueilli des observations analogues dans le service de notre cher maître le professeur Lasègue : l'une d'elles, très concluante, est reproduite dans la thèse de M. Meunier, élève du service (1877).

Le cycle des globules blancs à lui seul suffit à prouver, ce nous semble, que la pneumonie franche n'est pas de même ordre que la pleurésie et la rapproche plutôt d'autres maladies à évolution régulière, comme la variole.

Il ressort encore de là que le nombre des globules rouges dans la pneumonie franche n'est pas la représentation fidèle des changements survenus dans la constitution intime du sang.

Ceux-ci nous sont encore pour la plupart inconnus, mais l'évolution des globules blancs montre qu'il ne faut pas en juger uniquement par les variations du nombre des hématies.

Donc si la pneumonie franche est une maladie qui n'anémie pas ou n'anémie que peu, c'est une maladie qui côtoye toujours de très près la suppuration.

Ce sont là deux données de physiologie pathologique dont l'importance, au point de vue thérapeutique, se conçoit aisément.

Nous reproduisons ici un des tracés des observations de M. Grancher. On verra qu'il s'agit là en réalité d'une pleuro-pneumonie aiguë franche ; ce qui a été dit plus haut de la pleurésie démontre suffisamment que la complication pleurétique n'est pour rien dans les variations du nombre des globules blancs. Nous reproduisons également les deux tracés comparatifs qui représentent les courbes de la température, du pouls, de la respiration, les tracés des globules rouges et des globules blancs.

OBSERVATION. — Jannas (Arthur), journalier, âgé de quarante-trois ans, entré le 27 avril 1876, salle Saint-Louis, lit n° 13. — Pleuro-pneumonie gauche ; guérison. — Né de parents bien portants ; un frère phthisique ; jamais syphilis ni rhumatisme ; othorrée chronique, mais intermittente cependant, avec surdité.

Il y a un an, fluxion de poitrine à gauche qui dure dix jours. Phlegmon de la main, il y a un mois, à la suite d'une contusion. Dans la nuit du samedi au dimanche, frisson avec claquement de dents, avec toux et douleur du côté gauche. En même temps, courbature, lassitude générale, oppression, expectoration, crachats sanglants. Vomissements bilieux depuis la veille de l'entrée. Pas d'appétit. Insomnie.

État actuel. — Matité dans la moitié inférieure du poumon gauche. A ce niveau et en se rapprochant du tiers externe, râles crépitants inspiratoires, mais peu nombreux. A la base, râles un peu plus gros rappelant le frottement. Souffle. Les vibrations thoraciques ne semblent pas augmentées à gauche. Pas de différence dans l'auscultation de la voix.

28 *avril.* Ipéca avec 2 centigrammes tartre stibié. Diète.

29. Point de côté persistant. 6 ventouses scarifiées, tisane au sirop de groseille.

Soir. 112 pulsations. Point de côté moindre soulagé par l'application des ventouses. Souffle occupant les deux tiers inférieurs du poumon gauche. Le souffle est intense, remplissant l'oreille, rude, sans mélange de râles ; oppression toujours vive.

30. A dormi un peu ; oppression moindre ; 100 pulsations ; 39,2. — Bruit de souffle toujours très prononcé, aigu avec égophonie, retentissement de bruit de souffle à droite. On n'y entend pas le murmure vésiculaire, et l'on peut se demander s'il n'y a pas là un certain degré de congestion. État général bon. Rien en avant ; un verre d'eau de Sedlitz.

Soir. 116 pulsations. Persistance du souffle toujours aussi intense. Le point de côté est remonté et occupe la région latérale supérieure gauche. Égophonie. 6 ventouses scarifiées. Langue un peu sèche.

1er *mai.* 120 pulsations. Langue humide. A dormi. Purgation le matin, deux verres d'eau de Sedlitz. État général meilleur ; signes physiques persistent. La percussion en avant ne donne pas de différence entre le côté droit et le côté gauche. La pectoriloquie aphone est d'une netteté parfaite à gauche (on distingue le nombre prononcé par le malade).

Soir. 116 pulsations. Langue sèche. Toujours même oppression. Persistance des signes physiques.

2 *mai.* 120 pulsations. On ne sent pas le choc précordial. Les batte-

ments sont lointains, mais réguliers. Oppression et point de côté remonté. Il existe un tympanisme abdominal fort développé. La sonorité de l'estomac remonte jusqu'au sommet du mamelon. Il y a du tympanisme pulmonaire sous-claviculaire à gauche et au-dessous le tympanisme stomacal Les deux côtés de l'abdomen se soulèvent également bien dans la respiration. Matité absolue en bas. L'égophonie a remonté dans le tiers supérieur du poumon. La pectoriloquie aphone s'entend surtout au niveau de l'égophonie. (Crachats abondants.) 6 ventouses scarifiées.

Soir. 112 pulsations. Se trouve mieux que le matin, mais accuse une douleur générale. Gargouillement intestinal. Toux moindre (crachats qui sont toujours sans viscosités, mais sanglants). Langue très sèche. Le souffle est toujours très intense, en arrière. Il occupe toute la hauteur du poumon et est mélangé au tiers moyen de râles crépitants peu nombreux.

3 mai. 120 pulsations. Un peu de délire cette nuit. Une selle la nuit. Plus abattu. Langue sèche. Toujours beaucoup de tympanisme. Même état.

Soir. 120 pulsations; 36 degrés. A dormi beaucoup dans la journée. Un peu de délire. Se trouve un peu fatigué. Moins oppressé. Sonorité dans la région sous-claviculaire. Là, on entend le murmure vésiculaire. En arrière, souffle tubaire très intense dans toute la hauteur du poumon mélangé de quelques râles crépitants au sommet. Crachats visqueux.

4 mai. A dormi. Langue sèche. 32 respirations; 112 pulsations. 39°,4. Le maximum du souffle et de la pectoriloquie aphone se trouve dans la fosse sus-épineuse. A la base, râles muqueux. En avant, sous la clavicule, sonorité exagérée. Râles muqueux abondants.

Soir. 116 pulsations; 32 respirations. Langue sèche. Toux fatigante. Râles crépitants en avant, avec frottement. En arrière, bruit de frottement et souffle intense.

5 mai. Crachats muqueux abondants. Défervescence de la température et du pouls. 80 pulsations; 36 degrés. Les vibrations reparaissent un peu partout. Râles muqueux assez fins et un peu de souffle. Langue humide.

Soir. 32 respirations. 84 pulsations. Le malade a dormi toute la journée.

6 mai. Mêmes signes physiques.

Soir. 32 respirations; 84 pulsations. Somnolence. A la base, râles sous-crépitants abondants; souffle tiers supérieur assez aigu. Bon état général. Langue un peu sèche.

7 *mai*. Le malade a bien passé la nuit; somnolence moindre. Hier, on a constaté un peu d'albumine dans les urines. Aujourd'hui, idem; 24 respirations; 72 pulsations.

Soir. 28 respirations. 72 pulsations; Souffle moins intense, plus doux, a perdu ses caractères d'aigreur, Les râles sous-crépitants sont moins nombreux et, en avant, la respiration normale commence à se faire entendre.

8 *mai*. Le malade a eu hier soir un frisson de cinq minutes que rien ne peut expliquer; 39°,8. Il a passé une très bonne nuit, et effacement progressif des signes physiques. La sonorité est revenue à la base. Ce n'est plus qu'au niveau du pédicule qu'on trouve du souffle, de la matité et de la pectoriloquie aphone.

Soir. 30 respirations; 72 pulsations.

9 *mai*. Idem.

Soir. Le malade est très bien. 24 respirations; 68 pulsations.

10 *mai*. Le souffle s'entend toujours à la partie postérieure dans toute l'étendue du poumon, mélangé à la base de quelques râles sous-crépitants. Pectoriloquie aphone diffuse.

Soir. 76 pulsations. Le malade s'est levé sans permission et est descendu; il reste levé pendant quelques minutes, et se trouve bien.

12 *mai*. Les râles ont presque entièrement disparu en arrière. Le souffle persiste seul.

14 *mai*. Murmure vésiculaire s'entend presque partout.

21 *mai*. Le malade va très bien, se lève depuis quelques jours. Le murmure vésiculaire est rude à gauche. A la base, quelques râles muqueux. (Voyez tracés 1 et 2).

Pneumonie aigue

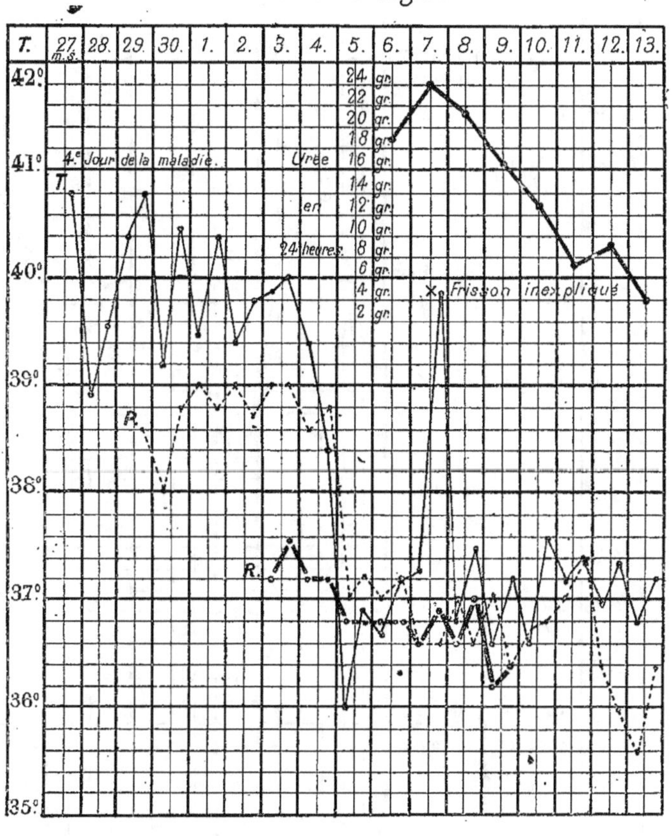

Temp .————•
Pouls .. . ÷ . . .
Resp ▬ • ▬
Urée ▬▬▬

TRACÉ 1.

Pneumonie aigue
18162.0 gl. blancs
V Millions. gl. rouges.
1/150
1/200 15135,0 gl. blancs
1/250
1/300 12108.0 gl. blancs
IV Millions. gl. rouges.
1/350
1/400 9081,0 gl. blancs
1/450
1/500 6054,0 gl. blancs.
III Millions. gl. rouges.
1/550
1/600 3027,0 gl. blancs
1/650
1/700 1537,0 gl. blancs.
II Millions. gl. rouges.
1/750
3. 4. 5. 6. 8. 9. 10. 11. 12. 13.
Globules blancs
d°. rouges
Leur rapport

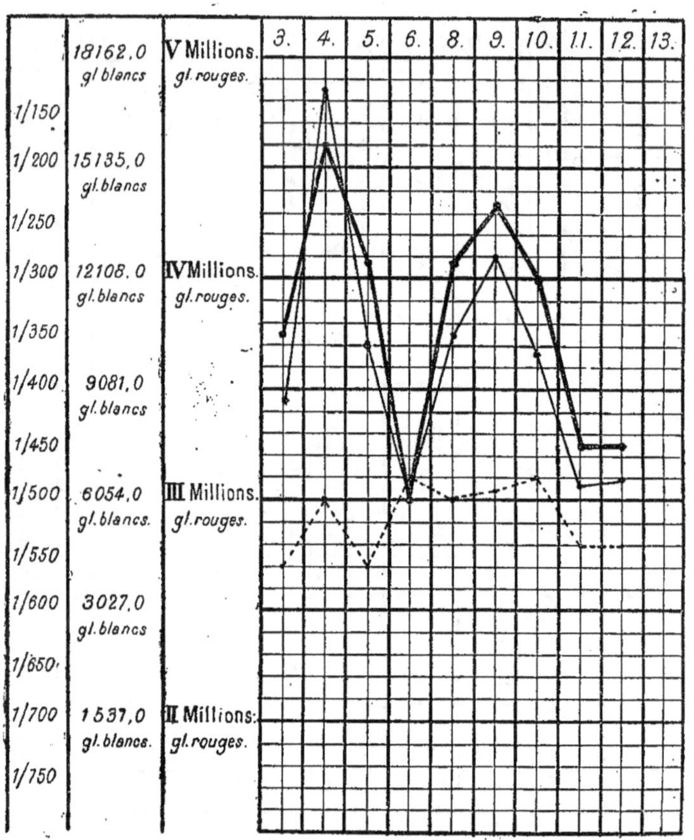

TRACÉ 2.

B. — *État fébrile.*

La fièvre de la pneumonie fibrineuse est *continue*. Ce caractère thermique distingue nettement celle-ci de la broncho-pneumonie où la fièvre a un type rémittent très marqué. Habituellement la température (dans le rectum) est comprise entre 39°,8 et 40°,4 centigr. Une température constamment au-dessus de 40°,5 est rare et ne s'observe que dans les cas très graves. Il y a alors véritable complication d'hyperthermie qui réclame par elle-même une thérapeutique spéciale.

La pneumonie est, en général, plus *pyrétique* que d'autres maladies, par exemple la pleurésie ; elle l'est moins que la fièvre typhoïde, non que la moyenne des chiffres de température relevés chez un pneumonique n'égale ou ne puisse même dépasser celle que l'on obtiendrait chez un typhique à la deuxième semaine, mais il ne faut pas oublier que chez ce dernier la période fébrile est beaucoup plus longue ; de plus il est un autre élément de comparaison fort important que signale Jürgensen, c'est que l'on pourrait beaucoup plus facilement abaisser la température d'un pneumonique que celle d'un typhique soit au moyen de la quinine, soit par les bains froids, la température des deux malades étant supposée la même (Lépine).

De ce que la durée de l'état fébrile est relativement courte, on peut conclure que, sauf les cas de chiffres très élevés, la médication antipyrétique n'est pas indiquée d'une façon générale.

Dans le type régulier, il se fait au bout de quelques jours une défervescence plus ou moins critique. Les chiffres suivants nous renseignent exactement sur la date précise de cette défervescence : D'après la statistique de Jürgensen comprenant 721 observations thermométriques empruntées à Griesinger, Lebert, Naunyn, Thomas, Wunderlich et Ziemssen, elle se ferait :

Au bout de 2 jours, 4 fois.

—   3   37

Au bout de 4 jours, 50 fois.
—   5   120
—   6   87
—   7   165
—   8   91
—   9   72
—   10   29
—   11   35
—   12   10
—   13   10
—   14   4
—   15   3
—   16   3

La défervescence commence d'habitude dans la nuit, au moment de la rémission matutinale, très rarement au milieu du jour. En quelques heures, la température tombe à la normale et au-dessous. D'après la statistique de Lebert, ce résultat a été obtenu :

En 12 heures, 45 fois.
   24   25
   36   40
   48   12
   60   2
   72   1

En résumé, on peut dire que, dans les deux tiers des cas, la fièvre tombe entre le cinquième et le sixième jour, et que sept fois sur huit elle a lieu par crise et non par lysis.

Il n'existe pas d'ailleurs pour la pneumonie de jour véritablement critique ; la crise se fait aussi bien les jours pairs que les jours impairs. Le fameux septénaire n'est qu'une expression forcée.

Quelquefois la température tombe jusqu'un peu au-dessous de la normale et se maintient à ce chiffre pendant un ou plusieurs jours. D'ordinaire on note en même temps une diminution dans le nombre des battements du pouls.

Cette chute de la température est l'indice certain, définitif, de la terminaison de la maladie. Sans doute les signes physiques persistent, mais les produits morbides qui encombrent les alvéoles ont fini leur vie active; ils sont en régression; ils subissent la dégénérescence graisseuse pour être résorbés ou expectorés; et ils disparaissent ainsi progressivement, d'ordinaire sans réaction aucune. Il est donc inutile le plus souvent de chercher à modifier l'état local persistant une fois la fièvre tombée.

Dans la pneumonie, comme dans toute affection fébrile, le pouls est plus ou moins dicrote; ainsi que l'a bien dit Wolff, c'est principalement la température qui influe sur l'intensité du dicrotisme; mais elle n'est pas le facteur exclusif: des observations personnelles de M. Lépine lui permettent d'affirmer qu'à température égale, le pouls est moins dicrote dans la pneumonie franche que dans la fièvre typhoïde.

La même opinion est exprimée par M. Galatin, qui ajoute, relativement au pouls de la pneumonie franche comparé à celui de la dothiénentérie, les deux caractères suivants :1° « Il supporte sans être déformé une plus forte pression au moins dans les premiers jours de la maladie ; 2° les angles sont plus aigus et le sommet plus vertical. » M. Lépine dit avoir fait aussi cette remarque. Enfin, M. Galatin pense même que des deux causes de dicrotisme, la faible tension et la brusquerie de l'ondée lancée par le cœur, la dernière joue dans la pneumonie un plus grand rôle que dans la fièvre typhoïde, de sorte que le pouls a plutôt le type dicrote sthénique. Là encore s'accuse le caractère sthénique propre à la pneumonie franche.

D'après Grisolle, MM. Jaccoud, Nothnagel, la fin de la crise s'annoncerait aussi par le pouls. Au sixième ou septième jour, alors que la défervescence est proche, que la terminaison favorable va survenir, le pouls devient irrégulier. Il ne faut pas confondre ces irrégularités avec d'autres produites par l'état athéromateux des artères, certaines lésions cardiaques et qui ont une signification toute différente ; il ne faut pas non plus les attribuer à la médication employée.

C. — *Évolution*.

Le mode d'évolution de la pneumonie aiguë, envisagée dans son expression typique, est le troisième terme de la triade caractéristique. Après leur début solennel, les symptômes qui expriment le processus anatomique et les modifications de l'état général vont s'aggravant pendant plusieurs jours.

Puis, à un moment qui varie entre le sixième et le neuvième jour, le tableau change brusquement. La fièvre tombe en même temps que se produisent quelques phénomènes dits critiques : des sueurs, un sédiment urinaire, et chez le vieillard, souvent de la diarrhée. Les signes locaux s'amendent et l'auscultation indique que l'hépatisation se résout. Cette terminaison subite peut se produire alors même que l'hépatisation était étendue et les phénomènes généraux graves.

Quelquefois la défervescence arrive spontanément avant le cinquième jour. « M. Charcot a observé des pneumonies que, en raison de leur marche, il désigne sous le nom de *pneumonies abortives*. C'est la dénomination dont il s'est servi et je la reproduis en me demandant si elle sera généralement adoptée. Quoi qu'il en soit, le fait que notre collègue a voulu exprimer est réel, et, pour ma part, j'ai eu plusieurs fois déjà l'occasion d'observer de ces pneumonies qui, après un début brusque, par du frisson, du point de côté, de la fièvre et quoique ayant présenté des signes stéthoscopiques incontestables, tels que râles crépitants et souscrépitants fins et souffle tubaire, se résolvent d'une façon subite. » (Gallard., *Soc. méd. des hôp.*, 1855.)

Ici encore on ne fera pas au traitement l'honneur de cette défervescence.

Ce qu'il faut souligner expressement ici, c'est que tout ce qui vient d'être dit de l'évolution de la pneumonie aiguë primitive est vrai encore de la maladie abandonnée à elle-même. C'est à l'école de l'expectation qu'on doit la connaissance de ce fait capital. C'est elle qui a eu au moins le mérite de tracer le cycle du processus pneumonique et d'en affirmer l'indépendance et la spontanéité complètes.

C'est elle qui a démontré que, dans la majorité des cas, la pneumonie aiguë franche évolue selon le cycle régulier qui a été indiqué, qu'elle obéit à cette loi, même abandonnée à ses propres tendances, en dehors de toute action thérapeutique, qu'elle décrit sa trajectoire avec la même précision qu'une fièvre éruptive, que la fièvre typhoïde, que c'est là quelque chose de mathématique et d'irrévocable. La maladie éclate brusquement et spontanément, se dissipe brusquement et spontanément, et cette atteinte superficielle et rapide n'impose à l'organisme qu'une convalescence légère.

Contre un telle évolution la thérapeutique active ne peut rien ; elle ne pourrait que troubler et fausser le développement correct de la maladie et jeter celle-ci hors de la voie naturelle qui conduit à la guérison.

Une première indication se dégage donc de l'examen attentif des trois éléments fondamentaux de cette pneumonie aiguë franche, régulière. La guérison se fait naturellement et l'abstention doit être la règle et le devoir du médecin.

L'observation clinique démontre tous les jours que les choses se passent ainsi, chaque fois qu'un malade abandonné à lui-même arrive à l'hôpital à la fin de la maladie, ou lorsque de propos délibéré il a été traité par l'expectation.

Toutefois cette déclaration ne tranche pas la question de savoir si les médications prônées contre la pneumonie, tout incapables qu'elles soient de modifier notablement l'évolution ordinaire, ne peuvent pas du moins la maintenir dans son cycle régulier et prévenir, au moins dans beaucoup de cas, les complications ultérieures.

II. — Pneumonie aiguë primitive, modifiée.

Nous avons déjà eu l'occasion de faire remarquer que l'expérimentateur n'est pas en possession de développer artificiellement une pneumonie aiguë; on pourrait ajouter ici comme corollaire que le médecin n'est pas maître non plus d'arrêter la maladie dans son cours. Il n'aurait d'ailleurs aucun intérêt à le tenter, puisque une des phases indispensables est cette défervescence, cette résolution qui est la guérison elle-même. Mais il n'en est pas toujours ainsi, car il n'y a rien d'absolu en médecine.

Souvent ce que l'expérimentateur n'a pu faire se fait spontanément ou pour mieux dire en vertu de conditions habituellement inconnues et insaisissables.

Alors le type s'altère ; les incidents surgissent. La guérison n'est plus comme une fonction immanquable de la maladie, mais le prix réservé à l'habileté du médecin, quand elle ne reste pas au-dessus de tous ses efforts.

Ces évolutions irrégulières de la pneumonie primitive constituent pour le praticien le véritable champ d'action où abondent les indications, les problèmes les plus complexes. L'idéal est de faire rentrer l'évolution morbide dans sa voie normale, si l'on peut dire ainsi : idéal rarement atteint, mais dont il faut se rapprocher le plus possible. Il convient donc de bien connaître ces formes diverses de la pneumonie aiguë, d'en dresser le bilan exact, afin de donner déjà un aperçu des nombreuses difficultés que le sujet présente.

Ces formes de la pneumonie aiguë primitive peuvent se ranger dans quatre grandes catégories : d'après la prédominance et l'exagération de tel ou tel symptôme ; d'après l'addition de lésions exceptionnelles; d'après la marche de la maladie ; d'après l'état antérieur du sujet où elle éclate.

Nous signalerons seulement ici celles de ces variantes qui sont justifiables du traitement, et nous montrerons d'une façon succincte quelles sont les indications principales auxquelles il faut satisfaire.

A. — Indications d'après l'exagération ou la prédominance des symptômes.

Douleur de côté. — La douleur de côté, le point de côté, fait rarement défaut dans le cours de la pneumonie, et il est bien probable qu'elle est due à la pleurésie d'intensité variable qui accompagne presque toujours la pneumonie (Andral, Peter). Quelquefois elle est telle qu'elle devient insupportable : le malade implore le secours du médecin qui doit tout mettre en œuvre pour remédier à cette pénible complication. Il sera toujours bon de rechercher, au moyen de l'auscultation, si la pleurésie est l'origine probable de la douleur ; si, au contraire, celle-ci est imputable, en partie du moins, à une péricardite, une congestion hépatique concomittantes : autant de raisons d'interventions différentes.

Ici se place une réserve dont il faut tenir compte chaque fois qu'on veut juger de la valeur d'une médication : on doit connaître préalablement l'évolution habituelle de l'accident qui est à combattre. En ce qui concerne la douleur de côté, on n'oubliera pas qu'elle est à son maximum au premier jour de la maladie et va en diminuant jusqu'au troisième ou quatrième jour, époque où d'habitude elle a complètement disparu (Grisolle, le prof. Parisot, Comm. orale.) Si donc on voit, pour la première fois, le malade lorsqu'il est au troisième jour de la pneumonie et si, une médication ayant été appliquée, la douleur a disparu le lendemain, on n'en concluera pas forcément que l'amélioration est le résultat du remède employé.

Dyspnée. — La dyspnée peut aussi devenir une cause d'angoisses et de vives souffrances devant lesquelles il est impossible de rester indifférent : qui donc pourrait rester impassible devant cet individu qui, frappé au milieu de la santé, plein de vie, se débat déjà dans une asphyxie rapide !

Cette dyspnée atteint des degrés variables et va parfois jusqu'à l'orthopnée la plus émouvante. Elle a aussi des origines diverses : étendue du foyer inflammatoire, congestion collatérale, présence de moules fibrineux [dans les [bronches ; concrétions sanguines intra-cardiaques, pleurésie, état fébrile, susceptibilité spéciale du sujet, tous éléments qui sont à déterminer aussi nettement que possible lorsqu'il s'agit de combattre cet accident.

Hyperthermie. — Si la température s'élève au-dessus de 40°,5 pendant plusieurs jours, la pneumonie n'est plus régulière ; on est en face d'une pneumonie grave. D'ordinaire l'hyperthermie apparaît au milieu d'autres symptômes sévères, comme un des facteurs de la pneumonie dite typhoïde. Cependant ce n'est pas une pure abstraction que de l'envisager à l'état isolé. Dans certaines observations elle est pendant quelques jours, du moins, l'unique déviation à la forme correcte ; mais on n'ignore pas qu'elle peut entraîner, en se prolongeant, de profondes modifications du sang, du système nerveux, du parenchyme hépatique, des reins, du muscle cardiaque. Il y a donc quelquefois nécessité absolue de modérer l'ascension thermique, toutefois sans acheter ce résultat au prix des plus graves aventures.

Il ne faut pas oublier d'ailleurs que d'ordinaire l'hyperthermie n'est pas de longue durée et que l'élévation de la température, comme le dit fort justement M. Sturges, ne donne pas toujours la mesure de la gravité de la maladie.

Nous rappellerons toutefois une remarque qui a déjà été faite à l'occasion des cas réguliers ; la pneumonie, avons-nous dit, est une maladie très pyrétique. Dans la pneumonie, l'hyperthermie est toujours proche et c'est peut-être là un des meilleurs arguments à faire valoir contre l'abstention d'emblée systématique, car qui pourrait affirmer que l'hyperthermie et ses conséquences n'eussent pas été prévenues par un traitement antipyrétique préalable?

Délire. — Comme l'hyperthermie, le délire est souvent une manifestation de la pneumonie typhoïde ; mais comme elle aussi il peut constituer à lui seul la dérogation au type normal.

Parfois c'est un délire violent, un véritable *delirium tremens*, surtout chez les alcooliques, et exige une intervention précise.

Alcoolique ou non, il survient dans l'acmé, quelquefois dès le début. S'il a une grande intensité, il dure rarement plus de quatre à cinq jours ; au bout de ce temps, il est remplacé par le retour au moins partiel de l'intelligence ou par le coma suivi bientôt de mort. Nous rappellerons que la pneumonie délirante des alcooliques ne s'accompagne parfois que d'une faible élévation de température, et que Lorain avait noté la discordance en pareil cas du pouls et de la température, comme si le délire était une cause d'abaissement de la température. Ce délire n'est pas toujours d'origine alcoolique ; il relève encore soit de l'élévation de la température, principalement chez les sujets nerveux, soit d'une méningite cérébrale ou cérébro-spinale concomitante. Il va sans dire qu'il est très utile, avant d'instituer le traitement, de rechercher si ce délire est lié ou non à des lésions cérébrales. Le tracé thermique ne suffit pas. Il faut tenir compte des symptômes propres de la méningite, notamment de la raideur du cou, qui a été signalée dans plusieurs observations (obs. de Barth et Poulin, de Savart). Les caractères du pouls, les troubles pupillairees, la complication possible d'aphasie (obs. de Barth et Poulin), constitueront aussi de fortes présomptions en faveur d'une méningite.

Ictère. Pneumonie bilieuse. — D'après Grisolle, l'ictère à un degré plus ou moins prononcé, se rencontre dans la proportion de 7 pour 100 de pneumoniques. Chwostek a trouvé jusqu'à 21 pour 100 et Birmer, à Bâle, 28 pour 100.

Mais dans certaines circonstances, l'ictère prend dans la pneumonie une haute signification en ce qu'il est la marque d'une des formes cliniques les plus intéressantes de la pneumonie aiguë. Nous voulons parler de la pneumonie bilieuse étudiée par Syden-ham, Baglivi, Huxham, Zimmermann et Tissot, surtout par Stoll. Elle naît sous l'influence de constitutions épidémiques, soit temporaires, d'où sa fréquence à certaines époques, sa rareté dans d'autres ; soit surtout stationnaires, d'où sa fréquence rela-tivement plus grande dans le midi de l'Europe.

On sait en quoi elle consiste : la fièvre, qui n'est pas exces-sive, s'accompagne d'une prostration qui n'est pas en rapport non plus avec l'étendue de la phlegmasie ; il y a de la constipation, des selles verdâtres, quelquefois des vomissements bilieux, de la dou-leur épigastrique, en un mot un état gastro-hépatique très accusé. Bientôt s'y joignent des symptômes nerveux plus ou moins intenses : céphalalgie vive, étourdissements, éblouissements et vertiges. Puis l'ictère se généralise avec toutes ses particularités cliniques habituelles.

« Il paraît, dit Grisolle, que le passage de la pneumonie à l'état typhoïde a été frequemment observé, surtout dans les cas où la maladie régnait épidémiquement et lorsqu'on ne savait pas saisir à propos l'indication évacuante. »

C'est véritablement là une forme spéciale de la maladie et qui a aussi ses indications spéciales.

État typhoïde. Forme typhoïde, asthénique. — Il peut arriver que la pneumonie s'accompagne d'un état général qui soit un véritable état typhoïde. La température est ordinairement fort éle-vée, la rate est augmentée de volume ; il y a de l'albuminurie, quelquefois des épistaxis et de la diarrhée. Ce qui domine c'est l'anéantissement des forces. Tantôt il y a un délire violent avec soubresaut des tendons et parfois raideur tétanique des mem-bres : c'est la forme ataxique ; tantôt c'est l'adynamie la plus complète qui domine la scène ; c'est la forme adynamique. Assez souvent une parotidite intercurrente ajoute encore à la gravité de la situation. On s'explique, pour le dire en passant, que certains auteurs voient dans cette pneumonie typhoïde un véritable pneumo-typhus.

La pneumonie typhoïde se rencontre à l'état sporadique et épidémique, frappant alors également les individus de tout âge et de toute condition.

Les pneumonies miasmatiques (par les monadines de Klebs ?) revêteraient presque toujours la forme asthénique. Ces pneumonies miasmatiques existent-elles réellement ? S'il en est ainsi, elles indiquent une thérapeutique toute spéciale, et il serait intéressant de rechercher si cette thérapeutique, par ses succès, justifie l'idée théorique qui l'a suscitée.

Nous avons dit que la pneumonie franche anémie peu ou pas du tout. Il n'en est plus de même pour les pneumonies typhoïdes. « Ces variétés de phlegmasie pulmonaire, dit M. Quinquaud, se distinguent des pneumonies franches par la lésion hématique. Tandis que pour ces dernières, l'hémoglobine reste toujours au-dessus de $98^{gr},95$, le pouvoir oxydant au-dessus de 199 c. cub. pour 1000 grammes de sang, les matériaux solides du sérum au-dessus de 80 grammes pour 1000 grammes de sérum ; dans les premières, au contraire, les lésions sont bien accentuées : le sang dénote des altérations multiples, toujours les mêmes ; l'hémoglobine descend à 75 grammes, souvent à 72 et même 70 grammes parfois $67^{gr},20$; le pouvoir respiratoire arrive à 154 centimètres cubes, 139 à 130 centimètres cube, les matériaux solides décroissent et se chiffrent par 75 grammes pour 1000 grammes. » (Travail inédit.)

C'est assez dire que, d'une façon générale, le traitement de ces pneumonies typhoïdes ne devra pas, tant s'en faut, se calquer sur le traitement de la pneumonie franche. Avec un même état pulmonaire, l'état général est tout différent et c'est vers cet état général que devront se diriger les efforts de la thérapeutique.

B. — *Indications d'après les complications anatomo-pathologiques.*

Les complications anatomo-pathologiques donnent lieu à des indications d'ordinaire très nettes et très précises. S'il est assez facile de constater l'exagération ou une modification quelconque des symptômes fondamentaux de la maladie, il est souvent moins aisé d'établir la filiation de l'incident; aussi bien, la conduite du médecin, en semblables circonstances, est-elle assez souvent embarrassée. Elle l'est beaucoup moins lorsque l'irrégularité du symptome a été reliée à sa condition organique. On sait du moins où frapper. Nous nous hâtons d'ajouter qu'il est plus délicat de savoir comment frapper ; et enfin, alors même que la complication anatomique est parfaitement déterminée dans son lieu et dans sa nature, le succès est loin d'être toujours certain.

Malgré ces réserves, les complications anatomiques fournissent des indications le plus souvent directes, et il y a toujours un réel intérêt à les diagnostiquer exactement.

Nous signalerons ici les principales de ces complications qui sont quelquefois d'excellents guides dans l'action thérapeutique.

Suppuration du poumon. — Le passage à la suppuration, à l'hépatisation grise, est une des complications les plus graves de la pneumonie fibrineuse.

Le tissu pulmonaire devient moins consistant, il présente un aspect marbré et laisse suinter sur la coupe un liquide purulent.

A l'examen histologique, on note que le réseau fibrineux inter-alvéolaire est remplacé par des globules blancs plus ou moins serrés les uns contre les autres, suivant l'abondance de la matière amorphe interposée. On voit aussi de grandes cellules pleines de granulations graisseuses et de pigment noir. Les vaisseaux de la paroi ne sont plus dilatés. Les globules blancs viennent des vaisseaux, comme la fibrine exsudée et les globules rouges et blancs de l'hépatisation rouge.

La mort est la terminaison habituelle du septième au dix-neuvième jour, terme moyen : dix jours, au milieu d'un état typhoïde.

La suppuration du poumon peut produire de véritables abcès qui ont été quelquefois suivis de guérison. Ils s'ouvraient dans les bronches, étaient évacués au dehors, laissant une caverne qui finissait par se cicatriser.

La suppuration s'indique par la prolongation et l'aggravation de l'état général, l'aspect des crachats, etc. On ne peut rien contre l'état local ; on ne peut que soutenir les forces du malade, pour lui permettre de courir les chances de cette guérison par abcès dont nous venons de parler.

Pneumonie du sommet.— S'il est incontestable que la pneumonie du sommet ne mérite pas toujours d'être considérée comme une variété à part, il est certain aussi qn'elle se fait remarquer souvent par d'intéressantes particularités : l'élévation considérable de la température, l'intensité de la dyspnée (Bouillaud, Andral, Hourmann et Dechambre), la lenteur de la résolution (Moutard-Martin), la terminaison par abcès plus fréquente (Lépine). D'après le professeur Peter, cette allure spéciale est due à ce que le sommet du poumon est doué d'une vitalité moindre que les autres parties plus expansibles. Donc le seul fait du siège au sommet de la pneumonie doit détourner *à priori* d'un pronostic bénin et d'une abstension systématique.

Pneumonie double. — L'envahissement du second poumon est accompagné habituellement d'une recrudescence de la fièvre ; mais il est exceptionnel qu'il soit marqué par un nouveau frisson et par l'ensemble symptomatique du début de la maladie. Grisolle s'explique cette quasi-latence de la seconde pneumonie : 1° parce que, dit-il, elle se déclare à l'époque où la première continue à s'aggraver ou bien lorsqu'elle est parvenue à la période la plus aiguë ; 2° parce que le poumon affecté en dernier lieu l'est à un degré moindre que le premier et dans une étendue moins considérable.

Quoique présentant plus de gravité que les pneumonies simples, les pneumonies doubles peuvent se terminer aussi rapidement par la guérison. D'ailleurs, il est certain qu'on a pris quelquefois pour une seconde pneumonie une congestion réflexe de l'autre poumon. Il est important de bien préciser, pour se mettre à l'abri d'exagérations thérapeutiques.

Bronchite. — La pneumonie fibrineuse peut se compliquer de bronchite; on voit aussi la pneumonie, surtout chez les enfants, s'enter sur une bronchite antérieure. C'est ce qui arrive parfois aussi dans le cours de la grippe, des bronchites contractées sur quelques parties du littoral, dans certaines constitutions médicales. Ces fluxions de poitrine de nature catarrhale ont surtout été étudiées par les médecins de Montpellier. « Alors même, dit Jüguersen, que la pneumonie s'accompagnant de bronchite est franchement fibrineuse, elle perd sa marche cyclique au moment de la crise : au lieu de l'apyrexie, il y a une simple rémission, commencement d'une période amphibole de durée indéterminée. La résolution du foyer pneumonique est traînante; les forces sont lentes à revenir; parfois il s'établit une fièvre hectique dont la terminaison est fatale. D'autres fois, surtout chez les emphysémateux, la mort arrive par insuffisance cardiaque. » Ici encore surgissent des indications thérapeutiques toutes spéciales.

Bronchite avec moules fibrineux. Pneumonie massive de M. Grancher. — On a vu que les bronchioles et bronches d'un plus gros calibre sont quelquefois complètement obstruées par des moules fibrineux, d'où absence complète de la respiration, absence de bronchophonie et de vibrations thoraciques, parfois même d'expectoration.

Tous les signes ordinaires de la pneumonie peuvent réapparaître tout à coup lorsqu'un fragment suffisant du moule est expulsé. Mais ce qui offre surtout de l'intérêt au point de vue thérapeutique, c'est que la pneumonie massive s'accompagne d'une dyspnée extrême (cas de Widemann), et l'on conçoit qu'il n'est pas impossible de faire disparaître par une médication appropriée, la cause de ce grave accident.

Pleurésie. — Il est de règle en quelque sorte que l'hépatisation de la surface du poumon s'accompagne de la production d'une fausse membrane molle et de quelques cuillerées de liquide séro-purulent. Pratiquement on n'a pas à s'occuper de cette pleuré-sie. Mais il peut se faire que la pleurésie ait une plus grande importance : « Sur 247 malades, dit Grisolle, 31 ont offert pendant la vie des signes évidents d'un épanchement plus ou moins considérable. En général, la quantité du liquide était en raison inverse de la pneumonie et du degré auquel celle-ci était parvenue. »

Tantôt l'épanchement disparaît vite, tantôt il ne commence à diminuer qu'après la résolution, tantôt il persiste, évolue pour son propre compte et devient parfois purulent. Alors on interviendra, et dans des limites variables, contre cette pleurésie concomitente.

Congestion pulmonaire. — La congestion pulmonaire joue un grand rôle dans les variations de la pneumonie. Il est des pneumonies où toute la lésion pulmonaire est dans le foyer hépatisé ; il en est d'autres où le foyer hépatisé est entouré d'une zone plus ou moins étendue de congestion. Cette congestion s'étend même, dans quelques cas, à l'autre poumon, soit par action réflexe, soit par influence directe de l'état morbide qui se manifeste déjà par la pneumonie, soit par insuffisance cardiaque.

Quoi qu'il en soit, cette congestion peut augmenter notablement à un haut degré la gêne respiratoire ; d'autre part, s'il est impossible de modifier notablement le processus de l'hépatisation, on a que-quefois recours contre la congestion collatérale, et il y a de ce côté de nombreuses et fructueuses occasions pour l'intervention thé-rapeutique.

Puis il est des pneumonies où les phénomènes congestifs semblent prendre la part prépondérante ; l'hépatisation est reléguée sur un plan inférieur, et l'on peut même se demander parfois si le processus va jusqu'à l'hépatisation ; s'il ne s'agit pas plutôt, dans ces cas, de congestion pulmonaire simple que de pneumonie. Si l'on admet que c'est là une véritable pneumonie, elle mérite bien le nom de pneumonie abortive donné par le professeur Charcot. Cette forme s'observe fréquemment chez les enfants ; elle n'est pas rare chez les adultes. Le mode de développement et de terminaisons, l'ensemble et surtout l'évolution des signes physiques, le cycle thermique raccourci lui-même, militent en faveur de l'hypothèse d'une inflammation. C'est aussi l'avis du professeur Potain, mais pour lui le processus inflammatoire se serait quelque peu modifié. On conçoit qu'en pareille circonstance des indications toutes spéciales se posent à la thérapeutique.

M. le professeur Potain, dans ses leçons cliniques, a insisté à plusieurs reprises sur une variété de pneumonie qu'il désigne sous le nom de *pneumonie congestive.*

Celle-ci, d'après les faits observés, se présente cliniquement sous la forme suivante : Au début, point de côté thoracique de moyenne intensité, submatité à la percussion, toux accompagnée fréquemment d'une expectoration abondante, blanche, mousseuse, analogue à du blanc d'œuf battu ; à l'auscultation, on ne trouve que du souffle bronchique. Celui-ci existe *d'emblée* dès le début de la maladie, sans avoir été précédé de râles crépitants ; il persiste pendant toute la durée de la maladie, et n'est pas remplacé par des râles crépitants dits de retour. Dans les faits observés jusqu'ici la température n'a pas dépassé 39°,2.

On ne connaît pas le substratum anatomique de la pneumonie congestive, par cette raison que la maladie n'est jamais mortelle ; M. Potain a pensé qu'il n'y a pas d'exsudat fibrineux dans les alvéoles et que la lésion peut consister simplement en des modifications d'ordre vasculaire portant sur l'alvéole et le tissu conjonctif qui entre dans la constitution de ses parois. (Note communiquée par le docteur Barié, chef de clinique de la Faculté)

Insuffisance cardiaque (asystolie) avec ou sans altération du myocarde. — C'est le professeur Jürgensen qui a surtout attiré l'attention sur cette complication de la pneumonie. A Tubingue on l'observerait communément et elle se produirait de préférence, d'une façon générale, chez les individus dont le cœur était déjà altéré dans sa nutrition : alcooliques, vieillards emphysémateux, etc. La myocardite se développerait surtout avec la péricardite, dans les pneumonies hyperpyrétiques, les pneumonies graves se terminant par suppuration et où la fièvre dure plus d'un septénaire.

Qu'il y ait myocardite récente ou simple distension des parois du ventricule droit déjà peu résistantes, l'insuffisance cardiaque se caractérise par l'ensemble symptomatique ordinaire : petitesse et irrégularité du pouls, abaissement de la température centrale et périphérique, cyanose, dilatation des veines jugulaires, etc.

D'après Jügensen, elle déterminerait aussi un œdème pulmonaire passif se traduisant par les signes d'un catarrhe bronchique généralisé. Il convient donc, lorsqu'on observe une pneumonie avec congestion intense généralisée, de rechercher si elle peut être rattachée à une insuffisance cardiaque, car elle exige alors une thérapeutique toute spéciale. L'examen attentif du cœur, du pouls, des veines jugulaires, le développement maximum de la congestion aux bases pulmonaires, permettront de résoudre la question.

Péricardite. — M. Bouillaud la croit commune dans la pneumonie grave; Grisolle conteste cette assertion. « En fait, à Vienne dans une statistique portant sur près de 6000 pneumonies on ne l'a notée qu'une fois sur 200. A Stockholm, sur près de 3000 pneumoniques elle a été près de deux fois plus fréquente qu'à Vienne; à Bâle, elle a été beaucoup plus commune, car elle y a été observée près de 4 fois sur 100. Je suis porté à croire qu'elle est moins rare que ne l'indiquent les deux premières statistiques, car n'étant pas facile à reconnaître sur le vivant, elle doit passer souvent inaperçue (Lépine). » Quoi qu'il en soit, il y aurait là, pour le dire en passant, une preuve anatomo-pathologique de la théorie des constitutions médicales.

En dehors des signes perçus par la percussion et l'auscultation, la péricardite s'accuse encore par la faiblesse et la petitesse du pouls, par l'abaissement de la température (Lorain).

On l'observerait surtout dans la pneumonie des buveurs, des brightiques, des rhumatisants.

Cette péricardite met obstacle à l'activité cardiaque et aide à la production d'une asystolie rapide dont les conséquences se conçoivent aisément. C'est donc là un accident grave et qu'il faut combattre avec énergie.

Méningite. — Il n'est pas rare que la méningite se développe dans le cours de la pneumonie, surtout à une période avancée (Grisolle, Vulpian, Surugue, Huguenin); c'est alors qu'éclatent le délire dont nous avons parlé plus haut, et aussi des crises épileptiformes. Cette méningite est souvent suppurée; souvent aussi c'est une véritable méningite cérébro-spinale qui vient terminer la maladie. L'important, au point de vue thérapeutique, est de bien établir si l'on peut rattacher à une méningite les accidents nerveux qui éclatent dans le cours de la maladie.

Congestion rénale. — L'albuminurie est, dans certains cas, assez accusée et indique une notable congestion rénale; c'est encore un élément morbide à prendre en considération.

Le trouble de la fonction rénale ajouté aux troubles de l'hématose, qui est en même temps une fonction dépurative par le poumon, exagère encore les perturbations apportées au mécanisme intime de la nutrition. Aussi le praticien doit-il toujours se rappeler que certains médicaments congestionnent les reins, et d'autre part que l'imperfection de la sécrétion urinaire peut devenir la cause d'accumulation des médicaments qui déroute et ne laisse pas que d'être périlleuse.

C. — *Indications d'après la marche de la maladie.*

Pneumonie abortive. — Nous avons déjà dit que ce sont des pneumonies qui évoluent en moins de cinq jours. Elles se rencontrent à tout âge, chez les vieillards (Charcot), chez l'adulte (Wunderlich, Woillez, Lebert, Leube, Bernheim, etc.). Telle est aussi la synoque péripneumonique de M. Marotte. Ordinairement la matité n'est pas complète et le souffle est à peine accusé. Ce sont surtout des pneumonies congestives, dont la guérison spontanée se produit encore plus aisément, plus sûrement que dans la pneumonie fibrineuse, et ont encore moins besoin qu'elle d'une thérapeutiqne active.

Pneumonies à marche foudroyante. — Il est des pneumonies où la terminaison fatale survient très rapidement, quelquefois au bout de trente-six heures. C'est ce qui s'observe chez les diabétiques. M. Lépine a observé des pneumonies qui tuaient en trois jours et déjà parvenues à l'hépatisation grise, chez de jeunes soldats non habitués aux fatigues, aux privations et au froid et qui abusaient peut-être de l'alcool. « Toutes ces pneumonies à marche plus ou moins foudroyante se développent sur un mauvais terrain, soit que le sujet soit affecté depuis longtemps d'une maladie chronique, soit qu'il soit placé dans des conditions toutes spéciales de non-résistance que réalisent les fatigues rapides, le shoc, etc. »

On se garderait, en pareille circonstance, d'attribuer à la médication employée la gravité de la maladie.

Pneumonie à durée prolongée. — Par contre, certaines pneumonies sans complications sérieuses, quelle que soit la médication employée, atteignent le quatorzième jour sans que la défervescence se soit encore produite. Ordinairement cette lenteur dans la résolution s'explique par la formation de foyers successifs comme dans la pneumonie double, mais elle se rencontre encore, quoique très exceptionnellement, lorsqu'il s'agit d'un foyer uniqne.

C'est encore là une particularité à bien connaître avant de juger de l'efficacité des divers traitements dirigés contre la pneumonie.

Parmi les pneumonies à durée prolongée, il faut ranger la pneumonie à foyers successifs de M. Lépine, celle que les Allemands appellent encore pneumonie migratrice ou érysipélateuse.

Pneumonie migratrice. — M. Lépine fait remarquer que le terme d'érysipélateuse, appliqué à la pneumonie à foyers multiples, est impropre. Il y a une véritable pneumonie érysipélateuse (observation de M. Straus) qui est une pneumonie suppurée, d'emblée.

Quant à l'épithète de migratrice, elle paraît devoir s'appliquer surtout à une certaine forme de pneumonie qui diffère de la forme commune en ce que les parties primitivement atteintes entrent déjà en résolution au moment où les nouvelles portions sont atteintes.

Nous ne saurions trop le rappeler, il est impossible de juger la valeur d'une médication de ces pneumonies si l'on n'a pas toujours présentes à l'esprit toutes les modalités d'évolution qui transforment le cycle ordinaire.

Pneumonie périodique. — Mais par...i ces modalités, il faut placer au premier rang la pneumonie périodique, surtout au point de vue spécial où nous sommes placé.

Grisolle y a décrit une forme intermittente et une forme rémitterte; la première est beaucoup plus intéressante au point de vue thérapeutique.

Dans la majorité des cas, il y a, dès le premier accès fébrile, quelques symptômes thoraciques, par exemple une douleur au côté, puis, aux accès suivants, la maladie se caractérise. L'accès débute par un frisson plus violent et plus long que celui de la pneumonie ordinaire ; les symptômes ordinaires de la pneumonie apparaissent ensuite. La fièvre a l'allure de la fièvre intermittente ; les signes thoraciques évoluent parallèlement avec elle, et pendant l'intermission peuvent disparaître complètement. En général, la fièvre pernicieuse pneumonique revêt le cycle tierce ou quotidien ; en se renouvelant, les accès deviennent plus graves et plus longs ; la pneumonie devient rémittente.

En l'absence de traitement convenable, la lésion pulmonaire s'aggrave ; souvent les deux poumons sont pris ; des troubles d'ataxo-adynamie éclatent au milieu desquels le malade succombe. Le traitement spécifique a raison habituellement de cette forme de la pneumonie.

Pneumonie à marche alternante (Lépine). — C'est surtout la pneumonie rhumatisante qui revêt cette forme, bien qu'elle puisse évoluer autrement. « Du matin au soir, dit Grisolle, on voyait le souffle être remplacé par la crépitation et réciproquement ; jamais pourtant, dans l'intervalle de ces sortes de crises, le poumon ne recouvrait sa perméabilité ; il restait toujours un son obscur et un bruit respiratoire affaibli ; mais de temps en temps, et presque toujours, pendant une recrudescence des douleurs articulaires, on voyait le côté inférieur se prendre à son tour. C'était d'abord une crépitation fine, puis au bout de quelques heures survenait du souffle et de la bronchophonie. Ces crises, qui duraient chaque fois trois et quatre jours, se sont reproduites en trois mois dix à douze fois. A aucune des crises il n'y a eu d'expectoration caractéristique. »

On voit quelles modifications multiples les modalités de la marche de la maladie doivent apporter au traitement.

D. — *Indications d'après l'état antérieur du sujet.*

Un autre élément capital, c'est l'état de l'organisme où la pneumonie se développe. La question de terrain a ici une haute et indiscutable importante. « Nous n'avons pas à traiter des pneumonies, dit le professeur Peter, mais des pneumoniques. » Même en tant qu'affection primitive, la pneumonie aiguë subit de nombreuses dérogations au type, en vertu des diverses conditions hygiéniques ou sociales. « Aussi me gardai-je bien, dit M. Peter, de conclure du savetier au financier, de l'homme de l'hôpital à l'homme de la ville, du citadin au paysan. Et si ce que je dis ici du Parisien n'est pas vrai du Bourguignon, ce que je pourrais dire du Bourguignon, buveur de vin, ne sera pas applicable au Normand, buveur de cidre ; enfin, même en Bourgogne, ce qui est bon à l'habitant des riches coteaux du Dijonnais ne le saurait être à celui des stériles contrées du Morvan. »

Il est bien vrai que la pneumonie aiguë, à égale intensité de lésions, n'évoluera pas identiquement chez le vieillard, chez l'adulte, chez l'homme sain et vigoureux ou chez l'homme dégradé par les privations ou les excès, la syphilis, l'alcoolisme ; chez l'individu miné par le miasme palustre, chez la femme épuisée par la grossesse.

Pneumonie des enfants. — On croyait autrefois la pneumonie vulgaire particulièrement grave chez les enfants, mais cela remonte à une époque où la séparation entre la broncho-pneumonie et la pneumonie lobaire n'avait pas encore été effectuée. Aujourd'hui, depuis que nous avons appris à vivre sous le régime de la séparation absolue des deux grandes formes de la pneumonie aiguë, tout le monde a appris à reconnaître que la pneumonie lobaire chez les enfants est une maladie relativement bénigne. Les premiers, Rilliet et Barthez ont proclamé ce fait remarquable.

Et l'un des derniers venus, Ziemsen, sur 201 cas de pneumonie, n'a pu compter que 7 décès. L'occasion des autopsies est donc ici particulièrement rare; remarquons qu'il s'agit de l'enfance proprement dite, car, d'après le professeur Parrot, chez les nouveaunés, la pneumonie lobaire n'existe pas; du moins il n'a jamais eu l'occasion d'en rencontrer d'exemple, soit cliniquement, soit à l'amphithéâtre d'autopsie.

Ainsi les autopsies sont rares; mais toutes concourent à établir que la pneumonie lobaire se présente chez l'enfant avec les caractères qu'elle prend chez l'adulte. Il y a tout au plus une variante dont l'existence pouvait être prévue, c'est la petitesse des granulations remarquée par Bednar, Rilliet et Barthez et Walshe. Nous ajouterons, à titre de renseignements, que l'augmentation de volume du poumon, marquée par l'impression des côtés, est, à cet âge, parfaitement reconnaissable; que la terminaison par abcès est très rare; que la pleurésie concomitante est habituellement très accentuée (Charcot).

Quant aux détails délicats d'anatomie, nous devons à cet égard à M. Damaschino des renseignements intéressants qui montrent que tout se passe ici comme chez l'adulte, à savoir, qu'il y a un exsudat fibrineux dans les alvéoles et des concrétions fibrineuses dans les petites bronches.

Des accidents cérébraux se développent quelquefois dans le cours de la pneumonie des enfants. Ils revêtent deux formes particulières, décrites par Rilliet et Barthez sous le nom de pneumonie cérébrale, l'une éclamptique, l'autre méningée (comateuse ou délirante). La première est spéciale aux tout jeunes enfants, surtout à ceux qui ont une dentition laborieuse; la seconde se voit de deux à huit ans. C'est presque toujours dans la pneumonie du sommet qu'on observe des symptômes convulsifs ou comateux.

Ces accidents s'expliquent soit par hyperhémie cérébrale active, soit par hyperthermie, soit par lésions anatomiques (œdème, hémorrhagie des méninges, véritable méningite).

Pneumonie des vieillards. — On sait qu'elle a été surtout bien étudiée par Dechambre et Hourmann (1836), par Beau (1842).

On parlait de caractères anatomiques spéciaux, tels que l'hépatisation planiforme sans granulations; on relevait aussi des caractères cliniques particuliers, tels que l'absence de frissons et, dans le domaine des signes physiques, l'absence fréquente du râle crépitant, et même dans les cas où la maladie n'est pas latente, la mobilité remarquable du souffle qui disparaît un jour pour reparaître le lendemain et qui se transporte rapidement d'un côté à un autre; l'absence des crachats spéciaux.

Mais les études d'anatomie pathologique et de clinique, poursuivies parallèlement et d'après les principes appliqués antérieurement au domaine correspondant de la pathologie infantile, eurent bientôt établi que les vieillards sont à la fois sujets à la pneumonie lobaire et à la broncho-pneumonie. Or, ce n'est pas à la première qu'appartiennent les anomalies très réelles, mais un peu exagérées, qui avaient été autrefois relevées; elles appartiennent à la seconde.

C'est encore à des pathologistes français qu'on est redevable d'avoir accompli cette œuvre de débrouillement. Il faut citer ici en première ligne le nom de M. Gillette, qui, dans un article très court, mais tracé de main de maître, a établi, d'après des observations recueillies à la Salpêtrière, la séparation dont il s'agit sur des bases irréfragables (1851, *Dict. desdict.*), puis la thèse de M. Roccas, un article du livre de M. Durand-Fardel. Depuis cette époque, la pneumonie chez les vieillards a cessé d'être considérée comme une anomalie dans l'espèce. Il ne lui est guère resté, en fait de caractères spéciaux, que sa déplorable léthalité, suffisamment explicable par les modifications imprimées par l'âge à tous les organes.

Les recherches thermométriques établies dans le service du professeur Charcot depuis 1863 n'ont sans doute pas peu contribué à faire rentrer la pneumonie lobaire des vieillards dans le type classique.

Ces études ont montré, en effet, que la courbe thermique pneumonique, en tant qu'elle est établie sur des données recueillies par l'examen rectal, et soit qu'on la considère dans ses caractères généraux ou dans ses principaux accidents, ne diffère pas essentiellement de ce qu'elle est chez l'adulte et chez l'enfant : même ascension rapide au début, même période d'état, même caractère de la défervescence lorsque la terminaison doit être heureuse. La seule particularité un peu sensible, c'est dans un grand nombre de cas au moins, le taux généralement moins élevé des chiffres thermiques dans toutes les circonstances ; mais c'est là encore une particularité qui n'appartient pas à l'âge sénile et qui se rencontre fréquemment dans l'âge adulte, chez les sujets affaiblis. Une circonstance peut encore être relevée, c'est la défervescence de mauvais aloi qui se produit communément à l'époque de la terminaison fatale. Nous répéterons, à ce propos, ce qui a été dit tout à l'heure, cette même particularité se retrouve quelquefois chez l'adulte dans les cas où la pneumonie lobaire éclate sur un organisme affaibli par les maladies antérieures.

Si, après cette courte excursion dans le domaine de la clinique, nous en venons aux caractères anatomiques, nous n'avons plus à reconnaître dans la comparaison avec l'affection correspondante considérée chez l'adulte que des traits identiques. Nous bornerons donc à relever chez les vieillards les granulations caractéristiques plus volumineuses et plus inégales que dans 'âge moyen, circonstance facile à expliquer, si l'on remarque que dans l'âge sénile il existe à peu près régulièrement un certain degré d'emphysème ; quant à l'inégalité, elle est due à ce que la distension emphysémateuse porte surtout sur les conduits alvéoaires qui, relativement plus volumineux que les cavités alvéolaires des infundibules, paraissent plus volumineux encore lorsqu'ils sont distendus par les produits d'exsudation. On voit par ce qui précède que chez les vieillards comme chez l'enfant, la pneumonie lobaire doit se séparer anatomiquement aussi bien qu'elle est cliniquement de la broncho-pneumonie (Charcot).

On sait que la pneumonie des vieillards se termine quelquefois par un état apoplectique où le malade succombe. Parfois aussi l'attaque s'accompagne d'une hémiplégie (hemiplégie pneumonique de MM. Charcot et Lépine). D'ordinaire cet accident relève d'une ischémie ou d'un véritable ramollissement cérébral, résultats de lésions artérielles antérieures et des troubles circulatoires qui sont le fait de la pneumonie elle-même.

Pneumonie de la grossesse. — La pneumonie acquiert, dans la grossesse, une gravité toute spéciale à cause de l'avortement qu'elle provoque souvent et peut-être aussi des altérations cardiaques si communes chez les femmes enceintes. Les congestions intenses qui accompagnent d'ordinaire ces pneumonies, ont probablement leur raison d'être dans cet état cardiaque. Ces notions doivent surtout régler l'action du médecin.

E. — *Pneumonies aiguës secondaires.*

D'autre part, la pneumonie aiguë peut éclater au milieu d'états morbides antérieurs qu'elle modifie en même temps qu'elle s'y déforme. « La pneumonie, dit Grisolle, peut se développer dans le cours de toutes les maladies aiguës et chroniques, et certaines d'entre elles se compliquent si fréquemment d'inflammation pulmonaire, qu'il est impossible de nier leur influence, soit comme cause prépondérante, soit même comme cause excitante de la maladie intercurrente. » Ces *pneumonies secondaires* ont d'ordinaire une évolution et une signification propres et réclament souvent une thérapeutique distincte.

Quoi qu'en aient dit Grisolle et Traube, la pneumonie aiguë est exceptionnelle dans le cours des maladies éruptives, de la coqueluche. M. Damaschino, dans sa thèse, en rapporte cependant un exemple dans le cours de cette dernière maladie, mais il le considère lui-même comme douteux.

Par contre, la pneumonie aiguë n'est pas rare dans le cours de la fièvre typhoïde. Nous ne parlons pas ici, bien entendu, de la pneumonie qui se développe primitivement avec la fièvre typhoïde, autrement dit la pneumo-typhoïde. On sait que pour MM. Barella, Gerhardt, Dietl, Griesinger, Lépine, Gauchet, certaines pneumonies sont produites par le poison typhique lui-même, et constituent une détermination pulmonaire de l'intoxication typhique. Quoi qu'il en soit, la pneumonie fibrineuse complique parfois le deuxième et le troisième septenaire de la dothiémentérie. Nous avons eu l'occasion, pour notre compte, d'en observer trois cas dans le service de notre cher maître le professeur Lasègue; ils ont été publiés dans la thèse de M. Deslais (Paris, 1877). L'examen microscopique avait été pratiqué par le docteur Gombaut dans le laboratoire du professeur Charcot, et ne peut laisser l'ombre d'un doute.

La pneumonie aiguë a aussi été observée dans le typhus, la fièvre récurrente, la malaria, la méningite cérébro-spinale, la diphthérie. Rilliet et Barthez croient que la pneumonie du croup est toujours lobulaire ; cependant MM. Jules Simon et Sanné y auraient rencontré des pneumonies lobaires.

La pneumonie fibrineuse, en Angleterre du moins, s'observe quelquefois dans le rhumatisme articulaire aigu (Fuller, Latham). Ici, comme on le sait, la combinaison des deux maladies est beaucoup plus rare.

La pneumonie aiguë peut compliquer aussi les maladies chroniques. Il convient de citer au premier rang les maladies du rein (Jaccoud, Frerichs, Rosenstein), Grainger Stewart l'a rencontrée vingt et une fois sur cent dans la néphrite aiguë, sept fois sur cent dans le rein contracté, et quatre fois sur cent dans le rein amyloïde.

La pneumonie aiguë s'ajoute parfois aussi aux maladies du cœur, à la phthisie pulmonaire, au diabète. Les cancéreux, les cirrhotiques et généralement tous les cachectiques sont également fort exposés à la pneumonie.

Est-il besoin d'ajouter que la pneumonie emprunte à ces différents terrains plus d'une particularité clinique susceptible
d'influencer les lois générales du traitement?

Convalescence. — La convalescence, on le conçoit aisément
après ce qui vient d'être dit, n'est pas uniforme dans toutes les
circonstances. Très réduite, presque nulle dans la pneumonie
aiguë régulière, elle peut être longue et difficile dans la plupart
des pneumonies compliquées et des pneumonies secondaires.
Relativement à cette convalescence, il est une question intéressante à élucider à propos de la discussion de la valeur relative
des diverses médications, celle de savoir ce qu'est la convalescence après tel ou tel traitement. Cette considération *à
posteriori* est souvent, d'ailleurs, bien difficile à établir nettement, parce que rien n'est plus délicat que de faire la part du
traitement et celle de la maladie elle-même.

M. le professeur Hayem a fait une bien intéressante remarque
à propos de la convalescence de la pneumonie. Il a vu qu'au moment de la défervescence le nombre des hématoblastes augmente
et que cette augmentation continue pendant quelques jours; puis
leur nombre revient à l'état normal, alors que l'excédant s'est
transformé en globules rouges. On saisit là, sur le vif, une véritable force spontanée de resanguification.

Ainsi donc dans la pneumonie franche, la réparation est une
phase rapide de l'évolution naturelle de la maladie.

Voici des tracés que nous devons à l'obligeance du professeur
Hayem qui les a recueillis dans un cas de pneumonie franche.

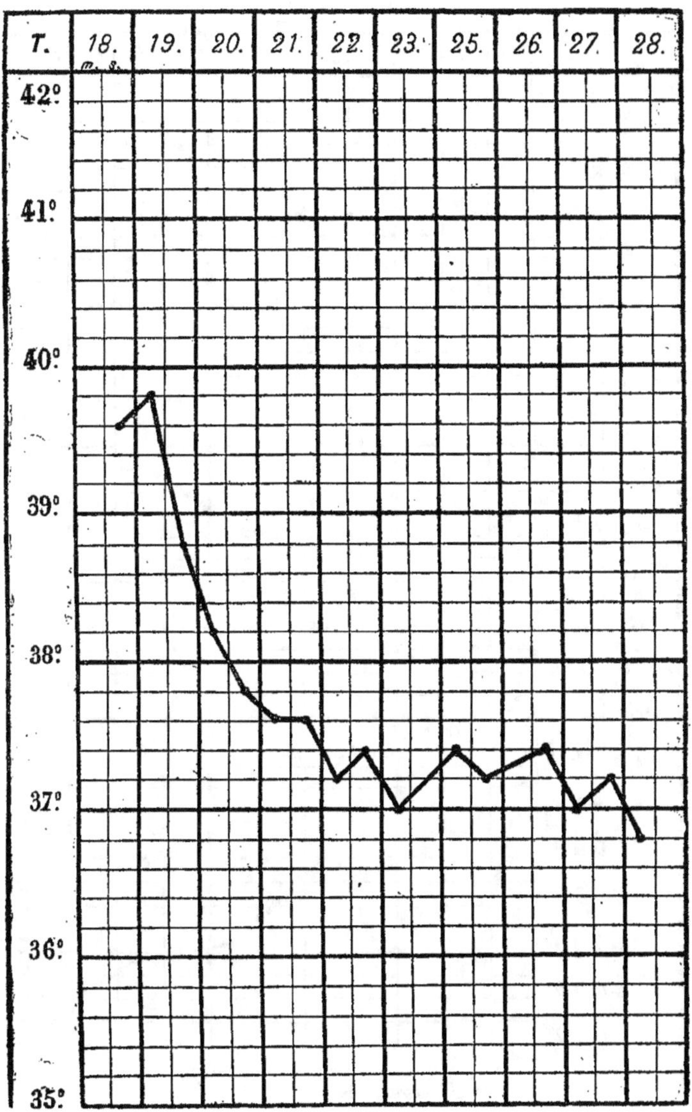

TRACÉ 3.

Globules rouges.
600000
5.8
5.6
5.4
5.2
500000
4.8
4.6
4.4
4.2
400000
3.8
3.6
3.4
3.2
20 21 22 23 24 25 26 27 28 29 30
Globules blancs.
15 000
13 000
11 000
9 000
7 000
5 000
3 000
× défervesence

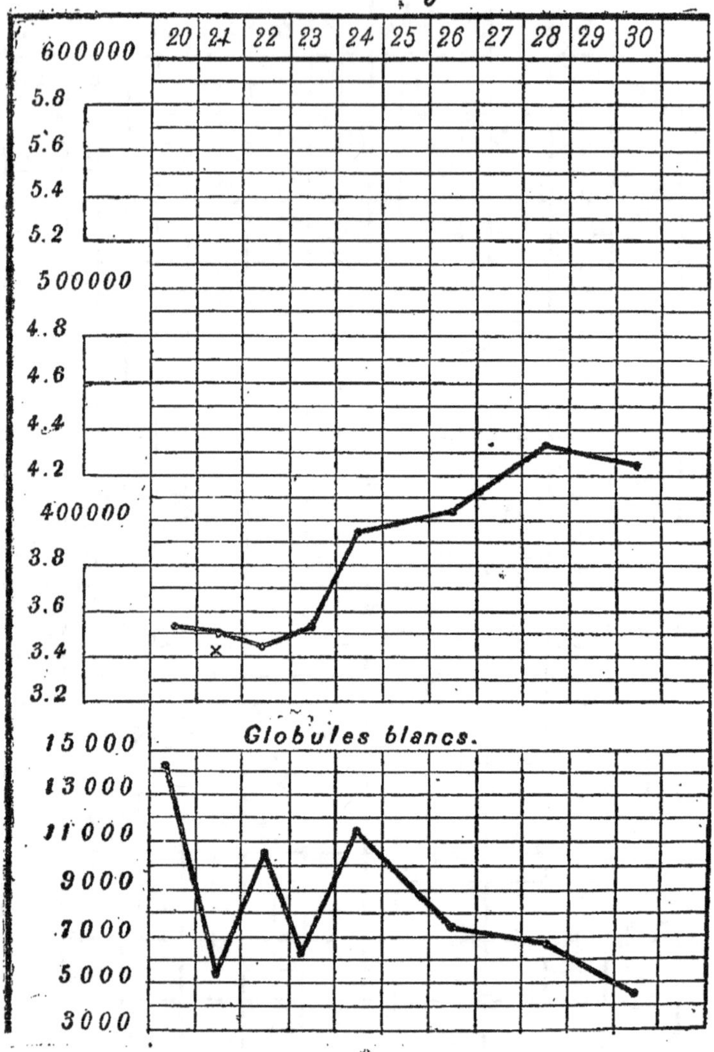

TRACÉ 4.

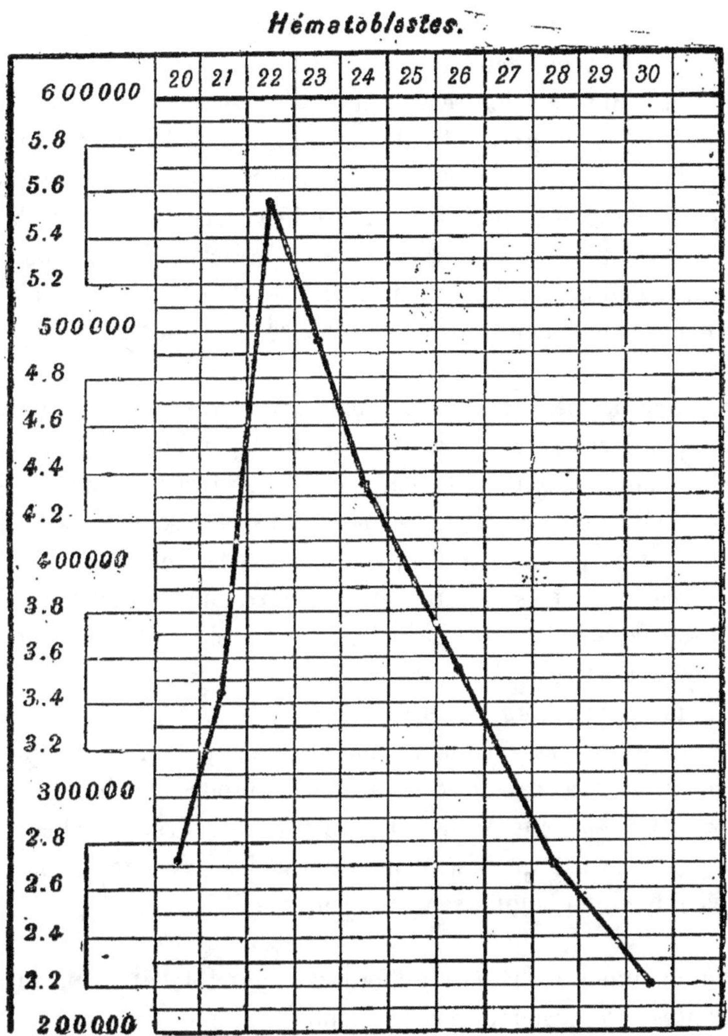

TRACÉ 5.

Résumé. — Il existe une pneumonie aiguë lobaire régulière qui tend spontanément à la guérison et se termine du cinquième au neuvième jour par une crise naturelle représentée surtout par une défervescence caractéristique. Il faut se garder, dans l'appréciation des divers modes de traitement, d'attribuer cette défervescence à la médication employée.

Toutefois même dans cette évolution régulière, nous avons relevé la haute élévation relative de la température, et à côté du chiffre resté à peu près normal des globules rouges, une évolution des globules blancs parallèle en quelque sorte au tracé thermique. La pneumonie franche est une maladie à tracé thermique élevé sans doute, mais de peu d'étendue; une maladie qui n'anémie pas ou n'anémie que peu, mais côtoie la suppuration. La réparation hématique dans la convalescence se fait rapidement et spontanément.

L'évolution peut s'achever sans production de symptômes assez pénibles pour obliger à une thérapeutique active, sans aucune complication : la douleur de côté, la dyspnée sont modérées; l'élévation thermique se maintient au-dessous de ces chiffres élevés où elle devient dangereuse par elle-même.

Ce type franc n'est pas une abstraction; on le rencontre souvent sur le terrain pratique, et se montre tel en dehors de toute médication active.

Toutefois une question préjudiciable reste à juger : dans les cas mêmes où tout, au début, permet de supposer que la pneumonie aiguë sera régulière, n'est-il pas toujours à craindre que la prévision soit déçue et qu'on voie survenir des complications qui eussent pu être évitées ou amoindries par une médication convenable, en quelque sorte préventive?

La pneumonie aiguë régulière est passible de nombreuses variantes : à chacune d'elles s'applique une médication spéciale.

Tantôt le médecin devra combattre l'exagération des symptômes habituels, de la douleur du côté, de la dyspnée, de l'élévation de la température; ou l'apparition des symptômes généraux inaccoutumés : état typhoïde, état bilieux, état ataxo-advnamique.

Tantôt il devra s'attaquer à des complications d'ordre sur

tout anatomo-pathologique : suppuration du poumon, pneumonie du sommet; pneumonie double, bronchite, bronchite avec moules fibrineux, pleurésie, congestion pulmonaire, insuffisance cardiaque, péricardite, méningite, congestion rénale, etc.

D'autres fois la thérapeutique sera subordonnée aux divers modes de marche de la maladie et se relâchera ou deviendra plus pressante suivant que la pneumonie sera abortive, à durée prolongée, migratrice, périodique, etc.

D'ailleurs elle s'inspirera toujours de l'état du sujet avant l'éclosion de la maladie (âge, conditions sociales, tempérament, grossesse); des divers états morbides où il se trouvait déjà (alcoolisme, diabète, maladie de Bright, rhumatisme, goutte, fièvres graves, etc.).

Le traitement de la convalescence variera dans les divers cas.

On conçoit donc la complexité du problème que soulève le traitement de la pneumonie aiguë, d'un pneumonique. La difficulté s'accroît encore des divergences sur la valeur des armes qui sont aux mains du médecin. Et s'il n'est peut-être pas de questions plus importantes pour le médecin, il n'en est pas non plus où se soient fait une si large part l'entraînement dogmatique, la passion du parti pris et par contre les hésitations raisonnées allant jusqu'à l'indifférence.

CHAPITRE III

DU TRAITEMENT DE LA PNEUMONIE AIGUË EN GÉNÉRAL

Nous avons montré qu'à côté de l'entité morbide régulière il existe de nombreuses variantes où le type s'altère, disparaît, de telle sorte qu'en pratique c'est moins la pneumonie qu'on rencontre, que des pneumonies qui s'individualisent en genres distincts. Quelle différence, par exemple, entre la pneumonie abortive dont les symptômes sont si effacés, l'évolution si éphémère qu'elle ne laisse pas au médecin, comme le dit Bordeu, le temps de placer une saignée, et cette pneumonie à cycle inflammatoire accusée où la fièvre est vive, le point de côté atroce, l'angoisse respiratoire insupportable? Quelle différence entre le cycle régulier qui s'avance par une voie qui est toujours la même, décrite à l'avance, jusqu'à une immanquable guérison, et les pneumonies malignes toutes pleines d'irrégularités et d'aventures et où l'évolution morbide se hausse parfois jusqu'à l'ataxie la plus véhémente ou s'éteint dans l'adynamie la plus profonde. Les éléments les plus multiples tirés du milieu extérieur, de l'individu même, de sa constitution, de son idiosyncrasie, de ses indispositions diathésiques, latentes ou manifestes, ces éléments extrinsèques modifient encore de mille manières la marche et l'intensité de la maladie.

La seule observation clinique démontre donc surabondamment qu'une seule formule thérapeutique ne peut répondre à tant d'indications diverses. Le traitement de la pneumonie est le traitement des indications et doit être par conséquent aussi mobile, aussi changeant, que le jeu même de ces indications, et l'on conçoit à priori qu'il s'étendra depuis l'abstention complète jusqu'aux interventions les plus actives.

C'est d'hier seulement que date cette réduction du traitement de la pneumonie à un traitement d'indications.

De tout temps, la majorité des médecins traitaient la maladie elle-même, s'attaquaient ou plutôt croyaient s'attaquer à sa nature intime, à son essence. Il y eut ainsi deux grandes médications de la maladie : la saignée et le tartre stibié : la saignée qui pour les uns débarrassait l'organisme des humeurs peccantes fixées dans les poumons, qui pour d'autres lui enlevait avec le sang les matériaux de la phlogose et faisait s'éteindre ainsi, faute d'aliments, l'inflammation pulmonaire ; le tartre stibié qui, déprimant l'organisme, appauvrissant ses ressources, le transformait momentanément en un terrain infécond où la maladie ne peut prendre racine. Le caractère général des médications employées contre la pneumonie jusqu'à la période moderne fut, tout en voulant frapper la maladie dans son essence, de chercher à l'atteindre en quelque sorte par ricochet. Le programme n'était pas de combattre directement le mal dans son siège, dans la lésion, mais de le miner en influençant l'organisme. On mettait l'individu dans un état qu'on supposait défavorable au développement de la maladie regardée comme une sorte de parasite, avec cette supposition qu'en dehors de l'organe malade le reste de l'économie était resté ce qu'il était antérieurement. Cette dissociation a été le grand vice des médications dogmatiques contre la pneumonie : cette croyance en un organisme resté sain et résistant en face de la maladie locale, capable de supporter les frais de la guerre même la plus ardente, cette croyance, disons-nous, a conduit aux abus les plus graves. Trop souvent l'organisme succombait sous ces attaques qui le frappaient plus que la maladie elle-même.

Il faut encore ranger parmi ces médications qui arrivent à la lésion à travers l'organisme tout entier, la médication alcoolique. Celle-ci, il est vrai, tout en obéissant au même principe général, emploie, pour arriver au même but, un mécanisme absolument différent : elle veut l'atteindre non plus en déprimant et en spoliant l'individu, mais au contraire en le soutenant, en l'exaltant même. Ici on suppose que les forces de l'économie faiblissent sous le poids de la lésion locale et que le danger n'est pas dans cette lésion, mais justement dans la dépréciation générale qui en résulte. Dans la pensée même de Todd, le promoteur de la médication alcoolique, celle-ci avait avec la saignée un autre point de contact que celui indiqué plus haut : elle aussi éliminait, cette fois, par la sueur, le principe morbifique qui crée la pneumonie.

Voilà donc un premier groupe de traitements de la pneumonie : saignée, tartre stibié et alcool, réunis par-dessus les années et malgré les dissemblances dans le détail, en vertu d'une même grande idée générale : la subordination du traitement de la maladie au traitement de l'organisme dans son entier.

Mais dans la première moitié du siècle, de grands changements survinrent dans la conception de l'inflammation ; la découverte des inflammations spécifiques, avec leur résistance avérée aux antiphlogistiques, la mise au second plan, dans l'inflammation, des phénomènes vasculaires, la démonstration de l'indépendance fonctionnelle des territoires organiques, rendirent suspectes les théories sur l'action du tartre stibié et de la saignée. Puis quand l'école nihiliste de Vienne, par une audacieuse tentative, eut proclamé l'abstention complète à l'égard de la pneumonie et affirmé que la pneumonie abandonnée guérit au moins aussi souvent, la majorité des médecins rompirent complètement avec ces méthodes qui poursuivaient par des violences et des perturbations, au moins parfois périlleuses, un résultat qui souvent se produit de lui-même.

Dès lors les uns acceptèrent définitivement l'expectation systématique, d'autres continuèrent à se servir du tartre stibié et de la saignée, non plus pour guérir la maladie mais pour l'atténuer dans quelques-unes de ses manifestations et la maintenir, autant que possible, dans l'orbe régulier de son évolution.

Il était impossible que tant de médecins illustres aient traité la pneumonie par la saignée et le tartre stibié, sans que, toute théorie à part, il n'y eût pas là quelque chose de bon.

En dehors des exagérations de système, les traitements rendaient service dans des cas déterminés et on ne devait pas renoncer à ces avantages incontestables. Il ne s'agissait que de prévoir dans quelles conditions ces traitements sont utiles, quand et comment ils sont nuisibles. L'œuvre de Grisolle établit justement la démarcation entre les médications formulées, systématiques de la pneumonie, et les médications rationnelles, véritablement cliniques.

C'est vers cette époque de l'établissement définitif du traitement des indications que Todd popularisa la médication alcoolique. C'était encore là, comme nous l'avons déjà dit plus haut, un traitement direct de l'organisme où est la maladie, un traitement indirect de la maladie elle-même, mais il fut bientôt entendu que l'alcool répondait uniquement à une indication particulière, l'adynamie.

Dès lors les médecins ne se préoccupent plus que d'agir, quand il est possible, sur tel ou tel élément de la maladie.

Justement, toujours vers cette même époque, la physiologie expérimentale entrant dans l'analyse minutieuse des médicaments, montrait qu'il en est qui modifient la température, la tension vasculaire, l'activité cardiaque. Une étude clinique plus minutieuse avait également noté les particularités présentées par ces divers éléments dans les états morbides et en particulier dans l'inflammation. Il était donc tout indiqué d'appliquer en clinique les données expérimentales.

C'est alors que furent successivement proposés dans le traitement de la pneumonie, la digitale, le sulfate de quinine, la vératrine, la réfrigération. C'est le moment où les travaux de l'Ecole allemande ont mis en lumière les dangers de l'hyperthermie envisagée d'une façon abstraite, et ont indiqué contre les maladies fébriles, en général, et la pneumonie en particulier, non plus les antiphlogistiques, mais les antipyrétiques.

La médecine de l'indication est à son apogée : le traitement de la pneumonie se résume dans le traitement d'une indication, l'hyperthermie, parce qu'on s'accorde à reconnaître que le danger ne vient pas de la lésion elle-même, mais d'une déviation même exceptionnelle, de l'évolution morbide.

Il faut bien reconnaître que le traitement de la pneumonie a été se relâchant, et l'on est bien loin des méthodes solennelles qui imposaient des indications, on pourrait dire, depuis la première jusqu'à la dernière heure de la maladie.

Là est évidemment le progrès, à la condition de ne pas tomber de l'abstention raisonnée dans l'abstention systématique.

On a vu que nous avons peu parlé du traitement local, c'est qu'en effet il joue, dans cette histoire générale, un rôle relativement effacé.

Jusqu'à la découverte de l'auscultation, on ne tenait pas grand compte, et pour cause, de l'état local, et comme les traitements employés agissaient aussi contre le point de côté, le traitement local était le dernier souci du praticien. Après Laennec il prit plus d'importance, mais comme l'anatomie et la physiologie pathologiques attestaient l'immutabilité du processus anatomique une fois confirmé, cette importance n'a jamais dépassé certaines limites. C'est probablement aussi par la notion de la résistance de l'exsudat aux agents extrinsèques qu'il faut expliquer le peu de succès des médicaments dits altérants et de la médication vomitive.

Quoi qu'il en soit, on est en droit de s'étonner de la multiplicité des médicaments proposés. Il y a à cela plusieurs causes et, en première ligne, cette multiplicité des indications sur laquelle nous avons insisté à plusieurs reprises.

Ce qui étonne davantage, c'est la divergence des opinions sur la valeur des diverses médications appliquées à une maladie d'une évolution clinique, en général aussi simple que l'est celle de la pneumonie. Il a été donné plus d'une explication de ces discordances.

On a dit que l'essence de la pneumonie n'a pas toujours été la même dans tous les temps et dans tous les pays, qu'elle varie avec les constitutions médicales et avec les races.

On a expliqué ainsi pourquoi la saignée réussissait davantage sur les constitutions pléthoriques du dix-huitième siècle ou du commencement du dix-neuvième, pourquoi la médication alcoolique avait pris plus d'extension en Angleterre. Toutes ces vues sont sans doute ingénieuses et doivent contenir une part de vrai, mais il est bien difficile de démontrer que ce soient là des propositions absolument exactes.

Les statistiques elles-mêmes ne peuvent servir à résoudre ces problèmes. Les statistiques faites pour établir la valeur relative des différentes méthodes doivent tenir compte des diverses particularités qu'a présentées la pneumonie et ne comparer que les cas comparables. Il ne suffit pas de dire : tant de pneumonies ont été traitées par telle méthode ; il faut encore spécifier ce qu'étaient ces pneumonies. Or nous n'avons pas besoin d'ajouter que les statistiques n'entrent pas d'ordinaire dans tant de détails et n'apportent que des chiffres bruts. La statistique devient ainsi un argument élastique qu'on peut mettre au service de toutes les causes ; elle prouve trop ou pas assez. « Il suffit de désirer quelque chose pour que la statistique ne vous le refuse pas, et rien ne se ressemble plus aux yeux de l'empirisme numérique que deux faits même quand ils sont très différents. » (Trousseau et Pidoux.)

« La statistique, disait Forget, est toujours du parti de celui qui l'invoque. C'est une bonne fille qui se livre au premier venu. Tant vaut l'observateur, tant vaut la statistique. »

Enfin, la physiologie expérimentale, malgré ses progrès croissants et les services de plus en plus nombreux qu'elle rend à la pathologie, n'a point encore suffisamment élucidé l'action intime des médicaments pour être un critérium absolu.

Toutefois les médications de la pneumonie sont nombreuses, et il convient de toutes les signaler non seulement avec les résultats acquis, mais encore avec les discussions et les incertitudes qu'elles soulèvent. A l'heure présente, une étude de thérapeutique ne saurait être qu'un travail d'attente, qu'une confrontation consciencieuse des divers éléments de la question. Le jugement n'est pas encore rendu et toutes les pièces du procès doivent être mises au jour.

Nous étudierons donc successivement, en dehors de l'expectation, les grandes médications de la pneumonie : saignée, antimoniaux, alcool, le groupe des antipyrétiques proprement dits (sulfate de quinine, digitale, vératine, réfrigération); les révulsifs et les vomitifs.

Puis un chapitre annexe renfermera les médications de second ordre, plus ou moins justifiées, et qui n'ont pas passé dans la pratique ordinaire.

La classification en grands groupes de ces médications présente de sérieuses difficultés. On ne peut guère prendre pour base soit le résultat clinique qui est toujours complexe, soit l'action physiologique, qui est d'ordinaire multiple aussi et quelquefois vague et contradictoire.

Un des plus grands inconvénients de ces classifications est l'obligation de placer dans plusieurs groupes le même médicament.

Ainsi on pourrait établir ici la classification suivante :

Médication antipyrétique : Saignée, tartre stibié, alcool, digitale, sulfate de quinine, vératrine, réfrigération.

Médication tonique : Alcool, digitale, sulfate de quinine.

Médication dérivative : Vésicatoires, ventouses scarifiées, tartre stibié.

Médication révulsive : Vésicatoires, ventouse scarifiées.
Médication vomitive : Ipéca, tartre stibié, vératrine.

En restant fidèle à une telle classification on se condamnerait à des redites au moins inutiles, sans compter que, selon les doses, un médicament doit passer d'une catégorie dans l'autre. D'autre part, ces classifications sont-elles pleinement justifiées? On verra, par exemple, que la saignée, dans les proportions où elle est appliquée en clinique, n'abaisse que peu et passagèrement la température. Est-ce donc à ce seul résultat qu'est due son action incontestable sur quelques symptômes pénibles de la maladie? Le tartre stibié n'agit-il que comme antipyrétique et dérivatif? N'a-t-il pas une autre action sur l'exsudat ou tout au moins sur la circulation pulmonaire? Autant de questions à résoudre.

En vérité, ces classifications thérapeutiques qui semblent à première vue indiquer une pénétration profonde du mécanisme réel des médicaments, ne sont souvent que des à peu près trompeurs qui dissimulent notre ignorance.

Nous passerons donc successivement en revue les médications qui ont été signalées plus haut, et nous emprunterons les éléments de notre jugement à deux grandes sources.

Nous les trouverons dans les opinions soit favorables, soit contraires des médecins célèbres, estimant que le résultat final de la pratique d'un grand clinicien équivaut bien à un fait expérimental; nous confronterons les données de l'observation clinique avec les données de la physiologie, et de ces contrôles, de ces confirmations réciproques, nous déduirons, dans des conclusions pleines de la réserve que comporte un tel sujet traité par un homme qui a encore beaucoup à voir, nous déduirons, disons-nous, ce qui nous semble le mieux établi jusqu'aujourd'hui.

ARTICLE PREMIER

DE L'EXPECTATION.

Nous commençons par l'expectation : chronologiquement, c'est par elle qu'il faudrait finir. Sans doute l'expectation en médecine a été pratiquée depuis les temps anciens sous le nom de médecine hippocratique ou médecine naturelle; elle s'appuyait sur une doctrine mise en vogue par Hippocrate, qui considérait la maladie ou le concours des symptômes comme un enchaînement régulier de phénomènes que la nature suscite dans un but de guérir et dont il importe de ne pas troubler la tendance spontanée sans une nécessité absolue (Renouard, *Histoire de la médecine*).

Mais l'hippocratisme perdit bientôt sa pureté primitive. Et en ce qui concerne la pneumonie, la notion d'une évolution morbide qu'on ne peut arrêter et qui va d'elle-même à la guérison, ne se dégagea que fort tard et ne devint que plus tard encore un principe de thérapeutique. Une maladie, comme la pneumonie, qui frappe brusquement au milieu de la santé l'homme le plus vigoureux, dont les manifestations sont si vives et si bruyantes, rend l'inaction bien difficile. Comment rester passif, indifférent en apparence, devant quelque chose d'aussi solennel ? En vérité, il fallut une bien grande hardiesse, une bien ferme conviction au premier qui prit de propos délibéré le parti de l'abstention.

Nous estimons que celui qui ouvrit le premier la veine d'un pneumonique ne fut pas beaucoup plus audacieux.

Donc de tout temps, les médecins dirigèrent contre la pneumonie les médications les plus puissantes qui fussent entre leurs mains : rien ne semblait trop actif contre une maladie qui débute avec tant de violence et met si rapidement en péril les jours du malade.

Si nous commençons par l'histoire de l'expectation c'est que nous croyons logique de continuer ici le plan tracé dans le précédent chapitre.

Nous avons montré d'abord qu'il existe une pneumonie régulière, dont les troubles fonctionnels sont contenus dans des limites que l'observation démontre être compatibles avec un dénouement heureux, et qui arrive à ce dénouement en dehors de toute intervention véritablement thérapeutique. C'est à cette pneumonie régulière, qui est loin d'être une abstraction, que correspond l'expectation, comme un corollaire légitime.

« On donne en médecine, dit M. Littré, le nom d'expectation à des règles de conduite qui consistent à abandonner le malade aux seules ressources de la nature, sans intervenir dans le cours de l'affection par une médication active et en se bornant tout au plus à éloigner les agents et les circonstances nuisibles. »

D'ailleurs, comme le dit Pinel, la méthode expectante entendue dans son vrai sens, est loin d'être une contemplation oisive de la marche d'une maladie ; il faut en même temps que l'on évite de troubler par des manœuvres imprudentes les efforts spontanés de la nature, les seconder heureusement par une sage application de l'hygiène en écartant avec soin tout ce qui peut entraver cette direction favorable.

L'expectation est donc bien la formule thérapeutique qui doit être placée en regard du type de la pneumonie régulière.

Ce type, une fois établi dans son allure contenue, nous avons signalé les incidents, les dangers qui y surgissent, et nous avons dit que ce sont ces dangers qui ont justifié et jusqu'à un certain point imposé les diverses médications de la pneumonie. L'histoire de ces médications viendra donc après celle de l'expectation : après le traitement du type, le traitement des variations, des déformations et des complications de ce type.

La méthode de l'expectation est née d'hier, mais on en retrouve des essais préparatoires au milieu même du triomphe des méthodes les plus opposées.

Ainsi, au commencement du xviiiᵉ siècle, Boerhaave et son commentateur Van Swieten conseillent déjà les moyens diététiques et hygiéniques : 1° si la pneumonie était légère ; 2° s'il se fait une expectoration abondante et facile accompagnée d'une diminution des symptômes ; 3° lorsque le même résultat survient à la suite de selles abondantes ; 4° enfin, lorsque, avant le septième jour, les urines sont abondantes, épaisses, laissant déposer un sédiment rouge qui, peu après, passe à la couleur blanche.

Mais c'est Louis qui semble avoir porté le premier coup sérieux au traitement obligatoire de la pneumonie. L'attaque ne se fit pas sous forme de protestation passionnée ou dans le but de substituer au système régnant un autre système. Louis invoquait simplement des chiffres ; les statistiques prenaient place parmi les traitements de la critique ; elles apporteront dès lors dans les débats leur part de lumière, mais aussi leur contingent d'erreur.

Dans un Mémoire publié en 1828 (*Recherches sur la saignée dans plusieurs maladies inflammatoires*, in *Archives générales de médecine*), Louis analyse 123 cas de pneumonie, dont 40 terminés par la mort, et croit pouvoir conclure que cette maladie n'a été modifiée que d'une manière insignifiante par la saignée, soit dans les symptômes, soit dans la durée. «On ne jugule pas, dit-il, les inflammations, comme on se plaît trop souvent à le dire, et dans les cas où il paraît en être ainsi, c'est probablement ou parce qu'il y a eu erreur dans le diagnostic, ou parce que l'émission sanguine a eu lieu à une époque avancée de la maladie, quand elle était voisine de son déclin. »

L'impression produite par ce travail ne semble pas avoir été des plus vives, car, en 1841, en France même, au moment où parut la première édition du traité de Grisolle, nul ne contestait l'importance d'une intervention active dans le traitement de la pneumonie. On ne connaissait guère, du moins à Paris, que deux médecins qui, osant s'élever contre la pratique de tous, recommandaient l'expectation, c'étaient Biett et Magendie. Biett très versé dansl'étude des maladies de la peau, mais sans autorité puissante en dehors de sa spécialité, et Magendie grand physiologiste, mais convaincu de libre pensée en tout ce qui concerne la thérapeutique. Magendie, qui disait : « Vous n'avez jamais donc essayé de ne rien faire », faisait d'ailleurs reposer sa haine de la saignée, le traitement à la mode de la pneumonie, sur les résultats d'expériences pratiquées sur les animaux. Il avait remarqué que chez des chiens qu'il saignait pendant plusieurs jours, tout en continuant de les bien nourrir, il se produisait des lésions des parenchymes, surtout de la congestion pulmonaire. Il ne saignait donc pas les pneumoniques; il est vrai, dit-on, que ses internes remplaçaient volontiers, à son insu, l'expectation qu'il prescrivait, par la saignée et l'émétique.

Nous le répétons, la pratique de Biett et de Magendie avait laissé indifférents la plupart de leurs contemporains.

Toutefois, Grisolle qui connaissait la pratique heureuse de Biett et de Magendie, malgré ses plus vives aspirations, crut de sa conscience de soumettre à un contrôle sévère les résultats obtenus par les deux partisans de l'abstention, « car on ne peut, dit-il, contester que pour apprécier d'une manière tout à fait rigoureuse la valeur des différentes méthodes thérapeutiques, il serait indispensable qu'on connût exactement quelles sont la marche, la durée et la terminaison la plus fréquente de cette même affection lorsqu'on n'emploie contre elle qu'une médecine purement expectante. »

Mais, convaincu de l'utile intervention de l'art, et n'osant, par conséquent, abandonner aux seules forces de la nature des pneumonies graves, par conséquent d'une issue incertaine, il se borna à traiter par la méthode expectante onze cas de ces pneumonies manifestement bénignes dont nul ne peut, dit-il, contester l'existence, qui n'offrent au médecin aucune indication urgente à remplir et dont on peut presque, à coup sûr, prédire l'heureuse issue quoi qu'on fasse, pourvu que les malades soient placés dans des conditions hygiéniques convenables. Le traitement consista dans le repos au lit, l'usage de boissons douces et l'abstinence de tout aliment ; la liberté du ventre fut entretenue par des lavements simples, et très exceptionnellement on administra une seule fois 15 grammes d'huile de ricin. Comparativement, il traita activement, c'est-à-dire par une ou deux saignées générales ou locales, 13 sujets atteints de pneumonies également bénignes. L'analyse attentive de ces deux séries de faits terminés tous par la guérison le conduisit à établir qu'en définitive dans la première série, la maladie eut une durée assez longue, eu égard au peu de gravité des symptômes généraux et des symptômes locaux, tandis que la seconde série montra une rapidité plus grande dans la disparition des symptômes locaux et généraux, et dans la résolution de l'engorgement inflammatoire. Tout en reconnaissant qu'il s'agissait dans ces observations de pneumonies qui guérissent, quels que soient les moyens qu'on leur oppose, et que ces faits, favorables à toutes les méthodes , ne sauraient par conséquent prouver l'efficacité d'aucune d'elles, Grisolle en conclut cependant que la pneumonie réclame une médication active, plus active que ne le fait supposer de prime abord la bénignité apparente de la maladie, médication qui sera d'autant plus efficace qu'on l'emploiera à une époque plus voisine du début.

Ce qui doit frapper surtout dans les lignes qui précèdent, c'est cette déclaration faite par Grisolle : à savoir, que les pneumonies bénignes traitées par la saignée ont guéri plus vite que celles qui avaient été traitées par l'expectation. Faut-il admettre que la première catégorie de faits contenait plus de pneumonies abortives que la seconde, ou qu'en réalité, si la saignée n'est pas indispensable, elle a eu une utilité certaine. C'est qu'en effet il ne suffit pas de rechercher si la pneumonie peut guérir sans traitement actif, mais si traitée activement elle guérit, nous ne dirons pas plus rapidement, mais plus facilement, avec une somme moindre de souffrances et de complications intercurrentes. Problème des plus importants, mais aussi des plus délicats qui se pose chaque fois qu'on est sur le point d'employer ou de ne pas employer les médications préconisées. La réponse de Grisolle, dans les conditions de véracité et d'indépendance où elle a été donnée, doit être conservée précieusement. Comme on le verra, les documents analogues, sur le sujet actuel, n'abondent pas.

Quelques essais, assez timides d'ailleurs, suivirent ces commencements de la méthode expectante : en 1845, Fuster se déclarait partisan de l'expectation quand, disait-il, l'ensemble des forces du malade suffit à la guérison du malade, et la même année, Lobel publiait dans le *Canstatt's Iahrbücher*, les résultats favorables qu'il avait obtenus par l'expectation.

Toutefois, les errements thérapeutiques en matière de pneumonie étaient restés les mêmes ; on continuait de saigner au commencement de toute pneumonie ; la saignée était comme le purgatif que beaucoup de médecins administrent au commencement de tout état morbide ; on saignait et on administrait le tartre stibié consciencieusement et méthodiquement.

C'est au milieu de cette tranquillité et de cette entente universelle qu'éclatèrent, en 1849, comme une révolution radicale, les travaux de l'école de Vienne, dite *nihiliste*, représentée par Skoda et son élève Dietl. L'émotion fut moins considérable qu'on eût pu le supposer ; l'idée nouvelle ne suscita pas de luttes violentes, prit son rang, sans grandes secousses ni grand tapage, et devint vite une règle pour la majorité des médecins.

C'est qu'en effet le terrain était bien préparé.

La saignée et le tartre stibié tombaient-ils donc sous les excès de leurs défenseurs? On le verra plus loin, pendant le dix-huitième siècle et au commencement du dix-neuvième on saignait et on administrait le tartre stibié aussi largement, nous dirons plus largement qu'au moment où l'École de Vienne décrétait la déchéance des deux méthodes souveraines.

Déjà à ce moment, on avait reconnu ce qu'il y avait d'exagéré dans les méthodes de Rasori, de Broussais et de Bouillaud ; les indications et les contre-indications étaient plus sainement posées. Les méthodes rasorienne et broussaisienne avaient été mitigées et expurgées. Le temps était passé de ces excès qui auraient pu expliquer, en vertu des lois ordinaires des réactions, le développement d'un système diamétralement opposé.

On a dit aussi que la constitution médicale avait changé, que les maladies inflammatoires ne présentaient plus la même franchise, n'étaient plus aussi sthéniques et exigeaient moins nettement la médicamentation altérante et déprimante; qu'en Allemagne surtout le tempérament lymphatique l'emportait sur le tempérament sanguin; que c'était là pure affaire de race.

Trousseau a défendu cette influence des constitutions médicales. « Vous comprendrez maintenant, dit-il, pourquoi, en vous disant au commencement de cette leçon que la nécessité, l'utilité même des émissions sanguines dans les pneumonies, ne me paraissaient pas clairement démontrées, j'ai eu soin d'ajouter : quant à présent; c'est qu'en effet, nous traversons depuis quelques années des constitutions médicales qui ne commandent pas l'emploi de cette médication, comme elles l'ont commandée à une autre époque, comme' elles le commanderont peut-être plus tard.

» De même lorsque Stoll et plus encore Rivière préconisaient la médication vomitive, c'est que cette médication répondait aux indications d'une constitution médicale qui dominait alors, tandis que depuis longtemps cette constitution médicale ne se représentant plus, nous avons rarement occasion d'observer les pneumonies bilieuses qui nécessitent avant toute chose l'emploi des évacuants. »

C'est là une hypothèse très ingénieuse, sans doute, mais dont il nous paraît assez difficile de démontrer la réalité. Cette différence entre les constitutions des diverses époques ne se démontre guère que par les différences des résultats obtenus au moyen des médications régnantes, de telle sorte qu'il y a là comme une pétition de principes.

Nous croyons que les causes du grand mouvement qui se fit en 1849 sont ailleurs.

Bretonneau, en créant l'inflammation spécifique, démontrait que parfois, dans les maladies inflammatoires, l'inflammation n'est pas tout, qu'il y a quelque chose d'autre, quelque chose de supérieur qui réclame une tout autre thérapeutique que celle qui convient à l'inflammation ordinaire ; que la médication de l'inflammation franche serait même nuisible appliquée à l'inflammation spécifique.

Les traitements qui jugulent l'inflammation ne répondaient donc pas à toute maladie inflammatoire, et l'on n'était plus en droit d'établir une équation exacte entre l'inflammation et le traitementantiphlogistique.

Puis les progrès de la physiologie et de la physiologie pathologique avaient montré que la fluxion sanguine n'est qu'un élément secondaire de l'inflammation, qu'elle n'est pas à elle seule tout le phénomène, que l'exsudat fibrineux est la lésion fondamentale de la maladie, que l'inflammation d'ailleurs peut se développer dans des tissus absolument privés de vaisseaux, qu'elle est un trouble de la nutrition intime des éléments anatomiques auquel la fluxion sanguine est toujours subordonnée. Les mêmes études établissaient qu'on s'était trompé lorsqu'on avait cru modifier heureusement la maladie en enlevant au sang la fibrine plastique qui donne lieu à la couenne, quand on avait cru lui enlever par là ses propriétés phlogistiques.

Toutes ces données nouvelles avaient miné les anciennes doctrines, et une fois la brèche faite à travers le système de la saignée, les autres médications furent entraînées dans la déroute.

C'est alors qu'on osa expérimenter l'expectation.

Dès 1847 Skoda commença à abandonner graduellement les traitements énergiques de la pneumonie, émétique, mercuriaux, sangsues, ventouses scarifiées et vésicatoires ; en trois ans et cinq mois il soigna ainsi 392 pneumoniques sur lesquels 54 cuscombèrent; la mortalité fut donc de $\dfrac{13.7}{100}$ ou $\dfrac{1}{7}$. Ces simples chiffres ruinaient la pratique des siècles.

Dietl, élève de Skoda, reprit pour son compte l'idée du maître et s'en fit le propagateur ardent et tenace.

En 1849, il publie une brochure (*Der Aderlass inder Laugenentzundung*), où il annonce qu'ayant traité 380 cas de pneumonie franche, savoir : 85 par la saignée, 106 par le tartre stibié à haute dose et 189 par les moyens simplement diététiques, il a obtenu une mortalité de 20,4 pour 100 chez les premiers, de 20,7 pour 100 chez les seconds, tandis que les malades soumis à l'expectation n'ont succombé que dans la proportion de 7,4 pour 100, et de cette statisque il conclut que la saignée n'a aucune raison d'être et que l'expectation est le meilleur des traitements.

Poursuivant ses recherches, Dietl fait paraître, en 1852, son deuxième travail sur la saignée dans le traitement de la pneumonie (*Wiener uedicinische Wochenschrift*) d'après les résultats obtenus à l'hôpital des Beziskes auf der Wieden. Il établit que sur 750 pneumonies qui de 1847 à 1850 ont été soumises à l'expectation, 69 seulement, qui présentaient des complications, ont eu une issue fatale, ce qui donne une mortalité un peu moindre d'un onzième, et il conclut que lorsque la pneumoine est exempte de complication et qu'elle est traitée par la méthode expectante, elle ne devra jamais se terminer par la mort. Il admet d'ailleurs que la dyspnée, dont la saignée diminue incontestablement l'intensité, est intolérable avec l'expectation ; mais cet inconvénient est plus que compensé, d'après lui, par la brièveté de la convalescence.

Il affirme non seulement que dans les cas où l'on s'abstient des saignées, le rétablissement est plus prompt, mais encore que la saignée, loin d'arrêter l'hépatisation et d'en raccourcir la durée, en favorise l'extension, qu'elle détermine la coagulation de la fibrine dans le cœur, dans les vaisseaux, qu'elle ralentit la résorption, et amène plus rapidement la fonte purulente.

L'expectation de Dietl fut une expectation absolue; il l'observait étroitement même lorsque les sujets pneumoniques présentaient des symptômes graves et des complications. Il admettait que ceux de ses malades qui sont morts ont succombé par les seules complications de la maladie, et que justement l'intervention d'un traitement actif ne peut qu'ajouter de nouveaux embarras à la situation. Il se bornait à prescrire quelques potions gommeuses ou opiacées et de l'eau fraîche; aux plus malades il donnait une boisson pectorale. Pour mieux préciser ses idées il les mettait en pratique avec une rigueur extrême.

Peut-être faut-il attribuer, en partie du moins, à ces exagérations quelques oppositions qui se manifestèrent en Allemagne dans différents articles analysés dans le journal de Schmidt et dus surtout à Melin.

Les travaux de Dietl ne furent pas non plus sans soulever ailleurs quelques protestations.

En Hollande, Schmit et Bordes essayèrent l'expectation, mais les résultats qu'ils obtinrent ne furent guère favorables à l'emploi de la nouvelle méthode. Ils eurent une mortalité, le premier de 22, le second de 23 pour 100. Gobée, autre Hollandais, se montra également hostile à la méthode de Dietl, déclarant qu'on ne peut rejeter la saignée et qu'elle est indispensable au moins dans la première période de la pneumonie.

Le docteur Brandes (de Copenhague), après avoir essayé la méthode expectante qui ne lui a pas mieux réussi que le traitement par la saignée et le tartre stibié, s'élève contre l'expectation systématique en usage à Vienne et attaque les statistiques de Dietl, en prétendant qu'on ne peut rien en conclure; pour le prouver, il indique les résultats qu'il a obtenus, deux années différentes, avec le même traitement. Il y eut comme mortalité 5/100 et 31/100.

C'est là une critique qui a souvent été adressée aux statistiques. Les pneumonies n'ont pas, chaque année, chaque saison, la même allure, la même gravité. Tantôt elles sont toutes ou presque toutes bénignes, tantôt toutes ou presque toutes graves. Et de ce qu'une médication a parfaitement réussi à une époque, on ne doit pas espérer qu'elle réussira aussi bien à une autre.

Somme toute, l'idée était lancée et prenait droit de cité malgré quelques résistances. Elle allait même s'épurant et se fortifiant au milieu des amendements que lui imposaient les études de contrôle. Il ressortait maintenant que l'expectation est une méthode thérapeutique applicable à certains cas, mais non à tous les cas, que l'expectation absolue, systématique, n'est pas mieux justifiée que les traitements formulés auxquels on veut la substituer.

Un clinicien éminent, le professeur Magnus Huss (de Stockholm déclare à la réunion de la Société des médecins suédois du 30 mars 1852 qu'il a successivement abandonné dans le traitement de la pneumonie la saignée et les ventouses scarifiées, qu'il est convaincu que la pneumonie doit fatalement parcourir ses phases, qu'il faut prendre garde de ne pas contrarier la nature, qu'il est plus profitable de la prendre pour guide. Il est partisan de l'expectation, mais sous bénéfice d'inventaire, lorsque l'hépatisation rouge est constituée, qu'elle ne tend pas à s'étendre, qu'elle est sans complications graves et que la maladie date de cinq ou six jours ; à plus forte raison, il s'abstient encore s'il existe déjà des signes de résolution, mais il intervient par contre, plus ou moins activement, si l'hépatisation se propage et lorsqu'elle tend à se transformer en hépatisation grise.

C'est au professeur H. Bennett (d'Édimbourg), que revient surtout le mérite d'avoir insisté sur ce fait, que l'expectation elle-même a des indications.

En 1857, devant la Société médico-chirurgicale d'Édimbourg, il s'élève avec force contre l'usage de la saignée, la proscrit même absolument ; s'il l'emploie parfois, ce n'est que de la manière la plus parcimonieuse, à titre de palliatif et dans le but de soulager la douleur. L'inflammation, dit-il, ne peut être jugulée ; l'unique but d'une judicieuse pratique doit être de la conduire à une favorable terminaison. Ayant traité en huit ans 65 malades atteint de pneumonie et dont l'âge moyen était un peu au-dessous de trente et un ans, à l'aide d'un traitement fort peu compliqué consistant surtout en thé de bœuf, il n'a eu sur ce nombre que 3 décès, ce qui indique une mortalité de 1/21,6, proportion que n'a donnée aucun autre mode de traitement. Il conclut que la pneumonie sans complications guérit presque toujours toute seule, surtout chez les sujets jeunes et robustes, mais que cependant on doit agir dans les cas où l'on a affaire à des sujets âgés et débiles pour lesquels il faut employer les toniques et non les antiphlogistiques.

En 1862, H. Bennett présente une nouvelle statistique des cas traités depuis 1856 et signale pour la mortalité la faible proportion de 2,8/00. Il est vrai de dire que dans une autre statistique comprenant les cas traités depuis 1862, la mortalité s'est élevée à 13/100. Toutefois ces statistiques sont d'ailleurs muettes sur les formes de pneumonie observées, sur le tempérament et les habitudes des malades

D'ailleurs, H. Bennett a résumé plus tard dans ses Leçons cliniques, les motifs pour lesquels, dès 1857, il a renoncé aux traitements actifs pour ne plus employer que son traitement qui n'est qu'une expectation raisonnée et qui vise surtout la diète absolue qui, selon lui, « explique le peu de succès que Grisolle a obtenu lorsqu'il a voulu essayer la méthode expectante ». Voici d'ailleurs le traitement de H. Bennett : « Au début du traitement dit-il, je donne au malade autant de beef-tea qu'il en veut prendre ; dès que le pouls faiblit j'insiste sur l'alimentation et je fais prendre 120 à 150 grammes de vin chaque jour. Lorsque la période critique approche, j'administre un diurétique, par exemple 2 grammes d'éther nitrique et parfois 12 gouttes de vin de colchique trois fois par jour, dans le but de favoriser l'excrétion des urates. »

Voici les conclusions de Bennett :

« 1° Le traitement antiphlogistique rigoureux a toujours été suivi d'une forte mortalité, s'élevant jusqu'à 1 sur 3. Cette même méthode, modifiée de diverses façons, mais en réalité, en diminuant l'énergie des moyens débilitants, en choisissant les cas, ou lorsque, sans les choisir, on avait généralement affaire à de jeunes et vigoureux sujets, a donné une mortalité qui oscille entre 1 décès sur 4 1/2 et 1 sur 13 cas.

» 2° Lorsque la moitié des cas s'est trouvée appartenir à l'enfance ou s'est rencontrée chez des sujets au-dessous de vingt ans, et que d'ailleurs le traitement n'a été que peu débilitant, la mortalité s'est abaissée jusqu'à 1 sur 28 cas.

» 3° Le traitement au moyen de fortes doses de tartre stibié s'est accompagné d'une mortalité qui oscille entre 1 sur 4 1/2 et 1 sur 9 1/2.

» 4° Le traitement diététique ou expectant a été suivi d'une mortalité qui varie entre 1 décès sur 7 1/4 cas et 1 sur 10,9/10.

» Chez les enfants, d'après Barthez, les insuccès se réduisent à presque rien.

» 5° Un traitement mixte, c'est-à-dire où l'on employait des moyens divers, selon la nature des cas et la période de la maladie, a donné des résultats oscillant entre 1 décès sur 3 1/5 des cas, et 1 sur 13 2/3.

» 6° Le traitement tonique avec le fer et le cuivre, d'après Kissel, s'est accompagné d'une mortalité de 1 sur 22 cas.

» 7° Le traitement par les stimulants. d'après Tood, a donné 1 mort sur 9 cas.

» 8° Le traitement restauratif, préconisé par l'auteur, ayant fourni au pis aller une mortalité de 1 sur 32 cas 1/3, est de tous ceux qui ont été publiés, celui qui s'est montré le plus favorable. Disons plus, considérant que les 4 décès en question sont le résultat de complications pathologiques tout à fait étrangères à la pneumonie, grâce au traitement que nous recommandons, la mortalité de la pneumonie simple est réduite à zéro.

» 9° Si les 105 cas de pneumonie non compliquées que nous venons d'énumérer et qui se sont présentés consécutivement dans les salles de la clinique de la Royal Infirmary durant une période de seize années, ont tous guéri, il est impossible de ne pas l'attribuer à la nature du traitement. Il est facile de s'en convaincre d'ailleurs, en comparant les résultats de cette méthode avec ceux des autres méthodes débilitantes, expectantes, mixtes ou spécifiques.

» 10° Plus les autres méthodes de traitement se rapprochent du traitement restauratif, et évitent d'affaiblir l'économie, plus grands sont leurs succès. On observera même que, tout en s'abstenant des moyens qui affaiblissent directement, si l'on restreint le régime, si l'on donne de l'opium à fortes doses, de la digitale, de l'alcool ou tout autre agent capable d'affaiblir l'économie et de diminuer l'appétit, les résultats ne sont jamais bien favorables.

» 11° Les différences qui s'observent avec le même traitement, mais entre les mains de médecins différents, s'expliquent donc par l'état de faiblesse plus ou moins prononcée des malades, ou par les circonstances qui l'ont favorisée ou produite, comme la diète absolue, les saignées, le tartre émétique, les narcotiques, etc.

» Par conséquent, la voie véritable à suivre dans la pneumonie, c'est de soutenir, de restaurer (je ne dis point de stimuler) les fonctions nutritives de l'économie, en évitant tous les remèdes débilitants. »

Dès 1860 (*American Journal*), Lawson avait fait cette importante remarque, que les statistiques de l'expectation donnent une mortalité qui varie de 1/4 jusqu'à 1/216 ; il faut donc admettre que ces résultats différents ont été amenés par d'autres circonstances que le traitement, telles que l'âge, la saison, le climat, l'influence épidémique, les complications, etc., et qu'il faut par conséquent varier la méthode selon l'état du malade, selon les diverses conditions où la maladie éclate.

L'expectation n'est plus un système inflexible ; elle est devenue une méthode véritablement pratique.

Les doctrines nihilistes de l'école de Vienne pénétrèrent en France par une voie singulière. Il est intéressant de faire remarquer que le premier travail, au moins connu, où il soit question de la guérison de la pneumonie par les globules, date de 1850.

Teissier (*Recherches cliniques sur le traitement de la pneumonie et du choléra*, suivant la méthode de Hahnemann, précédée d'une introduction sur l'abus de la statistique en médecine, Paris) annonçait que sur quarante malades traités par le système hahnemanien, il n'en perdit que trois ou $\dfrac{1}{13,6}$

Timbart, autre partisan des infiniment petits thérapeutiques (*Médecins statisticiens*, Paris, 1850), ne perdait que trois malades sur 40 traités par le même système. Il est vrai qu'en employant les mêmes moyens Grandmotet produisait des statistiques moins brillantes (*Du traitement de la pneumonie envisagée d'après la méthode d'Hahnemann*, 1853) : ici la proportion pour la mortalité fut de 1/6.

Pour ceux qui ignoraient encore les recherches de l'école de Vienne, les résultats annoncés pouvaient paraître quelque peu surprenants ; pour ceux qui avaient lu Skoda et Dietl rien n'était plus simple. Le globule n'était que l'expectation déguisée.

On ne fut pas longtemps à le reconnaître, Valleix se chargea de la démonstration et n'eut pas de peine à la faire.

Dans ses articles de l'*Union médicale*, le savant médecin s'appuie surtout sur ce fait encore peu classique que la pneumonie à une tendance naturelle à la guérison. « C'est une erreur grossière de croire, dit-il, à la gravité de la pneumonie en général ; c'est une mauvaise réputation qu'on lui a faite, bien plus mauvaise assurément qu'elle ne le mérite. »

La voie est ouverte et les observateurs s'y engagent.

M. Laboulbène, dans un mémoire présenté à la Société médicale des hôpitaux, conclut de l'analyse de cinq observations de pneumonies traitées par l'expectation : 1° que la pneumonie, comme les fièvres éruptives, a une marche déterminée dans chacune de ses formes, et souvent peut guérir sans l'intervention d'une médecine active ; 2° que les doses infinitésimales n'ont pas d'autre effet que la médecine expectante; 3° qu'il n'y a pas lieu de croire à un traitement invariable dans la pneumonie qui serait toujours l'expectation ou toujours une autre médication active exclusive, mais que la constitution médicale ou l'état des organes affectés doivent faire modifier le traitement pour l'approprier à chaque cas en particulier.

M. Marotte, en 1855, dans son travail sur la fièvre synoque péripneumonique, montre qu'il existe une espèce de pneumonie de nature excessivement bénigne, contre laquelle les médications actives sont habituellement inutiles et même dangereuses, puisqu'elles affaiblissent le malade beaucoup plus sûrement qu'elles ne modifient la marche ou la durée de la maladie, et insiste sur la nécessité de connaître la nature des maladies, leur type, leur marche et leur terminaison spontanée, pour apprécier sainement l'efficacité d'une médication.

« L'inflammation du poumon participant de la nature bénigne de la maladie, c'est-à-dire atteignant bien rarement les limites extrêmes du second degré et jamais le troisième, occupant en général une étendue limitée, étant d'une solution facile, l'expectation est permise dans cette espèce pathologique. L'expérience plus puissante que le raisonnement me l'a surabondamment démontré ; je vais presque jusqu'à dire qu'elle y est commandée. »

En 1857, la question de l'expectation était donnée comme sujet de thèse aux concours d'agrégation. Le candidat, M. Charcot, n'hésite pas à déclarer qu'il est pour lui une proposition évidente, à savoir, que la pneumonie guérit souvent sans médication active.

« Il s'agit de savoir, ajoute-t-il, s'il y a lieu de faire pour la pneumonie des catégories distinctes de cas qui guérissent par l'expectation, et de cas qui exigent l'intervention active de l'art ; si ces catégories sont différentes au point de vue nosographique et fournissent en même temps des indications thérapeutiques différentes ; ou bien si c'est dans l'intensité plus ou moins grande de l'affection, dans la forme qu'elle rêvet, dans l'influence de la constitution médicale, ou dans les conditions personnelles des malades, telles que l'âge, le sexe, etc., qu'il faut chercher la raison des divers résultats obtenus. »

On le voit, c'est toujours le même langage pratique, également éloigné des intempérances thérapeutiques et de l'abstention outrée.

D'autres documents importants parurent en France sur l'expectation à propos de la pneumonie des enfants. Rilliet et Barthez publiaient en 1859 un mémoire posthume de Legendre (*De l'expectation dans la pneumonie franche des enfants*, in *Archives générales de médecine*, 1859, t. XIV, 5ᵉ série, p. 283) où ce médecin affirme que chez les enfants la guérison de la pneumonie franche est assurée quel que soit le traitement. La question de traitement n'est pour lui qu'une question de diagnostic. Il admettait cependant à l'occasion (note fournie à M. Charcot, thèse d'agrégation, 1857), l'émétique, l'ipéca, les révulsifs et les purgatifs.

Le travail de Legendre ne s'appuie que sur quinze observations, chiffre insuffisant pour conclure ; mais en avril 1862, M. Barthez présenta à l'Académie de médecine le résumé de recherches importantes qui donnèrent à l'opinion défendue par Legendre la consécration qui lui manquait. M. Barthez annonçait que, sur 212 enfants âgés de deux à quinze ans, qu'il a traités de pneumonie franche, dans l'espace de sept années, à l'hôpital Sainte-Eugénie, deux seulement ont succombé, atteints de pneumonie double. Sur ce nombre c'est à peine si l'on a employé un traitement actif chez un sixième. Dans la moitié des cas, il n'y eut aucune médication. Pour les autres on ne mit en œuvre que des moyens insignifiants. M. Barthez ajoutait que la durée totale de la pneumonie abandonnée à elle-même oscille entre dix et quinze jours avec l'expectation, et qu'elle est un peu plus longue quand on emploie un traitement actif ; que la convalescence avec l'expectation ne dépasse jamais quinze jours, tandis que lorsqu'on emploie les émissions sanguines, cette période s'allonge et peut durer quinze à trente jours. M. Barthez conclut qu'en présence d'une hépatisation lobaire primitive et franche, la meilleure thérapeutique est l'emploi d'une bonne hygiène et l'abstention de toute médication. Mais il faisait cette réserve, que le médecin doit intervenir quelquefois pour remplir des indications accessoires et dans le but seulement de soulager et d'atténuer quelques-uns des symptômes. C'est ainsi qu'on se trouvera bien parfois de recourir à une saignée modérée, ou bien à un vomitif, ou encore à un purgatif, suivant les cas.

Molland, élève de M. Barthez, spécifia, la même année, les indications de l'expectation dans la pneumonie franche des enfants. L'idée de Dietl avait fait son chemin. L'Académie de médecine, sur la proposition du docteur Bouvier, avait mis au concours pour son prix annuel le sujet suivant : Déterminer, en s'appuyant sur les faits cliniques : 1° quelle est la marche naturelle des diverses sortes de pneumonies considérées dans les différentes conditions physiologiques des malades ; 2° quelle est la valeur relative de l'expectation dans le traitement de la pneumonie. Le mémoire de Molland fut, avec ceux de Daudé et Duclot, mentionné honorablement : de l'examen de 119 cas observés en 1857, à l'hôpital Sainte-Eugénie et terminés par la guérison, Molland concluait que la saignée est très rarement indiquée chez l'enfant, que l'expectation doit constituer la règle ordinaire, et insistait sur les cas dans lesquels les traitements légers trouvent leur application.

M. Faure, élève aussi de M. Barthez, signale, en 1866, dans sa thèse (*De l'expectation dans les maladies aiguës des enfants*, thèse, Paris, 1866), les succès obtenus par l'expectation dans la pneumonie franche des enfants.

En somme, la méthode expectante appliquée au traitement de la pneumonie des enfants ne rencontra pas de contradicteurs.

Il faut citer encore, comme documents de cette histoire de la méthode expectante, en 1860, deux articles de Bourgeois d'Étampes (publiés dans l'*Union médicale*) où il conclut à l'impossibilité de juguler la pneumonie franche, et à l'inutilité, dans la très grande majorité des cas, d'un traitement actif; en 1862, la thèse de Santiard : *Sur l'expectation dans la pneumonie* et en 1863, un rap-

port important de M. Bondet de Lyon sur un mémoire intitulé :
Du traitement de la pneumonie par l'expectation (Mémoires et
comptes rendus de la Société des sciences médicales de Lyon,
tome II, 1862-1863).

M. le professeur Bondet s'exprimait ainsi : « Les succès obtenus par M. Fier sont de nature à donner un nouveau démenti à
l'idée généralement acceptée d'opposer toujours une médication
énergique à cette maladie. Ils peuvent servir d'encouragement
aux médecins décidés à entrer dans cette voie de réforme ou pour
mieux dire de simplification thérapeutique. » Citons encore l'ex-
cellente thèse de Lebœuf (1870).

Enfin l'expectation était donc définitivement acceptée. Elle
avait été elle-même la démonstration de sa raison d'être. Dès
qu'on osa abandonner à la nature médicatrice l'évolution de la
pneumonie, on reconnut qu'elle est une maladie cyclique, que sa
marche suit une courbe précise, déterminée, et l'on put se convaincre, par la comparaison des résultats obtenus avec les diverses médications, que cette courbe reste sensiblement la même.
L'expectation permit d'ailleurs de reconnaître que, même abandonnée à elle-même, la pneumonie peut avorter, mais aussi qu'à
côté des pneumonies abortives, il est des pneumonies prolon-
gées, qu'il ne faut donc pas toujours attribuer au traitement des
modifications qui sont du fait de la maladie elle-même, qu'il n'est
pas enfin de maladie plus propre aux controverses thérapeutiques.

Telles sont les précieuses données que fournit l'expectation,
devenue un véritable instrument expérimental.

Si elle ne devenait pas, si elle ne pouvait pas devenir, selon la
doctrine nihiliste de Vienne, la médication univoque de la pneumonie, elle avait du moins trouvé définitivement les grandes
lignes dont le praticien ne doit jamais s'écarter.

En quoi donc l'expectation consiste-t-elle particulièrement ?
Est-ce une abstention complète, une contemplation pure et simple ? L'expectation clinique n'est pas quelque chose de négatif.

« L'expectation, dit M. Bondet, avec sa véritable acception gram-
maticale, c'est-à-dire cette sorte de contemplation stérile, indigne
de tout médecin, est, à de rares exceptions près, une chose im-
praticable. »

« Voici, dit M. Charcot, quels sont les attributs essentiels
de la méthode expectante : 1° S'abstenir de toute médication active
tant qu'il ne se présente pas d'indications qui rendent leur emploi
nécessaire ; 2° faire observer scrupuleusement les règles de la
diététique. »

Si d'autre part, selon la remarque de M. le professeur Bondet,
on se rappelle ce que disait Bayle, que le traitement n'est pas
l'emploi de tel remède contre telle maladie, mais bien la manière de combattre cette maladie, en remplissant par tels agents
qu'on juge convenables, agents thérapeutiques, hygiéniques ou
autres, une indication donnée, on n'hésitera pas à admettre que
l'expectation est une véritable médication, la médication diététique. M. le professeur Parisot l'appelle médication instinctive,
parce que, dit-il, les nécessités en sont suffisamment indiquées
par l'instinct même du malade.

Les moyens diététiques qui sont le fond de la méthode expectante sont tracés de main de maître par Grisolle.

Il est nécessaire que les malades atteints de pneumonie gar-
dent un repos complet dans leur lit ; la température de l'appar-
tement devra être douce et uniforme. Beaucoup de personnes,
craignant les refroidissements et voulant exciter une transpiration
qu'elles espèrent devoir être la crise de la pneumonie, s'opposent
à ce qu'on renouvelle l'air de la chambre qu'elles échauffent outre
mesure, en même temps qu'elles étouffent le patient sous le
poids d'un grand nombre de couvertures. Le médecin doit défendre le malade contre les soins peu éclairés de ceux qui les
entourent.

L'élévation de la température dans la chambre du malade
contribue à augmenter la dyspnée, tandis que la respiration d'un
air modérément chaud produit un effet contraire.

Si les malades doivent garder habituellement le lit, il importe d'ajouter que les vieillards, les enfants à la mamelle surtout, et généralement tous les individus faibles, devront être fréquemment changés de position, afin de combattre la tendance fâcheuse qu'ont les poumons à se congestionner passivement, et pour favoriser l'expulsion des mucosités bronchiques qui, dans ces conditions d'adynamie, sont plus ou moins difficilement rejetées.

Les malades devront être éloignés du bruit et de toute cause d'excitation ; il faudra en même temps prescrire le repos le plus absolu des organes de la voix.

D'une façon générale, les malades seront soumis à la diète ; on permettra quelques liquides alimentaires (bouillon et lait), même le vin aux individus peu robustes, aux vieillards.

Il est utile que les malades boivent une certaine quantité de boissons douces ; toutes les boissons douces, mucilagineuses, sont indiquées. Il arrive cependant assez fréquemment que ces breuvages répugnent au malade ; ils n'étanchent pas la soif et ils augmentent l'empâtement de la bouche. Dans ces cas, il n'y a aucune espèce d'inconvénient à permettre l'usage d'une boisson légèrement acidulée, telle qu'une solution de sirop de groseilles.

Presque tous les médecins, tant anciens que modernes, regardent comme utile d'entretenir la liberté du ventre chez les pneumoniques ; les lavements ou quelques légers laxatifs suffisent ordinairement pour atteindre ce but. Nous ne parlons pas ici, bien entendu, des purgatifs administrés comme dérivatifs.

On pourra encore employer les bains tièdes ; Hippocrate les conseillait déjà. « Les faits que je viens d'examiner prouvent, dit Grisolle, que les bains tièdes peuvent être utilement prescrits aux individus atteints de pneumonie. Je ne sais si, comme Hippocrate l'a dit, ils peuvent calmer les douleurs de poitrine, attendu que chez les malades auxquels nous les avons donnés, ces symptômes avaient déjà cessé ou bien étaient presque nuls. Je n'ai pas remarqué non plus qu'ils aient facilité l'expectoration, mais ils ont été évidemment utiles pour faire perdre à la peau sa chaleur âcre, et pour lui rendre son humidité et sa souplesse; c'est là le très grand avantage de la médication dont je parle.

» Les effets du bain tiède ont été surtout marqués et très prompts chez les quatre malades du deuxième groupe. Peut-être eût-on obtenu des effets plus avantageux chez ceux de la première série, si au lieu d'un seul bain qui fut donné, on en eût administré plusieurs jours de suite. »

L'expectation ainsi comprise suffit largement contre la pneumonie aiguë régulière sans complication. On a vu qu'il y a presque unanimité sur ce point. En pareil cas, elle guérit au moins aussi souvent que par les médications les plus actives. Mais aussi, dans ces mêmes circonstances, l'expectation n'est pas toujours victorieuse.

« L'expectation ! mais j'en ai vu certains résultats, dit le professeur Peter ! Et c'était de la belle et bonne expectation sans intervention aucune d'aucun agent thérapeutique, dans des cas de pneumonie franche, et les malades en sont morts ; ce furent les plus beaux cas de pneumonie suppurée que j'aie vus. J'étais alors interne de M. Cruveilhier. Dans son service entrait un homme de vingt et un ans, porteur d'eau, très vigoureux ; il était tranquillement resté chez lui avec sa pneumonie du type inflammatoire, prenant pour unique traitement la tisane que lui préparait une voisine compatissante ; il n'entra à l'hôpital, le huitième jour de sa maladie, que pour y mourir ; on trouva presque tout le poumon à l'état d'hépatisation grise. Le second cas était celui d'un maçon tout aussi jeune et tout aussi vigoureux qui mourut dans les mêmes conditions. Assurément ici la nature n'a pas été troublée dans ses opérations et la suppuration a été toute spontanée. »

On pourrait objecter ici que ces malades ne se sont pas placés, dès le début de la maladie, dans les conditions de l'expectation qui n'est pas la négation de tout soin, mais bien une véritable médication diététique. D'ailleurs, les meilleurs traitements ont leurs insuccès et l'expectation ne fait qu'obéir à la loi générale. Mais, d'autre part, on se demandera si l'emploi d'une médication appropriée n'aurait pas prévenu cette suppuration contre laquelle l'expectation ne pouvait rien évidemment.

Nous tenons à rappeler à ce sujet les statistiques de Grisolle, où l'on voit que la mortalité a été pour les malades entrés à l'hôpital les trois premiers jours, moitié moindre, que pour ceux qui n'y ont été admis que les trois jours suivants. Ici encore on peut se demander quels étaient ces pneumoniques et quelle hygiène ils avaient les uns et les autres suivie jusqu'à leur entrée. La remarque de Grisolle n'en conserve pas moins une véritable importance.

Il est bien certain que les statistiques signalées plus haut ont établi d'une façon générale que l'expectation donne au moins autant de succès que les méthodes actives, et qu'elle ne prolonge pas plus qu'elles la durée habituelle de la maladie. Il est certain qu'en ne faisant rien, on ne court aucune chance d'ajouter à la maladie, le *malum medicum* de Stahl; mais il est certain aussi que si quelque chose de la maladie peut être amendé ouaboli, on perdra au moins l'occasion de rendre ce service au malade. L'expectation ne devra donc être la règle de conduite que selon des indications précises.

Il s'agit maintenant de déterminer d'une façon générale quelles sont les indications de la méthode expectante.

Lorsqu'on est en présence d'un pneumonique dans l'âge adulte, d'une bonne constitution, si la fièvre est modérée, ne s'élève pas au-dessus de 39°,5, la lésion peu étendue, la dyspnée et la douleur de côté très supportables, s'il n'existe aucune complication, même si l'on est appelé à la première période de la maladie, toute médication active est véritablement inutile.

L'abstention est encore plus indiquée, s'il est possible, lorsque les symptômes généraux et fonctionnels étant médiocres, la maladie en est déjà à la période d'hépatisation confirmée, surtout lorsque l'auscultation fait reconnaître un commencement de résolution.

L'expectation découlera, dans d'autres circonstances, de l'observance des principes de la pathologie générale. « Ce sont les enfants les plus jeunes, disent Rilliet et Barthez, qui supportent le moins bien la médecine active, et chez lesquels les soins hygiéniques et les petits moyens sont suffisants dans bien des circonstances. Ainsi plus l'enfant est jeune, plus la médecine expectante est applicable. » « Les vieillards, dit M. Charcot, les gens faibles et cachectiques, s'accommodent aussi en général fort mal d'une thérapeutique active. »

Enfin, il est une série d'autres considérations très intéressantes qui appuient encore l'expectation.

« La question a été mal posée par Dietl et ses imitateurs, dit M. le professeur Peter. Toutes les médications systématiques exclusives sont mauvaises, chacune n'étant spécialement bonne que pour des cas déterminés ; seulement l'expectation, ne faisant rien, ne trouble pas la nature et laisse au moins au malade la chance de guérir, au cas où la guérison peut spontanément s'opérer.

» Au contraire, cette chance même est ravie à l'infortuné pneumonique que maltraite à contre-temps l'énergique médication contro-stimulante ou antiphlogistique impitoyablement appliquée en dépit des indications. Ces médications sont ici directement malfaisantes ; elles ne s'opposent pas seulement à la guérison spontanée, elles ajoutent au mal primitif le mal qui résulte de leur application à contre-sens, tandis que l'expectation ne peut mal faire qu'indirectement. Mais à ceux-là qui l'emploient, je ne suis aucun gré des guérisons ; ils n'y sont pour rien, je ne les tiens responsables que des morts ; qu'ont-ils fait pour empêcher la catastrophe ?

» Maintenant si l'on ne catégorise pas les pneumonies, si l'on n'y sait pas distinguer les indications spéciales et si l'on veut appliquer indistinctement à toutes une exclusive médication, il faut le reconnaître, l'expectation sera la moins périlleuse de ces médications déraisonnables. C'est une arme non chargée mise aux mains des maladroits, qui ne tue pas, mais ne doit pas défendre.

» Ainsi l'expectation est mauvaise en tant que médication systématique exclusive, mais elle est la moins mauvaise de toutes les médications systématiques. »

— Mais, on le sait, l'évolution de la pneumonie aiguë n'est pas toujours régulière ; nous avons signalé les aggravations qui peuvent se produire et qui réclament l'intervention du médecin. Nous allons maintenant étudier successivement les divers médicaments qui sont entre nos mains quand il nous faut agir.

ARTICLE II

ÉMISSIONS SANGUINES — SAIGNÉE

I

L'origine de la saignée est antérieure à l'Hippocrate et l'on ne connaît point le nom de l'audacieux qui osa le premier ouvrir la veine d'un malade dans un but thérapeutique. Nous n'avons point à détailler ici une si longue histoire ; nous n'en voulons prendre que ce qui a trait spécialement à la pneumonie.

Les fluctuations du traitement par la saignée doivent être envisagées dans trois grandes périodes.

— Une première période, qui s'étend jusqu'au dix-septième siècle, où la tradition hippocratique se heurte aux systèmes les plus fantaisistes.

— Une seconde période, la période de l'observation clinique, qui va jusqu'à Broussais.

La plupart des médecins ne saignent pas en vertu de telle ou telle doctrine préconçue; ils soumettent leur pratique à l'observation clinique ; ils étudient les effets de la saignée et posent les règles de son emploi. C'est la période illustrée par Sydenham,

Stoll, Boerhaave. On est dans la bonne voie, mais ce progrès est compromis par le système de Brown qui voit dans toute maladie une exagération du stimulus vital et prépare de nouvelles erreurs.

—Enfin avec Broussais commence une troisième période. L'abus de la saignée est poussé jusqu'à ses dernières limites. Mais bientôt le traitement de la pneumonie par les émissions sanguines répétées est discuté de toutes parts. Un travail de contrôle commence, des statistiques significatives sont opposées aux excès incontestables de la doctrine broussaisienne, et, suivant les lois immanquables de la réaction, on en arrive à condamner sans appel la médication par la saignée.

Puis les passions se calment; on soumet la question à une critique plus saine et plus précise, et si l'on a rompu définitivement avec le traitement formulé de la pneumonie par les émissions sanguines, on accepte que la saignée a encore sa raison d'être, et l'on cherche à établir les indications réelles de son emploi.

Entrons maintenant dans le menu de cette étude rétrospective pleine de bizarreries mais aussi des plus précieux enseignements.

Nous n'avons pas besoin de dire que jusqu'à la découverte de l'auscultation le mot de pneumonie s'appliquait souvent à d'autres maladies que l'inflammation du poumon, surtout à la pleurésie. Néanmoins les symptômes fonctionnels et généraux étaient assez connus pour qu'on puisse admettre qu'au moins souvent le mot était employé à propos.

— 1° Hippocrate recommande de saigner dans la pneumonie, si la fièvre est forte, s'il y a douleur dans un côté de la poitrine ou dans tous les deux, si le malade souffre pendant l'expiration, s'il tousse, que les crachats soient rouillés ou livides, ou ténus, spumeux ou d'un rouge de sang ; enfin s'ils présentent quelque différence avec les crachats de bonne nature, on se conduira ainsi : la douleur s'étendant en haut vers la clavicule ou vers la veine et le bras, on ouvrira la veine brachiale interne du côté malade. La quantité de sang extraite sera proportionnelle à la constitution du corps, la saison, l'âge, l'état général du malade; si la douleur est aiguë on poussera hardiment la saignée jusqu'à la défaillance. Que d'observations délicates dans ce dernier paragraphe!

Asclépiade faisait assez souvent usage de la saignée, mais il la pratiquait avec beaucoup de modération et recommandait d'avoir égard à la nature du climat, certaines opérations pouvant être convenables sur les bords de l'Hellespont et nuisibles à Athènes ou à Rome. Hippocrate signale l'influence des saisons sur les formes de la pneumonie; Asclépiade, l'influence des climats. La médecine antique tient grand compte de ces influences peut-être trop méconnues plus tard.

Celse, qui conseillait les saignées même dans les cachexies, en était plus sobre dans les affections thoraciques; il n'y avait recours que si les forces n'étaient pas trop prostrées, sinon il se bornait à appliquer des ventouses sèches.

Arétée et ses partisans conseillent, dans les pneumonies doubles ou dans les pneumonies unilatérales très étendues, d'ouvrir simultanément une veine à chaque bras pour obtenir un dégorgement rapide. Dans les autres cas, Arétée recommande la saignée du côté opposé à la lésion, en vertu de ce principe, qu'il n'explique pas d'ailleurs, qu'il vaut toujours mieux tirer du sang des parties les plus éloignées.

Galien saigne abondamment dans la pneumonie. Il tire dans un seul jour six cotyles de sang, c'est-à-dire 1587 grammes.

En Orient, l'école arabe suit les errements de Galien. Un des premiers représentants de cette école, Avicenne, s'attache à la détermination du choix de la veine qu'il faut saigner. — Au début de l'affection, il choisit une veine éloignée, afin d'opérer une révulsion; dans le cours de la maladie, il saigne dans l'endroit le plus près de la douleur pour produire une dérivation.

Au moment de la Renaissance, un des premiers représentants de la pathologie, Fernel, adopte sur la saignée les idées de Galien et de l'école arabe. Mais il étudie avec soin les effets de la saignée, les conditions qui l'indiquent ou la contre-indiquent.

De longues discussions éclatent à l'occasion de la pratique de Brissot qui pratiquait la saignée *larga manu* et du côté malade.

Où devait-on pratiquer la saignée dans la pneumonie (qu'on ne distinguait point toujours, nous le répétons, de la pleurésie) ? Fallait-il saigner le plus loin ou le plus près possible du lieu affecté. « Il y avait la question du κατ᾽ ιξιν. Hippocrate avait dit et Galien avait approuvé qu'il fallait saigner κατ᾽ ιξιν. Tout le monde était d'accord là-dessus, tout le monde se soumettait à ce décret irrévocable. Mais il s'agissait de savoir ce que voulait dire κατ᾽ ιξιν. — κατ᾽ ιξιν suivant les uns signifie suivant la longueur, *secundum longitudinem*; il faut que l'incision soit parallèle à l'axe de la veine; κατ᾽ ιξιν suivant les autres veut dire *secundum rectitudinem*, c'est-à-dire du même côté que la pneumonie. Puis on dit successsivement : κατ᾽ ιξιν désigne la veine du bras correspondant, celle du bras opposé, celle du pied correspondant, celle du pied opposé : c'est-à-dire que κατ᾽ ιξιν voulait dire alternativement le plus loin possible et le plus près possible. » (M. Raynaud.)

A la suite d'une épidémie de « pleurésie » en 1514, Brissot avait introduit l'usage de saigner du côté malade. D'après lui, la distance qui sépare le pli du coude de l'embouchure de la veine azygos est la même à droite et à gauche. Cette question de distance n'a donc aucune valeur ; lorsqu'il s'agit de déterminer le ieu de la saignée à droite et à gauche, il faut tenir compte avant tout de la direction des fibres veineuses droites ou gauches qui se prolongent respectivement sur les veines du bras correspondant.

D'après Vésale, au contraire, la veine azygos siégeant au côté droit de la colonne vertébrale est plus près du bras droit, c'est à droite qu'il faut saigner quel que soit le siège de la pleurésie.

« Néanmoins et malgré les persécutions dont Brissot fut l'objet, peut-être même à cause de ces persécutions, la pratique qui réclamait la saignée du côté malade triompha. Elle eut pour elle la plupart des illustrations du seizième siècle, Houlier, Duret, plus tard Riolan, jusqu'à ce qu'enfin le dogme de la circulation du sang ayant fini par l'emporter, on arriva à se convaincre que la saignée agit à peu près de même en quelque point quelle soit pratiquée. » (Maurice Raynaud.)

Tandis que Botal, Riolan se montraient partisans outrés de la saignée dans les maladies, dans la pneumonie en particulier, Van Helmont la proscrivait. La saignée est nuisible, car elle affaiblit, rend les crises difficiles : d'ailleurs la pléthore, les congestions sont dues à des affections de l'archée. La pneumonie tient à un ferment acide envoyé par l'archée. Quelle pourrait donc être l'action de la saignée !

2° Les grands médecins de la fin du dix-septième et du dix-huitième siècle se dégagèrent de tous ces raisonnements métaphysiques, de toutes ces subtilités. Sans se préoccuper des systèmes philosophiques, ces habiles observateurs recherchent surtout avec soin les indications et les contre-indications de la saignée dans la pneumonie ; ils le font avec une finesse, une perspicacité souvent très remarquables. Il faut lire sur ce point Stoll, Cullen, Huxham qui étudie principalement l'influence de la constitution médicale sur les effets de la saignée, Boerhaave, Van Swieten.

Nous indiquerons surtout ici la pratique de ces maîtres dans le traitement de la pneumonie par la saignée, sans insister dans ce chapitre spécial sur le rôle qu'il faut attribuer aux doctrines de cette époque.

Sydenham remit en vogue la saignée combattue par Van Helmont. Il la regarda presque comme le seul traitement à opposer à la pneumonie. Dès qu'il était appelé auprès d'un pneumonique, il tirait dix onces de sang (312 gr.) ; si la douleur était vive, il réitérait la saignée dans la même journée et tirait autant de sang que la première fois. De même le deuxième, le troisième et le quatrième jour, si la douleur persistait. En cas de grande faiblesse du malade, il mettait entre les saignées un jour ou deux de distance. D'une façon générale, Sydenham saignait largement et retirait souvent une quantité de sang qui équivaut à 1250 grammes. Il faut observer cependant, dit Grisolle, que dans l'application de la méthode il avait égard à l'âge du sujet, à son degré de force, à la violence de la maladie, et qu'il modifiait en conséquence sa thérapeutique.

Voici comment Sydenham indique dans sa *Méthode pour guérir les maladies* sa façon générale de procéder : « Il faut d'abord tirer dix onces de sang du bras droit et le lendemain donner la potion suivante : Potion à la casse et au séné.

» Le jour suivant, on réitérera la saignée et l'on tirera la même quantité de sang ; le lendemain on réitérera la purgation qui sera encore réitérée de deux ou trois jours l'un, selon les forces du malade ; et si les symptômes se rendent opiniâtres, il faudra saigner encore deux fois ou même davantage, en mettant quelques jours d'intervalle ; mais pour l'ordinaire deux saignées suffiront. »

Stoll est éclectique ; il n'emploie la saignée que si elle est indiquée par la forme de l'affection, les symptômes, la constitution du sujet. « Si l'on reconnaît, écrit-il, aux signes indiqués à l'aph. 140, une inflammation considérable (il s'agit de la pneumonie), chez un sujet bien portant peu auparavant, il faut recourir aussitôt : 1° à une saignée prompte, copieuse, qu'on modérera ou qu'on répétera suivant le degré du mal afin de diminuer la quantité de ce qui est épaissi et procurer de la place aux délayants. 2° à des bains de vapeurs émollientes (aph. 172).

» Si une inflammation avec une fièvre et d'autres symptômes violents a duré trop longtemps et qu'il y ait des signes d'une inflammation qui déjà tende à la suppuration, il y a toujours beaucoup de danger, quoique alors la maladie doive durer plus longtemps et donner de la marge pour le traitement. — Dans ce cas, on ne saignera point, ou si un reste d'inflammation crue l'exige, on saignera en proportion.

» Le traitemant doit varier selon les différences dans l'état de la maladie et des symptômes, en sorte que dans la même maladie ce qui est utile dans un temps nuit cependant si on le donne dans un autre.

« Lorsque le siège du mal n'est pas très étendu, il faut employer le repos du corps et de l'esprit, des médicaments émollients, dépuratifs, doucement restaurants, les vapeurs ; il faut alors éviter la saignée, les purgations, les sudorifiques et tout ce qui troublerait l'excrétion indiquée (expectoration abondante). »

J. P. Frank était partisan des saignées copieuses ; il conseillait de tirer du sang par une large ouverture et de répétcr cette opération à intervalles assez rapprochés pour que les effets de la première ne fussent pas détruits avant la seconde. — Il paraît avoir, dans un grand nombre de cas, abusé des émissions sanguines. Son fils Joseph rapporte en effet que de 1789 à 1790, il avait vu son père faire à la clinique de Pavie douze, quinze et même un plus grand nombre de saignées.

En Angleterre, Huxham étudie la saignée dans la pneumonie au point de vue de la constitution médicale et discute l'utilité de ce moyen dans tel ou tel cas. Il insiste sur la variété des indications selon la forme, le degré de la pneumonie, l'état des malades. « Il y a différents degrés dans la pneumonie, je puis même dire différentes espèces, qui demandent chacune une attention et une méthode particulières. Dans le cas d'inflammation violente des poumons, occasionnée par un sang épais et très dense qui obstrue une grande partie des artères pulmonaires et bronchiques, il est absolument indispensable de faire des saignées copieuses et répétées. Dans le cas d'obstruction des poumons par une matière visqueuse, pesante, pituiteuse, comme dans ce que les écrivains modernes ont appelé fausse péripneumonie..., on peut, à la vérité, tirer un peu de sang au commencement pour prévenir l'entier dégorgement de la matière obstruante....; mais si on abuse de ce secours, on affaiblit le malade et non pas la maladie qui n'a besoin que d'atténuants, de détersifs, d'expectorants, de doux vomitifs, de purgatifs appropriés, de larges vésicatoires qui ne peuvent convenir dans le premier cas, à moins qu'on ne soit à la fin de la maladie où ils peuvent être quelquefois nécessaires. Il faut aussi avoir égard à l'âge et à la taille des personnes. Il serait absurde de vouloir tirer autant de sang d'un nain que d'un géant quoique également forts dans leur espèce.

» La saignée ne convient ni aux jeunes gens ni aux vieillards, quoiqu'il y ait des cas où elle leur est nécessaire. Si une première saignée ne calme pas les symptômes, il faut la renouveler au bout de dix, douze heures ou même plus tôt. S'ils viennent à augmenter, on y reviendra une troisième fois, surtout si le sang retiré paraît très ferme et très dense et s'il est couvert d'une croûte jaunâtre et épaisse. Cette croûte et la densité du sang doivent nous engager à répéter les saignées jusqu'à ce que la respiration devienne plus libre et plus facile. Mais si le caillot est d'un tissu très lâche, qu'il ne soit pas couvert par cette espèce de croûte et que le pouls paraisse s'affaiblir et devenir plus petit après la saignée, il est temps de s'arrêter et de changer de batterie. »

On voit déjà ici les exagérations qu'engendre ce qu'on pourrait appeler l'erreur du caillot. On croyait déjà que l'inflammation est en proportion de la quantité de *couenne* produite par le caillot, et jusqu'à Andral et Gavarret, la couenne engager à répéter les saignées.

Comme Huxham, Cullen est partisan de la médecine agissante. Il pense que le naturisme exagéré a fait beaucoup de mal, préconise la saignée dans la pneumonie pour modérer la violence de la réaction ; les saignées locales surtout sont indiquées.

« L'importance de la partie affectée, le danger auquel elle est exposée, exigent que l'on emploie les remèdes dans toute leur étendue et le plus promptement possible. Le remède sur lequel on doit particulièrement compter est la saignée du bras. On en tirera un très grand avantage en la faisant du côté affecté. La quantité de sang doit être proportionnelle à la violence de la maladie et aussi copieuse que les forces le permettront. On réglera la quantité de sang que l'on doit tirer par la diminution de la douleur et par la liberté de respirer que le malade éprouvera pendant la saignée, mais s'il ne paraît pas soulagé, on laissera couler le sang jusqu'à ce que les symptômes de « syncope commencent à se manifester. »

» La douleur et l'oppression diminuent sous l'influence de la saignée, mais souvent se reproduisent bientôt quoiqu'à un moindre degré ; dans ce cas, il faut réitérer la saignée dès le même jour et s'il est nécessaire tirer la même quantité de sang. On peut quelquefois faire la deuxième saignée plus forte que la première.

» Les saignées seront plus efficaces si on les fait dans le cours des trois premiers jours. Si les saignées pendant les premiers jours n'ont pas été assez copieuses, ou si, après avoir procuré quelque rémission, les mêmes symptômes urgents reparaissent, il faut réitérer la saignée à quelque période de la maladie que ce soit, surtout pendant la première quinzaine et même plus tard si la tendance à la suppuration n'est pas évidente, ou si, après une solution apparente, la maladie s'est renouvelée. Il n'est pas possible de donner aucune règle générale sur la quantité de sang que l'on peut tirer au moins sans danger ; elle doit être très différente suivant l'état de la maladie et la constitution du maleade. Chez un adulte d'une force médiocre, seize onces de sang font une saignée copieuse, toute saignée au-dessus de vingt onces est considérable, et petite au-dessous de douze onces.

» Quatre à cinq livres de sang en deux ou trois jours sont autant que ces sortes de malades en peuvent supporter, mais si les intervalles entre chaque saignée ont été longs, on peut sur le total en tirer une plus grande quantité.

» Lorsque, après de copieuses saignées du bras, il est douteux que l'on puisse sans danger tirer davantage de sang de cette manière, on peut encore en diminuer la quantité par le moyen des ventouses scarifiées. »

Citons encore, parmi les grands praticiens du dix-huitième siècle, Lieutaud, qui ne faisait en général que deux ou trois saignées de 312 à 375 grammes, dans le cours des deux ou trois premiers jours ; Van Swieten, qui pratiquait les saignées avec réserve, et Morgagni, qui abusait de la saignée et tirait du sang à des nonagénaires ; à Sauvages, qui saignait jusqu'à dix fois chez l'adulte et le premier jour tirait toutes les quatre heures 250 grammes de sang, opposons Bordeu, qui parle déjà de ces pneumonies qui guérissent d'elles-mêmes assez vite pour ne pas laisser le temps d'une saignée. Bordeu s'élève contre les exagérations de l'esprit de système, et prévoit les abus que l'on fera encore de la saignée.

Pendant ce temps les progrès remarquables du mouvement scientifique suscitaient en médecine le développement de plusieurs systèmes. Borelli créait l'iatro-mécanisme ; les plus illustres représentants du système : Boerhaave, Hoffmann, Baglivi, étaient naturistes, mais ne se bornaient pas cependant à l'expectation. Ils acceptaient volontiers l'empirisme rationnel d'Hippocrate et pratiquaient la saignée. Toutefois Boerhaave et Van Swieten conseillaient seulement les moyens diététiques et hygiéniques lorsque la pneumonie est légère, lorsque l'expectoration abondante et facile est accompagnée d'une diminution des symptômes, lorsque le même résultat survient à la suite de selles abondantes, lorsque avant le septième jour les urines sont abondantes, épaisses et laissent déposer un sédiment rouge qui peu à peu passe à la couleur blanche (§§ 850 à 853).

L'animisme de Stahl fut une réaction contre l'iatro-mécanisme. Stahl en thérapeutique respecte la marche naturelle de la maladie. Son expectation n'est pas toujours absolue et il pratique souvent la saignée.

Des diverses doctrines du dix-huitième siècle, celle qui, au point de vue dont nous nous occupons, a le plus d'importance par les résultats thérapeutiques qu'elle a produits, c'est sans contredit le brownisme. Pour Brown la plupart des maladies sont asthé-

niques ; pour son disciple Rasori, ce sont les maladies sthéniques qui sont les plus fréquentes. Au lieu de stimuler, il faut
contre-stimuler. Aussi Rasori, en dehors de l'emploi du tartre
stibié, fait-il 14, 16 et même 20 saignées dans le cours d'une
pneumonie. En quelques jours il enlève à un malade jusqu'à dix
kilogrammes de sang.

3° On le voit donc, Broussais eut des précurseurs, et même sur
le terrain pratique, il lui eût été difficile de dépasser en hardiesse quelques-uns d'entre eux. Il n'en est pas moins vrai que
le traitement de la pneumonie par les saignées se personnifie en
quelque sorte dans Broussais par la rigueur impitoyable avec
laquelle il édifia son système, par l'éloquence et la passion avec
lesquelles il le défendit, par les nombreux prosélytes qu'il entraîna
à sa suite.

Pour se faire une idée nette de la doctrine de l'apôtre de la
saignée, il est nécessaire de reproduire les passages principaux de son œuvre. Tout cela est assez oublié aujourd'hui pour
qu'on le retrouve ici avec quelque intérêt et qu'on nous pardonne
la longueur de la citation.

Broussais formule brièvement les indications de la saignée dans
les propositions suivantes :

« Des débilitants propres à arrêter les inflammations, la saignée
est la plus efficace de tous (prop. CCLXIV).

» La saignée des gros vaisseaux convient aux engorgements
sanguins qui se font avec rapidité sous l'influence de l'irritation
dans les parenchymes ; la saignée des vaisseaux capillaires,
pratiquée le plus près possible du point principal d'irritation,
c'est-à-dire sur la région de la peau qui correspond au viscère
enflammé, doit obtenir la préférence dans tous les autres cas,
lorsque la maladie est encore récente (prop. CCLXV).

« Il n'y a aucun inconvénient à pousser la saignée jusqu'à la
syncope dans les inflammations récentes des sujets qui étaient
sains avant la maladie (prop. CCLXVI).

.. » Les vésicatoires exaspèrent le plus souvent les inflammations des tissus du poumon, soit aiguës, soit chroniques, lorsqu'on les applique svant le traitement antiphogistique, mais après les saignées répétées, ils opèrent trés efficacement la révulsion (prop. CCLXXXII). »

Ces propositions se trouvent développées dans l'*Histoire des phlegmasies*, au chapitre du traitement des inflammations pulmonaires et au chapitre sur le traitement des inflammations ymphatiques du poumon, dans le *Cours de pathologie et de thérapeutique*, à la leçon sur la pleuro-pneumonie.

Nous extrairons de ces ouvrages les passages suivants qui mettront bien en lumière et en quelque sorte face à face la doctrine et la pratique broussaisiennes.

« Il en est ainsi de la péripneumonie. Quoique aucun sujet n'ait plus occupé les médecins que ce traitement, nous allons essayer de le réduire aux principes fondamentaux. Modérer l'effort du système sanguin, s'il est outré, par la saignée générale et locale, par les boissons mucilagineuses et aqueuses, un peu acidulées, et par l'abstinence des aliments ; favoriser doucement la transpiration et diriger les mouvements vers l'extérieur par les topiques émollients dans la violence de l'éréthisme, par les rubéfiants et les vésicants lorsque la réaction vasculaire et l'activité du système nerveux diminuent, telles sont les indications générales qui s'offrent à remplir dans le début des inflammations sanguines de l'organe pulmonaire.

» Aussitôt que l'expectoration blanche et épaisse annonce la résolution ou l'excrétion qui se décharge dans les bronches, on combine les toniques aux émollients, on permet les aliments et l'on ramène peu à peu le malade à son genre de vie accoutumé. » (Broussais, *Histoire des phlegmasies*, t. I, sect. i, ch. 1, p. 179. Traitement de la phlogose aiguë de la membrane muqueuse et du parenchyme pulmonaire.)

En vérité, il faut lire le long passage du même livre sur le traitement des inflammations lymphatiques du poumon.

« Les bases du traitement de la phlogose sanguine du poumon ont été posées dans la thérapeutique du catarrhe, de la pleurésie et de la péripneumonie, mais nous devons ici de plus amples détails.

» La première série des moyens antiphlogistiques se compose des saignées, tant générales que locales. Les saignées ont tant d'influence sur l'économie, que ce n'est pas sans raison qu'on voit hésiter les praticiens lorsqu'il s'agit d'en déterminer l'emploi. Les phlogoses pulmonaires sont, de toutes les maladies, celles qui ont le plus besoin de ce moyen héroïque ; mais il ne saurait être véritablement curatif que dans le commencement et avant qu'il existe des tubercules. On peut néanmoins l'appliquer à quelques cas de phthisie confirmée, mais ce n'est plus que comme palliatif. Nous le considérons ici sous tous ces rapports, afin de compléter la thérapeutique des inflammations de la poitrine qui toutes peuvent se terminer par la phthisie pulmonaire. Il s'agit maintenant d'établir quelques bases pour régler le nombre et la mesure des saignées.

» Il n'est pas moins difficile de donner des signes qui puissent faire connaître le degré de forces qui permet de pratiquer une évacuation de sang générale ou locale, que de déterminer la quantité qu'on peut retrancher de ce fluide. Chaque médecin s'habitue insensiblement à mesurer les forces de ses malades ; mais quand il a acquis le coup d'œil le plus approchant de la vérité, il ne saurait le communiquer aux autres. Aucun médecin ne s'est plus distingué que Bordeu dans la connaissance du pouls. Eh bien ! malgré le traité minutieux qu'il nous a laissé sur cette matière, quels praticiens sont parvenus à la finesse de tact qu'il avait acquise ? En général, il n'existe dans nos livres de médecine aucun étalon d'où nous puissions partir pour nous diriger dans l'appréciation des forces et dans la mesure des moyens débilitants : peut-être cette disette vient-elle de ce que les médecins, dont les ouvrages nous servent de guide, n'ont pas suffisamment analysé les opérations de leur intelligence qui les avaient conduits à ce tact délicat et sûr que nous admirons. Cette lacune est difficile à remplir : content de l'avoir fait apercevoir, je n'entreprendrai d'y suppléer, qu'en posant quelques bases qui m'aideront momentanément à dresser le plan de la thérapeutique des phthisies inflammatoires. Afin d'y procéder avec méthode, je reduirai l'inflammation en quatre degrés, dans chacun desquels j'essaierai de déterminer l'utilité des évacuations sanguines.

Premier degré d'inflammation : force du pouls;
force de l'individu.

» 1° Lorsqu'un homme bien constitué, vigoureux et dans la fleur de l'âge, attaqué d'une inflammation pulmonaire, a le pouls large, dur et fréquent, on peut réitérer la saignée jusqu'à ce qu'on obtienne une diminution notable dans les symptômes. Si le pouls n'est pas fréquent dans les inflammations pulmonaires commençantes, le danger est toujours moindre, à moins que la douleur du cœur même ne le ralentisse (voy. les signes de la pleurésie avec péricardite, p. 321, t. Ier). Mais toujours la saignée est moins nécessaire lorsque la fréquence n'a pas lieu, parce que la fréquence est le signe le plus certain de la trop vive irritation du système artériel (c'est-à-dire du cœur).

» 2° Quand le pouls a, dans la première jeunesse, les caractères de vigueur que nous venons d'énoncer, on peut saigner, mais avec plus de modération.

» 3° S'il les présente dans l'âge avancé, au delà de quarante-cinq ans, je crois qu'il vaut encore mieux saigner que de s'en dispenser. (Lorsque la phlegmasie aiguë n'est pas entée sur une chronique et qu'elle débute avec violence, on peut saigner à tous les âges, jusqu'à ce qu'elle soit enlevée.) Voilà pour les personnes qui mènent une vie tranquille, non débilitante, qui ne sont point affaiblies par le chagrin, et qui ne sont point soumises à l'action des miasmes contagieux et délétères qui produisent les fièvres de mauvais caractère.

Deuxième degré d'inflammation : force du pouls, faiblesse de l'indiviud.

« Supposant que les malades qui se présentent dans les trois âges avec un pouls large et fort et une coloration assez prononcée, aient été épuisés par des excès, par une maladie, par une longue disette, par la fatigue, ou aient respiré un gaz susceptible de transmettre la contagion ou le typhus, faut-il encore les saigner pour prévenir la destruction du poumon ? Voilà une des questions de médecine les plus difficiles à résoudre, et dont pourtant la solution intéresse de bien près le salut d'un très grand nombre d'individus. Je n'écris point pour rapporter des autorités à l'appui de mes idées et du traitement que j'ai adopté dans quelques cas difficiles. Je trouverais, comme tant d'autres, les moyens de justifier la thérapeutique la plus incohérente et la plus empirique, car tous les esprits faux ne savent nous entretenir que de leurs succès ; mais mon but n'est point de fonder un système : j'écris afin que mes collègues puissent faire servir mes observations au bien de l'humanité, soit en adoptant ma méthode, soit en me faisant apercevoir mes erreurs. Je dirai donc franchement ce que j'ai observé.

» 1° Les plus terribles inflammations de poitrine se rencontrent chez les hommes d'une forte constitution, mais qui ont usé leurs forces pour en avoir abusé. Chez ces sortes de personnes, l'inflammation est très considérable dès le premier moment ; on en juge par le siège de la douleur, qui ne se borne pas à un seul point ; souvent elle a lieu devant et derrière ; elle peut cependant être rétrécie, ou même nulle, mais alors une grande anxiété, l'attention du malade totalement absorbé par la souffrance du viscère, un tiraillement prodigieux des traits de la physionomie, une agitation violente, et plus souvent une immobilité opiniâtre dans la situation qu'il a adoptée, voilà les signes qui donnent la certitude que l'organe de la respiration est enflammé dans une très grande étendue de son parenchyme ou de sa membrane séreuse. Le pouls alors est large, dur et surtout très fréquent, à moins que la phlogose ne porte sur la séreuse du cœur, ou que l'excès de la douleur ne le paralyse.

» J'ai saigné dans ce degré de phlegmasie, et les malades sont morts; j'ai épargné leur sang, et je n'ai pas été plus heureux. J'ai pourtant obtenu plus de guérisons avec la saignée que sans le secours de ce moyen. Quand les malades ont succombé, l'autopsie m'a toujours découvert de très vastes pleuro-pneumonies, et souvent le péricarde enflammé. Si l'on pouvait saigner dès le moment de l'invasion, la phlegmasie ne s'élèverait pas à ce degré d'intensité.

» 2° Quoique ordinairement la mort ait lieu dans l'état aigu, il arrive parfois que la phlegmasie reste chronique; bien souvent c'est une pleurésie qui accumule dans la séreuse un fluide qui atrophic le poumon : telles sont, la plupart du temps, les prétendues hydropisies de poitrine des buveurs. Je ne saurais déterminer jusqu'à quel point la saignée peut être utile pour arrêter les progrès de cette espèce de phthisie. Je crois pourtant qu'il est plus prudent de la faire que de s'en abstenir quand les malades ont eu le bon esprit d'appeler le médecin avant que les signes de désorganisation du poumon soient devenus très prononcés. Mais lorsque la violence de l'anxiété et l'extrême décomposition des traits annoncent à l'observateur que le parenchyme est profondément désorganisé, la saignée n'est plus curative. Si on la tente encore comme palliative, pour diminuer un sentiment d'oppression qu'aucun autre moyen ne saurait calmer, la largeur et la dureté du pouls ne doivent pas engager à verser le sang avec abondance; il en résulterait bientôt une faiblesse irréparable. Il vaut mieux, ce me semble, être obligé d'y recourir plusieurs fois. Les saignées copieuses ne sont permises que dans le début des pneumonies. Lorsque j'ai fait saigner à une époque déjà avancée pour empêcher seulement les malades d'étouffer, je n'ai jamais laissé tirer que deux ou trois onces de sang : une saignée de huit à dix onces pourrait paralyser le cerveau, le cœur, et faire commencer à l'instant même l'agonie.

» 3° Quand une armée vient de faire une longue marche, les soldats attaqués de péripneumonies se débilitent avec tant de promptitude, qu'en peu de jours le pouls a perdu toute sa force et sa consistance, Faut-il saigner pendant le court espace de temps que la réaction est violente, pour prévenir la mort ou l'état chronique, quoiqu'on soit assuré que l'individu tombera bientôt dans l'affaissement? Il me semble que c'est encore le meilleur parti ; car le plus grand des maux qu'on ait à redouter, c'est la désorganisation du poumon, et quelques heures suffisent pour qu'elle s'opère. — Lorsqu'une phlegmasie pulmonaire, développée sous l'empire de semblables circonstances, paraît prendre le caractère chronique avec force et dureté du pouls, on peut encore saigner tant que les signes de désorganisation ne sont pas évidents. S'ils le deviennent, il faut épargner le sang, comme nous l'avons déjà conseillé.

» 4° Lorsqu'un malade, déjà affaibli par une phlegmasie chronique de la poitrine qui n'existait qu'à un degré très modéré et presque sans fièvre, éprouve tout à coup un redoublement d'oppression, et se présente le visage animé, la peau brûlante, le pouls fréquent, dur et plein, quel parti peut-on tirer du moyen qui fait l'objet de cette discussion ? On a vu, dans le détail des observations que j'ai rapportées, que j'en ai bien rarement fait usage. En effet, quand ces exaspérations n'ont point été provoquées par des stimulants extérieurs, elles annoncent une désorganisation qui a fait des progrès considérables, et qui va mettre le poumon hors de fonction. La saignée, dès lors, ne peut entrer dans le traitement que comme un palliatif que l'extrême vigueur du pouls peut seule autoriser.

» Elle ne doit être pratiquée qu'à petites doses, conformément aux préceptes que nous venons d'établir pour les cas précédents. Lorsque l'exaltation inflammatoire survenue pendant la durée une phlegmasie chronique est la conséquence d'un régime trop promptement restaurant, ou de l'abus d'ingesta trop échauffants, la diète et les boissons adoucissantes et acidules en viennent assez facilement à bout pour qu'on soit dispensé de recourir à la saignée. Elle ne serait utile que dans le cas où, malgré ces précautions, l'irritation deviendrait persistante, sans que la décomposition des traits, le marasme et la décoloration fissent rentrer cette nuance de recrudescence inflammatoire dans la précédente.

» 5° Les inflammations de poitrine qui donnent au pouls la force nécessaire pour représenter une violente hypersthénie ont quelquefois lieu chez des hommes qui ont été pénétrés du gaz porteur de la contagion du typhus. Après quelques jours, et même seulement après douze ou vingt-quatre heures d'orage, le pouls tombe, les exhalaisons sont fétides, les forces sont anéanties, les pétéchies, les vibrisses annoncent l'atonie ou la rupture des capillaires, et la décomposition anticipée des fluides (ces signes sont ceux de la gastro-entérite). Le plus souvent le malade meurt ; s'il périssait toujours, je n'aurais rien à dire ici de cette phlegmasie ; mais souvent il revient, non pas à la santé, seulement à la convalescence. On le croit sauvé, mais la toux persiste ; on reconnaît un catarrhe tuberculeux et, au bout de deux ou trois mois, il périt dans un demi-marasme, parce que d'ordinaire il n'a point eu assez de vigueur pour éprouver une phlogose capable de le consumer entièrement.

» Faut-il saigner pour prévenir cette phthisie pendant que le pouls est large et vigoureux ? On craint d'affaiblir le ressort des capillaires enflammés ; on aime mieux se borner aux vésicatoires, aux juleps camphrés moitié adoucissants, moitié stimulants, comme le conseillent des auteurs recommandables, comme le veulent les browniens, qui ne craignent pas même de prodiguer d'assez forts stimulants. J'ai vu beaucoup de ces maladies quand la fièvre d'hôpital règne pendant l'hiver ; elle se trouve très fréquemment compliquée d'une phlegmasie pectorale. J'ai bien rarement saigné, et presque tous les malades sont morts, ou sont restés dans un état chronique incurable. Quelques-uns se sont sauvés après des profusions de sang par le nez qui m'avaient fait trembler. Ceux qui étaient venus dans les premières vingt-quatre ou quarante-huit heures, et que j'ai fait saigner (ils sont bien peu nombreux), ont été guéris, quoique la prostration qui a suivi la saignée eût été effrayante. Un semblable malade, à qui j'avais fait appliquer des sangsues sur le thorax, eut une perte de sang considérable par les plaies qui en résultèrent; il tomba ensuite dans une prodigieuse adynamie, mais il guérit sans conserver d'affection chronique.

» 6° En résumant mes idées sur ce point, je dirai que quand on est appelé de bonne heure, il est plus prudent de modérer une circulation trop impétueuse par la saignée générale ou locale, que de ménager les forces pour la débilité du lendemain. Le plus souvent, hélas! elle n'est que l'effet de la destruction du viscère, qui était le terme de la congestion. Je n'ose rien avancer de plus sur la question de savoir jusqu'à quel point il faut saigner les hommes affaiblis qui présentent des symptômes momentanés d'inflammation violente. Je désire que ce sujet soit remis en discussion, et traité par des hommes qui joignent à un bon jugement une longue pratique.

Troisième degré d'inflammation : force de l'individu, faiblesse du pouls.

» Cette nuance est une de celles qui se rencontrent le plus dans la société. Je n'entends pas seulement parler des malades qui sont dans un état de pléthore ; il me suffit que le sujet jouisse d'une bonne santé au moment de l'invasion de la phlegmasie et qu'il n'ait point été miné sourdement par une des causes débilitantes ci-dessus énoncées, ou par des excès quelconques. Alors il se présente plusieurs circonstances qu'il est curieux de détailler :

» 1° Le pouls n'est ni large ni dur, bien souvent parce que c'est la plèvre seule qui est enflammée, dans un point très circonscrit de son étendue, ou parce que l'irritation est bornée à la muqueuse qui se déploie dans les bronches, et surtout parce que le malade n'est pas d'une susceptibilité nerveuse ; ce qui suppose un degré de force très favorable au maintien de l'équilibre. Il offre, à peu de chose près, la vigueur de la santé, et l'on n'observe point sur sa physionomie les signes de la souffrance des grands viscères.

» C'est ici que l'art a le plus d'avantage, c'est ici qu'il est sûr du triomphe. Je ne saurais trop appeler l'attention des praticiens sur cette nuance de phlegmasie pulmonaire, qui appartient plus spécialement à mon sujet que les précédentes. C'est ce degré négligé des malades, parce qu'il ne semble pas compromettre la vie, qui donne le plus souvent lieu aux phthisies.

» . . . . Il est maintenant évident que, dans toutes les phlegmasies pulmonaires qui se présentent avec un pouls peu ému ou même faible chez un homme fort et qui n'a point été épuisé, la saignée peut être pratiquée et même placée à la tête de tous les remèdes ; mais c'est surtout des sangsues et des ventouses scarifiées appliquées sur le lieu le plus sensible qu'on doit s'attendre à retirer le plus d'avantages.

Quatrième degré d'inflammation : faiblesse du pouls, faiblesse de l'individu.

» Rien n'est plus commun, dans l'exercice de la médecine, que de rencontrer la coïncidence de l'inflammation avec la faiblesse ; il faut même admettre que les phlegmasies sont plutôt l'apanage de la faiblesse que de la force.

» Parmi les personnes qui sont attaquées d'une inflammation de poitrine, quel que soit le tissu qu'elle affecte, et qui n'ont pas le pouls large, dur, mais plutôt faible et fréquent, il faut encore établir des distinctions.

» La faiblesse peut tenir à la constitution, mais chez des personnes qui sont bien nourries et non épuisées par quelque cause que ce soit.

» Mais quand les forces ont été été minées peu à peu ou épuisées tout à coup par une influence délétère, le tissu du poumon

se laisse briser avec une étonnante facilité. La force est donc nécessaire à la résolution d'une inflammation, c'est ce qu'on ne
saurait mettre en doute.

» J'en conclus qu'il ne faut point faire perdre de sang aux personnes faibles qui ont le pouls peu vigoureux. Je n'approuverais
même les petites saignées locales que quand la phlegmasie serait
encore récente.

» Les inflammations de poitrine doivent être attaquées de
bonne heure, parce que, chez les individus mal disposés, elles
peuvent être promptement fatales : souvent, après deux ou trois
jours, elles ne sont plus curables. Si, au contraire, elles attaquent
des sujets neufs, exempts de toute prédisposition, elles peuvent
rester stationnaires et ne point désorganiser pendant quinze jours
et plus. On a d'abord, pour les combattre, la saignée générale,
qui est incontestablement à la tête de tous les moyens, mais il
faut la pratiquer le plus promptement possible, *et coup sur coup*,
quand vous avez affaire à un sujet fort, surtout si sa péripneumonie marche promptement à la pleurite ou à l'induration. L'un
de ses parenchymes étant bon, il vivra par ce parenchyme, pendant que l'autre guérira. A plus forte raison faudra-t-il saigner
si les deux parenchymes sont atteints à la fois. Après la saignée
générale vous pratiquerez de petites saignées locales pour entretenir un flux sanguin dans le point de la congestion. »

Ainsi donc, la doctrine de Broussais se résume ainsi : contre
la pneumonie il faut saigner abondamment, saigner toujours, et
pour atteindre sûrement l'inflammation, on doit compléter l'action
de la saignée par la diète la plus sévère.

Toutefois, au milieu de cette phraséologie pompeuse spéciale
au goût littéraire de l'époque, où Broussais parle du bien de
l'humanité, même au milieu de ces entraînements de la passion du système poussée jusqu'au vertige, certains passages
prouvent que, même chez l'ardent polémiste, l'observation clinique la plus perspicace n'avait pas perdu ses droits. N'est-ce pas

Broussais qui dit : Des saignées copieuses ne sont permises que dans le début de la maladie. »

« La force est nécesssaire à la résolution d'une inflammation. » — « Je n'ose rien avancer de plus sur la question de savoir jusqu'à quel point il faut soigner les hommes affaiblis qui présentent des symptômes momentanés d'inflammation. Je désirerais que ce sujet soit en discussion et traité par des hommes qui joignent à un bon jugement une longue pratique. »

Telle est la puissance de l'éloquence et de la conviction, que le fougueux doctrinaire entraîna dans son erreur toute sa génération, et fit pièce à l'émétique et au contre-stimulisme qui s'éclipsèrent presque totalement. Le tartre stibié resta tout au plus en adjuvant de la saignée.

Cependant, du temps même de Broussais on compte déjà des opposants et des plus redoutables.

« La pratique la plus communément suivie dans toute l'Europe, dit Laennec, consiste à faire au début de la maladie une saignée de 8 à 16 onces, et à la répéter tous les jours et quelquefois même deux fois dans les vingt-quatre heures, si les symptômes inflammatoires ne cèdent pas ou si, après s'être apaisés, ils reprennent au bout de quelques heures une nouvelle intensité. Après les cinq ou six premiers jours, on éloigne davantage les saignées ; un peu plus tard, on ne tire plus de sang à moins d'une indication évidente par le retour de la force du pouls, l'augmentation de l'oppression et de la fièvre. » Laennec s'élève contre une telle pratique.

Pour lui la cachexie sénile, les caractères symptomatiques de la pneumonie dans les fièvres putrides adynamiques, le scorbut, le mauvais état général résultant de conditions débilitantes sont des contre-indications. Il faut craindre de porter loin la saignée dans les pneumonies gangréneuses, dans les fièvres contre-rémittentes pernicieuses péripneumoniques et toutes les fois que le pouls est faible, à moins que l'auscultation du cœur ne prouve qu'il s'agit d'une fausse faiblesse. Là encore éclate l'admirable sens clinique de l'auteur du *Traité de l'auscultation*.

Andral n'échappe pas complètement aux croyances que partageaient les praticiens de son temps. Ni la vieillesse, ni la débilité générale, ni l'époque avancée de la maladie ne lui paraissent, sauf dans les cas extrêmes, une contre-indication suffisante. Toutefois, il sait voir dans bon nombre de cas combien les émissions sanguines ont été inutiles. Dans les réflexions dont il fait suivre l'observation I du chapitre consacré à la pleuro-pneumonie, il s'exprime ainsi :

« Un amendement notable s'est produit dès le troisième jour à la suite des abondantes émissions sanguines qui furent alors pratiquées, mais comme si, malgré l'influence de nos moyens thérapeutiques, et les maladies étaient assujetties dans leur cours à certaines lois de durée qu'il n'est pas en notre pouvoir de changer, la nature reprit en quelque sorte ses droits, et jusqu'au septième jour la pneumonie ne cessa de s'annoncer par des symptômes de plus en plus graves. » On trouve ici, nettement indiquée, l'idée de l'évolution cyclique de la pneumonie et le peu de profondeur et de durée de l'action de la saignée.

Ces lois de durée qu'il n'est pas en notre pouvoir de changer, Andral y fait encore allusion à propos de la pneumonie dans les réflexions qui suivent l'observation II. « Il n'est pas douteux, dit-il, que les phlegmasies des membranes séreuses et muqueuses ne cessent souvent tout d'un coup sans l'influence des émissions sanguines. Je ne crois pas que la saignée puisse ainsi faire cesser brusquement les inflammations parenchymateuses et en particulier celles du poumon. »

Toutefois la saignée semble plus triomphante que jamais, et l'on affichait hautement la prétention de juguler la pneumonie.

On tenait compte encore de la couenne du caillot. On croyait qu'il fallait saigner d'autant plus que la couenne était plus abondante. On ne savait pas encore que cette couenne est due à ce que la fibrine de néoformation se coagule avec une lenteur plus grande, ce qui donne justement à la couenne une épaisseur relative d'autant plus notable que les saignées ont été plus abondantes.

Le professeur Bouillaud déclarait qu'il était possible d'arrêter la pneumonie dans son cours au moyen de sa méthode jugulante que MM. Hardy et Béhier résument ainsi dans leur Traité de pathologie :

« S'il s'agit d'un sujet adulte d'une force et d'une constitution ordinaires, le premier jour on pratique une saignée du bras de quatre palettes, une seconde le soir de trois ou quatre palettes, dans l'intervalle des deux saignées on appliquera sur le côté douloureux trente sangsues ou des ventouses scarifiées de manière à obtenir par cette saignée locale trois ou quatre palettes de sang environ.

Le second jour, on fait une saignée de même quantité que les deux premières, et si la douleur de côté persiste on réitère l'application des sangsues ou des ventouses. Le troisième jour du traitement, la plupart des pneumonies sont arrêtées; mais si la maladie résiste encore, on doit sans hésiter pratiquer une quatrième saignée du bras de trois ou quatre palettes. La pneumonie, même parvenue au second degré, résiste rarement au delà du quatrième jour. Dans le cas où il en est ainsi, on peut pratiquer encore une nouvelle saignée, mais le plus ordinairement il est mieux d'y renoncer et d'appliquer un large vésicatoire sur le côté malade. En règle générale on ne doit renoncer aux émissions sanguines que du moment où la réaction fébrile est nulle ou presque nulle, ou que la douleur et la dyspnée ont à peu près complètement cessé. Les cinquième et sixième jours, il ne s'agit plus que de surveiller attentivement l'état du malade. Dans les cas les plus ordinaires, la résolution s'opère rapidement et déjà l'appétit commence à se faire sentir. Dans quelques cas exceptionnels, une réaction, une sorte de recrudescence peut se manifester, et l'on doit alors revenir avec plus de réserve aux émissions sanguines.

On peut évaluer à quatre ou cinq livres la quantité de sang que l'on retire dans les cas de moyenne gravité, et qui doit être enlevée dans l'espace de trois jours environ. »

Ainsi donc il fallait saigner selon cette formule, toujours la même, et pour ainsi dire dans tous les cas. La pneumonie est une, et la saignée est son traitement presque spécifique.

La condamnation d'une telle méthode est écrite dans son énoncé même. Puisqu'il faut saigner jusqu'au quatrième jour, puisque le cinquième et le sixième jour il ne s'agit plus que de surveiller attentivement l'état du malade, puisque la maladie dure six jours, on n'a rien jugulé. Un grand nombre de pneumonies abandonnées à elles-mêmes ne durent pas plus longtemps ; les pneumonies abortives durent moins longtemps. M. Bouillaud n'avait oublié qu'une chose, c'est l'évolution naturelle de la maladie.

Mais de telles exagérations ne devaient pas tarder à susciter des doutes, des répugnances, de sévères enquêtes. On a déjà vu les meilleurs esprits se demander si la saignée diminue réellement la longueur et la gravité de la maladie, affirmer du moins que la saignée est même nuisible dans certaines circonstances.

Déjà plusieurs années avant la publication de la méthode de Bouillaud, dans son article PNEUMONIE du *Dictionnaire de médecine et de chirurgie pratiques*, Louis formulait ces griefs d'une façon très remarquable.

Il écrivait en 1828 : « Le résultat de mes recherches sur les effets de la saignée dans les inflammations est si peu d'accord avec l'opinion commune, que ce n'est pas sans une sorte d'hésitation que je me suis décidé à les exposer après avoir analysé une fois les faits qui y sont relatifs. J'ai cru m'être trompé et j'ai recommencé mon travail, mais les résultats de cette nouvelle analyse restant toujours les mêmes ; je vais les exposer tels que la première me les avait donnés. Ces faits sans doute paraîtront très peu satisfaisants, mais tout ce qui est vrai doit toujours, en définitive, amener quelque résultat utile. La pneumonie a fourni 40 morts sur 123. Cette maladie n'a été modifiée que d'une manière insignifiante par les saignées, soit dans les symptômes, soit dans la durée. L'utilité de la saignée n'a pas été plus marquée dans les cas où elle a été plus copieuse et répétée que dans ceux où elle a été modérée. On ne jugule pas les inflammations comme on se plaît trop souvent à le dire, et dans les cas où il paraît en être ainsi, c'est probablement, ou parce qu'il y a eu erreur dans le diagnostic, ou parce que l'émission sanguine a eu lieu à une époque avancée, de la maladie quand elle était voisine de son déclin. »

Biett et Magendie furent bien les premiers qui osèrent systématiquement se croiser les bras devant l'évolution d'une pneumonie. Cette conduite de deux *spécialistes* fut jugée pure affaire de sentiment, aveugle parti de réaction.

En 1838, Alfred Becquerel, alors interne des hôpitaux, attaqua la doctrine régnante avec l'arme plus brillante que solide de la statistique. Il concluait, de statistiques faites à l'hôpital des Enfants pour l'année 1838, que les saignées ne sont d'aucune utilité.

Prendre pour point de départ la pneumonie des enfants et opposer les trop flexibles conclusions de la statistique au dogme broussaisien, c'était peu et c'était beaucoup. La foi se perdait livrant passage au libre examen, à la vérité.

On a vu plus haut sous quelles influences la révolution, commencée par Biett, Magendie, Becquerel, alla s'accusant et s'étendant de plus en plus.

Ce qu'on admettra désormais, c'est qu'il est impossible de modifier foncièrement l'évolution de la pneumonie, et l'on recherchera de plus si les médications inefficaces contre la maladie ne nuisent pas à l'organisme considéré en dehors de la maladie, n'ajoutent pas une maladie à la maladie, ne font pas le *malum medicum* de Stahl, et par là n'augmentent pas indirectement la maladie primitive. Envisagée à ce point de vue, la thérapeutique doit surtout et presque exclusivement s'occuper du pneumonique et non de la pneumonie. Si l'individu est assez robuste pour supporter le choc morbide, il n'a pas besoin d'aide et le médecin n'à que faire. Sinon, le médecin doit uniquement se préoccuper de mettre le malade en état de faire les frais de sa máladie. Dans un tel ordre d'idées la saignée n'avait plus sa place. Et, selon l'ordinaire, pour perdre la saignée, on ne mit plus en évidence que les inconvénients, les dangers même qu'elle présente dans des circonstances plus ou moins précisées.

C'est Skoda qui se mit à la tête de ce mouvement d'opposition à outrance; il reprochait surtout à la saignée d'entraver la résolution de l'exsudat.

Presque en même temps, H. Bennett tenait le même langage devant la Société médico-chirurgicale d'Édimbourg.

Mais l'attaque la mieux réglée, la plus vigoureuse, la plus persistante, fut conduite par Dietl. Dès 1849, il soigna tour à tour la pneumonie par la saignée, le tartre stibié à haute dose, l'expectation, et s'appuyant sur les résultats de ses statistiques, il posait les conclusions suivantes :

1° La saignée n'est jamais indiquée et l'expectation est le meilleur traitement.

2° La saignée diminue la dyspnée, mais cet effet passager ne doit pas être expliqué par la suspension de l'afflux sanguin ; il résulte d'une modification dans la crase du sang.

3° Les sueurs profuses et continues sont déterminées par la saignée. On ne les observe pas quand la maladie est abandonnée à elle-même. Or, la guérison est d'autant plus prompte et plus sûre que le malade à moins de sueurs. — La soif, les accidents nerveux, la coloration subictérique de la peau, sont provoqués par la saignée.

4° La saignée augmente l'amaigrissement et prolonge la convalescence. Elle ne peut empêcher la formation de l'exsudat; elle favorise l'extension de l'hépatisation, détermine la coagulation de la fibrine dans le cœur, dans les vaisseaux, ralentit la résorption. La période de fonte purulente survient plus rapidement.

5° La saignée favorise les complications telles que la méningite, la péricardite, l'œdème pulmonaire, la pleurésie.

On le voit, les choses ont changé de fond en comble. Tout ce qui survient de mauvais dans le cours de la pneumonie est attribué à la saignée. Elle était le salut autrefois; elle est maintenant le danger toujours.

En 1852 Dietl publie son second travail sur la saignée dans le traitement de la pneumonie.

De 1847 à 1859 750 malades ont été traités par l'expectation.

D'après le tableau du nombre des pneumoniques aux différents âges, Dietl conclut que la pneumonie est loin de décroître avec l'âge, contrairement aux idées reçues, que cette affection n'est pas une maladie propre à la jeunesse et à la force, mais aussi à la vieillesse et à la débilité. Elle n'appelle donc pas nécessairement un traitement débilitant.

Sur 750 pneumoniques 134 n'avaient pas eu de maladies antérieures; 616 avaient eu diverses affections antérieures, 132 avaient déjà eu une pneumonie. Nouvelle preuve, ajoute Dietl, que la pneumonie n'affecte pas spécialement les constitutions robustes, qu'elle se rencontre plus souvent chez les gens affaiblis et peu en état de résister à une médication débilitante. Sur ces 616 malades, 246 avaient été traités ailleurs pour diverses affections des voies respiratoires. Ce qui démontre que la saignée n'est pas un si merveilleux moyen de guérison puisqu'elle n'empêche pas les récidives (!)

Avec l'expectation la fièvre dure, comme l'infiltration, de cinq à 8 jours, à moins de complications. La durée n'est pas plus courte si l'on emploie une thérapeutique active.

Sur 581 guérisons le rétablissement se fit du septième au quatorzième jour, 556 fois; après le quatorzième jour 125 fois (il y avait alors des complications). Quand on s'abstient de saigner le rétablissement coïncide avec la résorption.

La pneumonie a occupé le poumon droit 43 fois, le gauche 277 fois, les deux poumons 41 fois, le lobe supérieur 106 fois, le lobe inférieur 531 fois, plus d'un lobe 113 fois. Dietl en conclut que la pneumonie n'est pas limitée dans son développement par la saignée, qu'elle n'est pas plus envahissante quand on s'abstient de saigner.

Dietl a obtenu 681 guérisons. Il a perdu 60 malades. Tous les malades qui sont morts présentaient des complications. Il en conclut que la pneumonie exempte de complications et traitée par l'expectation, se termine d'ordinaire par la guérison.

Parmi ceux qui embrassèrent avec le plus d'ardeur les idées de Dietl et se montrèrent adversaires impitoyables des saignées, il faut placer le professeur H. Bennett (d'Édimbourg) qui, le 24 janvier 1857, prononça un véritable réquisitoire sur les inconvénients de la saignée dans les phlegmasies, et se proclama partisan déclaré de l'expectation. Voici en substance ce qu'il dit :

Il y a eu une mortalité d'un tiers chez les pneumoniques traités à l'infirmerie royale d'Edimbourg de 1839 à 1848. On avait mis en usage la saignée ; sur 648 malades 222 sont morts. A Paris, sur 78 cas observés à l'hôpital de la Charité, la mortalité fut de 1/3 ; la durée moyenne de la maladie de 15 jours et demi, tandis qu'à la Pitié, 29 cas fournirent une mortalité de 1/7 seulement, la durée moyenne de la maladie ayant été de 18 jours un quart. Louis attribue cet heureux résultat à ce que les saignées avaient été moins copieuses qu'à la Charité.

Que l'on considère maintenant les résultats obtenus par l'expectation, qui consiste à n'opposer à la maladie, pendant la période d'état, que la diète avec l'eau comme boisson, et à permettre plus tard un régime plus généreux, du vin même, suivant les cas.

Dans la pratique de Skoda, où la saignée ne fut pratiquée que dans les cas où la dyspnée était trop intense, sur 392 malades, 54 moururent ; soit : 1/7,2. Les résultats obtenus par Dietl ne sont pas moins démonstratifs. La mortalité chez les malades traités par les saignées, le tartre stibié, l'expectation, est représentée respectivement par 1/5, 1/5, 22 et 1/13,5. Pour H. Bennett la question était donc définitivement jugée.

Donc, un pas immense a été fait, un progrès définitif s'est accompli. Un principe se dégage ; la pneumonie a une évolution

que rien ne peut abréger; on ne peut l'arrêter dans son cours.
La cause de la saignée en tant que médication quasispécifique
de la pneumonie était définitivement perdue.

La saignée ne sera plus pratiquée dans tous les cas, à toutes
les périodes, de la même façon. On cherchera dans quelles conditions elle peut être utile, quand elle peut être nuisible.

Les conclusions de Dietl et de Bennett ne laissèrent pas cependant que de soulever tout d'abord quelques oppositions. Des
révolutions aussi radicales ne se font pas sans susciter des résistances.

L'année même de la publication du mémoire de Ditle, le docteur Oettingen, à Varsovie, en attaqua les conclusions. Il
fait remarquer que pour apprécier à leur juste valeur les recherches de Dielt, il faut avant tout connaître le génie dominant
de la maladie et il cherche à démontrer qu'à l'époque où Dielt a
recueilli ses observations, on observait surtout des formes gastriques et nerveuses et non des formes inflammatoires.

Le professeur Paston, à Edimbourg, s'élève aussi contre la
théorie de Dielt et de Bennett. Il admet qu'on voit, suivant les
époques, des pneumonies tantôt sthéniques, tantôt asthéniques,
que dans la constitution médicale actuelle, ce sont les pneumonies asthéniques qui dominent en Angleterre. Dans ces conditions, la saignée est contre-indiquée. Mais, à la campagne, les
émissions sanguines faites de bonne heure peuvent juguler la
maladie, au moins dans certains cas.

Un nouvel élément de jugement intervient donc dans le débat :
l'influence de la constitution médicale sur la marche naturelle de
la maladie. On s'en servira souvent pour expliquer tour à tour
la faveur dont a joui la saignée, le discrédit où elle est tombée.

Wunderlich est également partisan des émissions sanguines
dans la pneumonie. Sa statistique est favorable à la saignée.
Après la phlébotomie faite de bonne heure et à dose assez élevée,
les cas graves se trouvaient dans des conditions aussi favorables que les cas les plus légers abandonnés à l'expectation.

Jamais la guérison ne fut aussi rapide avec l'expectation que dans la moitié des cas du même genre traités par la saignée au début. Les cas les plus avantageux paraissent avoir été fournis par la médication mixte au moyen de la saignée et du tartre stibié. Wunderlich se demande si l'on ne trouverait pas la justification des émissions sanguines dans la curation naturelle de la maladie par les hémorrhagies spontanées. Sur neuf cas dans lesquels on observe des épistaxis ou des hémorrhagies utérines, sept fois la défervescence commença immédiatement après et fut rapide.

Mais, nous le répétons, désormais la plupart des médecins vont se maintenir dans un juste milieu, s'appliquer à établir les circonstances où la saignée peut rendre des services, celles où elle est inutile, celles où elle est nuisible.

Une première indication précise est déjà formulée par Max Wittich : la saignée ne peut modifier la pneumonie qu'avant la période d'hépatisation. Niemeyer (de Greissvald) fait une déclaration identique. Magnus Huss n'emploie aussi la saignée que pendant la première période. Mais si l'hépatisation est constituée, si elle ne tend pas à s'étendre, si elle est sans complications graves, si elle date de cinq à six jours, il est partisan de l'expectation. Il intervient encore, mais par d'autres moyens que la saignée, lorsque l'hépatisation s'étend ou se transforme en hépatisation grise.

On est unanime aussi à voir une contre-indication dans l'âge des malades.

Les idées de Chomel, de Legendre, de Rilliet et Barthez, sur le danger des émissions sanguines chez l'enfant furent en général acceptées.

Rilliet et Barthez publient, en 1853, le mémoire posthume de Legendre, sur l'*Expectation dans la pneumonie des enfants*, M. Barthez en confirme les conclusions, en se fondant sur l'étude consciencieuse de deux cent douze pneumonies d'enfants, et consigne le résultat de ses observations dans un mémoire lu à l'Académie par le docteur Blache (Avril 1862). D'après M. Barthez, quand les enfants ont été soumis à une médication active, la guérison est plus tardive, la convalescence plus longue. Il conseille donc, dans la pneumonie franche de l'enfant, de s'abstenir de moyens actifs et surtout de la saignée.

Le danger des émissions sangüines dans la pneumonie des vieillards est reconnu également, et dès 1857, M. Charcot déclare qu'elles réclament l'expectation.

L'heure de l'éclectisme est venue.

L'interprète leplus autorisé de ces éclectiques qui se placèrent entre Broussais et M. Bouillaud d'une part, et d'autre part Skoda, Dietl, Hug. Bennett, est sans contredit le professeur Grisolle qui, dans son remarquable *Traité de la pneumonie*, consacra de nombreuses pages à l'étude des indications et des contre-indications de la saignée. Ilest indispensable de résumer ici ces pages qui font époque.

Grisolle compare d'abord un nombre déterminé de pneumonies traitées par la saignée avec le même nombre de pneumonies traitées par l'expectation. Ces pneumonies étaient, il est vrai, des pneumonies bénignes, l'auteur n'ayant pas voulu, « pour satisfaire une vaine curiosité, abandonner à elles-mêmes des pneumonies graves contre lesquelles nous sommes tous portés à agir quand nous avons la foi médicale. » Il faut bien dire cependant que les résultats obtenus sont pour cela moins démonstratifs. Voici ces résultats.

Grisolle traite par l'expectation onze individus jeunes, bien constitués, comparables quant à l'étendue et la gravité de la pneumonie. Chez neuf d'entre eux la pneumonie est au degré d'hépatisation ; chez deux autres elle n'a pas dépassé le 1er degré. Or les crachats ont présenté la couleur rouille jusqu'au 9e jour de la maladie ; le point de côté ne s'est amendé qu'au bout de 4 à 5 jours, n'a pas cédé avant la fin du 7e, s'est prolongé parfois jusqu'au 20e, 27e jour. La durée moyenne de la maladie a été de 15 jours, le mouvement fébrile ayant disparu au 10e jour. Les phénomènes d'auscultation ne commencent à décroître qu'à la fin du 2e septenaire, c'est-à-dire 4 ou 5 jours après la cessation de la fièvre; ils ont persisté jusqu'au 22ᵉ ou 30ᵉ jour.

13 autres malades ont été traités activement (1 ou 2 saignées générales ou locales vers le 4ᵉ jour); 9 étaient au 2ᵉ degré de la pneumonie; 4 au 1ᵉʳ degré. Les crachats ont cessé d'être caractéristiques dès le 6ᵉ jour; 48 heures après l'emploi de la saignée la douleur de côté était très amoindrie et avait disparu complètement du 2ᵉ au 12ᵉ jour. La moyenne de la durée de la maladie fut de 8 jours. La fièvre disparut au 7ᵉ jour, la convalescence était complète 24 heures après. Les phénomènes d'auscultation ont diminué en même temps que la fièvre cessait, et ont cessé au 12ᵉ jour.

En second lieu, Grisolle établit que la mortalité dans la pneumonie a été d'autant plus grande que la thérapeutique est intervenue plus tardivement (*Traité de la pneumonie*, page 549).

Toutefois Grisolle est loin d'admettre la saignée comme un traitement univoque, applicable à tous les cas. Il l'emploie rarement chez les vieillards, de peur de produire du collapsus. Chez les enfants, il a surtout recours aux saignées locales (sangsues sur la poitrine, aux malléoles, à l'épigastre) à cause de la difficulté ou même de l'impossibilité de la saignée générale, et aussi à cause de la facilité avec laquelle se produit le collapsus. La débilité est à ses yeux une contre-indication ; aussi se garde-t-il de saigner dans les pneumonies secondaires ou dans certaines épidémies de pneumonies dominées par la constitution médicale, et à tendances adynamiques. Ni les règles, ni la grossesse, ni les syncopes, ni les intermittences du pouls ne fournissent une contre-indication, si la force du pouls et l'état constitutionnel du sujet réclament la saignée.

La saignée a des résultats d'autant plus avantageux qu'elle a été pratiquée à une époque plus voisine du début, mais l'âge de la maladie n'est cependant jamais une contre-indication absolue.

D'ailleurs Grisolle admet qu'une saignée pratiquée pendant

les quatre premiers jours de la pneumonie peut abréger la durée de cette maladie.

Il admet qu'il est impossible de fixer à l'avance la quantité de sang à enlever, laquelle dépend du sujet et de la maladie.

Grisollé a étudié aussi les effets de la saignée aux différentes périodes de la maladie.

Chez 50 malades au 1er degré de la pneumonie, quelque abondantes qu'aient été les évacuations sanguines, elles ont été impuissantes dans plus des 2/3 des cas pour empêcher la pneumonie de passer du 1er au 2e degré. Il a étudié ensuite 182 autres faits de pneumonies arrivées au 2e degré ; comme pour les malades précédents, aucune règle fixe n'a présidé à l'emploi de la saignée : les uns perdirent 250 grammes de sang, les autres 4 kilogrammes, suivant les indications.

Sur 182 malades, 32 ont succombé (1/6). Sur ces 182 malades, 69 guérirent avec l'emploi exclusif de la saignée. La convalescence commença au 12e jour en moyenne. Chez les 81 autres malades, la saignée n'a pas été employée seule ; on a administré aussi l'émétique.

Grisolle termine par cet aveu précieux et qui peut être considéré comme une solution définitive : jamais la pneumonie ne put être *jugulée* par les émissions sanguines faites le plus largement possible.

« Depuis 1840, ajoute-t-il cependant, l'expectation d'abord timidement recommandée est devenue une méthode qu'on n'a pas craint de généraliser et d'employer à l'exclusion de toutes les autres, à l'exclusion surtout des émissions sanguines signalées comme nuisibles et même comme désastreuses. Les opinions nées dans le pays d'outre-Rhin n'ont fait heureusement en France que peu de prosélytes. S'il est vrai, comme dit Bordeu, qu'embrasser l'expectation ou une méthode thérapeutique active, soit surtout une affaire de tempérament, et que les médecins expectateurs soient rares chez les peuples naturellement vifs, on peut prédire que cette méthode ne sera jamais prônée que fort exceptionnellement chez nous et qu'elle n'est pas destinée à vivre long-temps chez les peuples de race latine ». (*Traité de la pnenmonie*, page 563.)

Quoi qu'il en soit, la saignée tomba à peu près en désuétude, sans qu'on doive voir, ce nous semble, dans cette volte-face une simple affaire de mode ou de tempérament.

Les abus évidents de la saignée, la façon bruyante et paradoxale dont elle avait été exaltée par quelques-uns de ses défenseurs, avaient conduit les esprits indépendants à étudier de plus près l'évolution de la maladie.

On reconnut bientôt que la saignée, comme les autres médications, est incapable d'abréger le cours de la maladie, que lorsqu'on pensait avoir obtenu ce résultat, on avait probablement affaire à des pneumonies qui, spontanément, ont une marche plus rapide ; que la saignée ne peut rien contre l'exsudat et ne saurait être efficace que lors des premiers jours ; que souvent les choses se sont passées chez les individus qui arrivent à l'hôpital au sixième jour de la maladie par exemple, comme chez ceux qui ont été soignés dès le début par les différentes méthodes ; qu'enfin la saignée trouve de nombreuses contre-indications dans ladébilité antérieure du malade, quelle qu'en soit l'origine.

La part qui revient à la saignée dans le traitement de la pneumonie s'était donc aussi amoindrie que possible.

L'intervention même de la thermométrie en clinique n'avait pas été aussi favorable à la saignée qu'on pourrait le croire de prime abord. Sans doute le thermomètre matérialisait en quelque sorte un des résultats incontestables de la saignée, l'abaissement de la température ; mais il montrait en même temps que cet abaissement n'est pas durable et se fait d'une façon très irrégulière. Si on consulte en effet les tracés thermiques après une saignée moyenne (300 gr.), on voit que la température s'abaisse assez rapidement dans des limites qui varient de un à deux degrés ; mais quelques heures après, quelquefois quatre heures après, la température est remontée au chiffre antérieur.

Sans doute il semble que parfois, à partir des saignées, la courbe s'abaisse dans tout son ensemble ; mais on peut objecter que c'est à partir de ce même moment que le malade a commencé à se soigner, et que l'amendement peut être aussi bien attribué au seul traitement diététique. Un individu est pris de pneumonie ; il veut d'abord continuer à vaquer à ses occupations et s'efforce de manger. Il aggrave évidemment ainsi le mouvement fébrile ; par ce seul fait qu'il se couche, se met à la diète, la température baisse quelque peu.

D'une autre part, le thermomètre démontra définitivement qu'il est des pneumonies où la défervescence se fait spontanément au quatrième et même au troisième jour. Puis il est assez rare que les médecins qui emploient la saignée l'emploient seule, et il est difficile de faire alors la part exacte de la saignée.

Parmi les tracés de pneumonies traitées par la saignée que nous avons sous les yeux, nous transcrivons un des plus caractéristiques recueillis dans le service de M. Empis par M. Legendre, son interne, qui nous l'a communiqué. Il s'agit d'un jeune homme robuste atteint de pneumonie franche : le troisième jour de la maladie, saignée du bras, ventouses scarifiées ; poudre de digitale : le septième jour la défervescence est complète. (Voyez le tracé 6ᵉ, page 135.)

Faut-il attribuer le succès aux émissions sanguines ? Ici, comme dans presque toutes les observations, les émissions sanguines n'ont pas été employées seules, et il est logique de faire intervenir la digitale.

Mais voici qui fera surtout douter de la puissance des émissions sanguines.

Nous reproduisons ici un tracé qui se trouve dans le livre de Lorain. Il s'agit d'un homme de trente-neuf ans atteint de pneumonie fibrineuse. « On ne fit aucun traitement, » et le huitième jour la défervescence était complète. (Voyez le tracé 7ᵉ, page 136.)

Encore une fois la thermométrie, même en dehors des pneumonies abortives, a souvent opposé au traitement par la saignée des comparaisons de cet ordre. On ne saurait voir là, d'ailleurs,

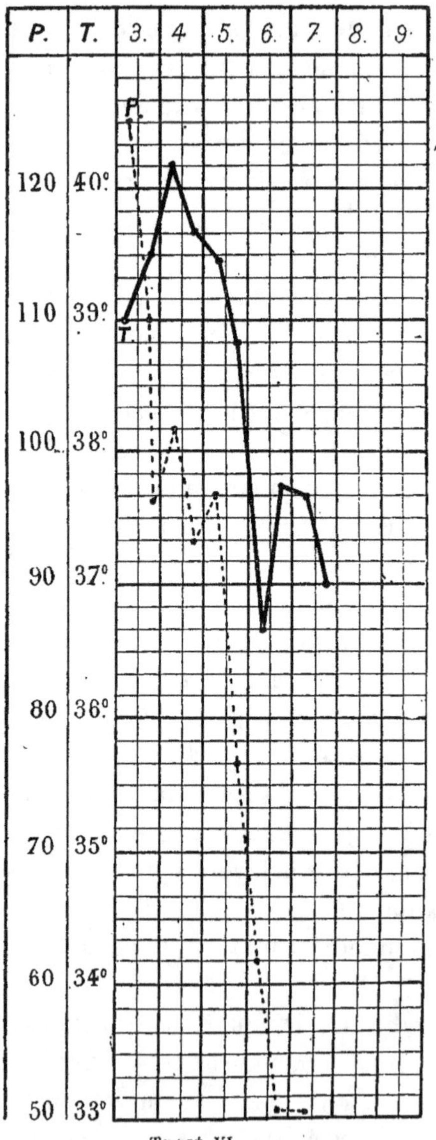

Tracé VI.

une solution définitive car : nous le répétons, le tracé thermique n'exprime ni tous les dangers ni toutes les indications de la maladie.

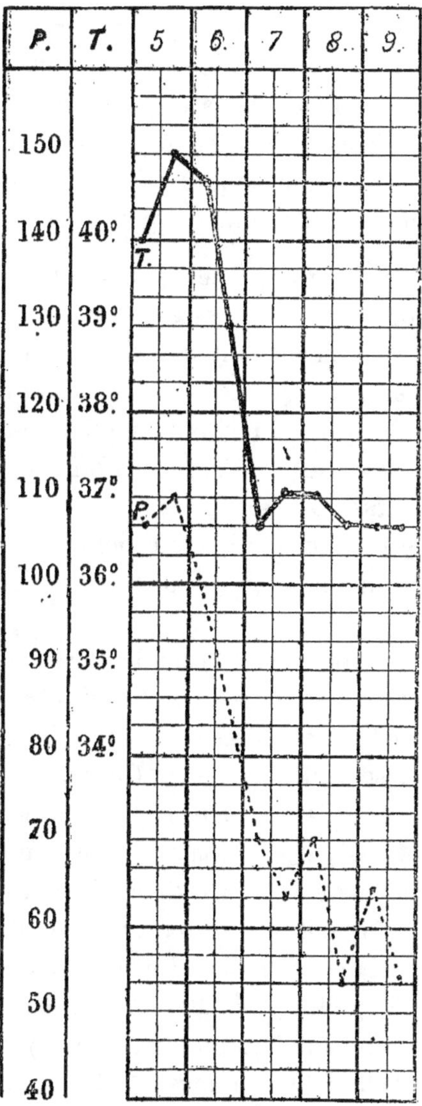

Tracé VII.

Pendant ce temps, de nouvelles théories thérapeutiques sur-gissaient. La grande indication n'était plus d'affaiblir les malades pour atteindre, par contre-coup, la maladie, mais bien de les soutenir pour leur permettre de résister à l'affection parasitaire. De telle sorte que ceux-là mêmes qui n'étaient pas du parti de l'abstention absolue, acceptaient des médications totalement dif-férentes de la saignée, ou la remplaçaient par des méthodes analo-gues, mais en apparence moins actives, et qui ne pouvaient point soulever les mêmes objections que la saignée. L'alcool, dans toute sa nouveauté, enlevait à la saignée ce qui lui restait de crédit.

Néanmoins les meilleurs cliniciens, sans revenir au traitement formulé de la pneumonie par la saignée, sans la pratiquer tou-jours, partout et largement, ont conservé de cette méthode ce qu'elle a de réellement utile. Le rôle de la saignée est devenu modeste, mais il n'en est pas moins vrai que de toute cette famo-sité qui n'est plus, il reste quelques bons offices dont le médecin sera parfois très heureux de se servir.

C'est là qu'en est aujourd'hui la question.

Ainsi dans sa Clinique, le professeur Béhier a défendu la théorie du juste milieu.

Un des maîtres actuels de l'Ecole de Paris, M. le professeur Hardy, qui saigne très volontiers, ne le fait que sous la réserve des indications. Voici à peu près comment il s'exprimait récem-ment dans une de ses Cliniques de la Charité.

« Jo vous ai dit que je faisais deux saignées à sept ou huit heures d'intervalle et j'ai insisté sur la baisse de la température qui en résulte. Depuis ce temps nous avons recueilli dans le service deux observations bien probantes en ce sens. La première est celle d'un homme qui nous est arrivé en plein cours de pneumonie. D'après les renseignements qu'il a pu nous fournir il était au cinquième ou sixième jour. Il lui fut fait une saignée de 400 grammes le matin et une autre de 400 grammes le soir. Le lendemain l'état général était meilleur, la respiration était plus aisée et la température était tombée de 48°,8 à 38°,5. Le pouls avait également diminué de fréquence ; on percevait encore à gauche les signes physiques de la pneumonie, mais avec une intensité moindre. Le lendemain ils avaient presque complètement disparu, et c'est à peine s'il subsistait un peu d'obscurité de la respiration et un peu de retentissement dans la voix témoignant que le tissu pulmonaire n'était pas revenu encore tout à fait à sa consistance normale. La fièvre était entièrement tombée ; la température était de 37°, 3.— Cette chute rapide est certainement bien remarquable, cependant elle n'est pas entièrement confirmative au point de vue thérapeutique, car il est certain qu'abandonnée à elle-même cette pneumonie eût guéri, plus lentement, il est vrai, et avec plus de peine pour le malade. Il est probable aussi que les signes physiques eussent persisté pendant longtemps.

« Une femme, âgée de trente-deux ans, entrée ici au premier jour d'une pneumonie intense, nous a fourni une preuve plus probante de l'excellence des saignées méthodiques. Les signes de l'affection étaient très prononcés : souffle tubaire très rude, matité complète, résonnance de la voix, dyspnée très forte, fièvre considérable. De plus la malade était au cinquième mois d'une grossesse qui aggravait encore le pronostic.— Le deuxième jour de la maladie, au matin, la température était à 4°, 2. On lui tira 3 à 400 grammes de sang, et le soir par une saignée manquée, 150 grammes environ. Le lendemain la température était descendue à 38°,7 ; mais la dyspnée était encore très forte (50 à 60 R.). Une nouvelle saignée de 300 grammes fut faite et le soir on appliqua des ventouses scarifiées. Le surlendemain la température était à 37°,2, la dyspnée avait presque disparu ; les phénomènes thoraciques étaient bien moins intenses. » M. Hardy terminait cette leçon par les conclusions suivantes :

« En résumé, les émissions sanguines sont utiles à condition qu'on ne dépasse pas un certain temps et qu'on ne les pratique pas au delà des limites raisonnables. Il faut, de plus, qu'on ait affaire à une pneumonie vraie et primitive développée chez un jeune sujet bien portant, fort, vigoureux, âgé de plus de quinze ans, n'en ayant pas sotxante. Enfin la maladie ne devra présenter ni la forme ataxique ni la forme adynamique, et n'avoir pas atteint la période d'hépatisation grise (*Gaz. des Hôpitaux*, 1877).

Puis, en même temps que les indications se restreignent, elles se précisent davantage.

Dans sa Clinique de la Charité, le professeur Jaccoud établit que l'opportunité de la saignée dans la pneumonie est limitée aux trois indications suivantes :

1° Dyspnée intense et température élevée ;

2° Troubles mécaniques de la circulation pulmonaire, hyperhémie et œdème ;

3° Phénomènes de stase encéphalique.

La saignée ne s'applique plus à la maladie, mais simplement à certains éléments de la maladie. Les indications ne découlent plus d'une conception *a priori* sur la nature de la maladie, mais reposent sur la genèse et les effets des phénomènes morbides.

Le professeur Peter, dans ses leçons de clinique médicale, réhabilite la saignée par ces considérations générales où il fait ressortir les faux raisonnements théoriques sur lesquels s'appuient les adversaires de la saignée.

« On a dit que la lésion de la pneumonie consistait dans une exsudation albumineuse fibrineuse solidifiée dans le poumon, et que le but à atteindre était la résorption de l'exsudat. Or, dans cette manière de raisonner, la résorption ne peut avoir lieu qu'après la liquéfaction préalable, et la liquéfaction ne peut s'opérer qu'à l'aide d'une exhalation séreuse fournie par les vaisseaux de la partie enflammée. Enfin, il faut de toute nécessité un certain temps assez long pour que toutes ces choses s'accomplissent. Et dans tout cela on ne voit guère, toujours au point de vue du raisonnement, un rôle utile pour la saignée. . . . . .

Mais est-ce bien de la résorption d'un exsudat pulmonaire qu'il s'agit ici? Et est-ce cette résorption que se proposaient d'obtenir ceux qui, pour la première fois, saignèrent dans la pneumonie ? Eux qui ignoraient non seulement l'existence de cet exsudat, mais *a fortiori* son siège et sa nature, qui ignoraient souvent la nature même de l'inflammation.

« Mais ce qu'ils savaient de science certaine, c'est qu'il y avait là une maladie inflammatoire caractérisée par de la fièvre, de la douleur du côté, de la dyspnée, que cette maladie siégeait à coup sûr dans la poitrine et que (peut-être ?) c'était le poumon qui était affecté... car ils ne pouvaient affirmer qu'il y eût pneumonie qu'après avoir constaté l'expectoration ; et ils saignaient pour combattre la maladie inflammatoire parce qu'ils savaient qu'immédiatement après une hémorrhagie la fièvre était toujours moindre et, le mieux-être considérable ; qu'une détente générale s'opérait souvent suivie d'une sueur bienfaisante.

« Et ils savaient encore que ces résultats étaient accompagnés, dans le cas de pneumonie, d'une douleur moindre et d'une moindre dyspnée ; et c'est pour arriver à ces fins qu'ils saignaient, mais non point pour obtenir la résorption d'un exsudat qui n'existe pas encore, alors que la fièvre est la plus véhémente......

« Ils savaient aussi qu'une saignée à large ouverture soulage le mieux et le plus vite et, depuis Arétée, ils se faisaient un précepte formel d'ouvrir largement la veine. »

« La saignée n'agit plus directement sur la maladie ni sur la lésion ; il y a action indirecte.

« Ce qu'on a directement et immédiatement amoindri, c'est la vitalité dans cet être dont brusquement on a fait ainsi baisser le pouls, baisser la respiration, baisser la température, et c'est indirectement par l'amoindrissement momentané de sa vitalité qu'on arrive à l'amoindrissement de sa maladie. » .... La saignée « coupe les vivres à l'inflammation. »

« D'ailleurs, et quelle que soit la théorie, l'amélioration est aussi générale que rapide et incontestable après la saignée.

« D'un autre côté on a encore rejeté théoriquement la saignée au nom même du malade.....

« Mais le malade n'est-il pas bien autrement affaibli, bien autrement appauvri dans tout son être, et, par suite, dans tout son sang par la longue persistance de sa fièvre et l'intensité de celle-ci, par la longue persistance de sa douleur et de son insomnie, par la persistance et l'aggravation du trouble de son hématose et de celui de toutes ses fonctions, par l'anorexie et l'inanition, bien autrement affaibli et appauvri, dis-je, qu'il ne l'est par une saignée, qu'on pourra répéter une fois encore au besoin? Cette perte de sang qui le soulage, qui le mène au bien par le mieux, et de la façon que j'ai essayé d'indiquer, il la réparera plus tard et bien vite à l'aide des aliments.....

« ..... Mais que parlons-nous ainsi en général du traitement de la pneumonie? Il ne s'agitpas de la pneumonie, mais des pneumoniques; et nous n'avons pas à traiter des pneumonies, mais des pneumoniques..... »

Le traitement des pneumoniques! Ces mots résument tout le progrès accompli. Et M. Peter qui ne réhabilite la saignée que pour les cas où la fièvre est *inflammatoire* et *véhémente*, ajoute qu'il n'y a rien de général dans le traitement de la pneumonie, que tout y est particulier.

On saigne donc encore, mais on ne saigne plus que sous les nombreuses réserves qui viennent d'être signalées dans la longue étude rétrospective qui vient d'être faite.

II

Quelle part revient à la physiologie expérimentale dans ces nouveaux errements thérapeutiques? De nombreux travaux, souvent contradictoires, ont été publiés sur les effets physiologiques de la saignée. Nous ne reproduirons que ceux qui ont trait directement à notre sujet et qui nous semblent présenter un degré suffisant de précision.

Quelle est donc l'influence de la saignée sur la circulation, la température et les échanges nutritifs dans un organisme sain? Sans doute les conditions sont différentes de celles dans lesquelles se trouve placé l'animal fébricitant; mais si l'on admet avec

M. le professeur Vulpian et le plus grand nombre des physiologistes que la fièvre et son expression la plus directe et la plus fidèle, l'élévation de la température, ne sont que le résultat d'une exagération des phénomènes normaux de la dénutrition, on se trouve par là même autorisé, sinon à conclure de l'état apyrétique à l'état pyrétique, mais tout au moins à établir entre les deux séries d'observations un véritable parallélisme. Et ceci sera vrai, surtout pour la pneumonie, dans laquelle l'élévation de la température occupe une place si prépondérante.

Cette étude physiologique, simplifiée, de la saignée a été faite autrefois par Marshall-Hall avec une consciencieuse sévérité. Malheureusement, il n'avait pas à sa disposition les moyens d'investigation dont nous disposons actuellement, et ce n'est que chez des auteurs plus récents que nous trouverons des résultats empreints d'une précision relativement plus grande. Les recherches, cependant, sont encore en bien petit nombre et sur quelques points contradictoires.

Que se passe-t-il lorsqu'on pratique une saignée? Le sang se précipite immédiatement par la voie qui lui est ouverte, et il en résulte un mouvement de déplétion qui porte d'emblée sur le système veineux. Il est évident que cette déplétion se fera sentir aussi bien sur l'extrémité cardiaque de la veine que sur son extrémité périphérique et les capillaires. Aussi voyons-nous nombre d'auteurs recommander la saignée toutes les fois qu'il y a surcharge du cœur droit et turgescence veineuse. Ceux mêmes qui rejettent la saignée en tant que méthode antiphlogistique, l'acceptent et la conseillent dans ces conditions. C'est un moyen mécanique d'évacuer le trop-plein veineux et de soulager le cœur surmené. Ce n'est pas seulement dans les affections cardiaques arrivées à leur période asystolique, mais aussi dans tous les cas où il y aura tendance à la stade veineuse et à l'engorgement du poumon que cette pratique pourra rendre des services. Nous avons vu que ces conditions peuvent se rencontrer dans un certain nombre de pneumonies.

Il est naturel de penser que le mouvement évacuatoire porte sur les capillaires. On peut constater facilement l'accélération du passage des globules à travers les capillaires de la membrane interdigitale de la grenouille lorsque la veine crurale est ouverte (O. Weber). Il resterait à savoir si cette accélération se produit encore lorsque le réseau capillaire est enflammé. Nous ne savons pas qu'il ait été fait des recherches spéciales sur ce point. Il est probable, cependant, si l'on en juge par ce que nous montre la clinique, que ce mouvement de déplétion est capable, dans certaines conditions, de vaincre la force d'attraction qui semble immobiliser les globules dans une région enflammée. Il est hors de doute, et l'expérience quotidienne en fournit surabondamment la preuve, que des incisions faites de bonne heure sont capables d'enrayer la marche de l'inflammation. Il intervient, il est vrai, un nouvel élément dont la mesure est difficile, et les scarifications locales constituent sans doute un moyen révulsif puissant.

Revenons à la saignée générale. La diminution de volume subie par le sang ne reste limitée au système veineux que pendant un espace de temps très restreint. L'équilibre tend bientôt à se rétablir, et la pression diminue dans les artères. Ce n'est que lorsque la saignée atteint 3,80 pour 100 du poids de l'animal que cette diminution de la pression devient sensible. Aucune modification ne se produit lorsque la saignée ne dépasse pas 1,50 à 2 pour 100 W. Müller). Rapidement, la tension revient à sa hauteur primitive.

Dans ces conditions, une saignée de 350 à 470 centimètres cubes n'amènerait chez un homme robuste qu'un très court abaissement de la pression vasculaire.

Toutefois, le simple raisonnement indiquerait peut-être qu'il n'est pas besoin d'une saignée abondante pour rétablir dans sa presque intégrité le cours du sang dans la lésion capillaire du poumon. On pourra supposer que l'augmentation de la tension veineuse, qui fait obstacle à la circulation capillaire intra-pulmonaire, est juste suffisante pour produire un tel résultat. Aussi bien la soustraction d'une quantité relativement peu considérable de sang suffirait pour rétablir les rapports normaux.

Ce qui se passe dans l'expérience de Cohnheim donne à penser qu'il n'est pas impossible, au moins d'une façon générale, que les choses se passent ainsi. Lorsqu'on commence à délier la veine dont la ligature a déterminé la diapédèse dans le système capillaire, à peine a-t-on relâché le lien, alors que la diminution produite ainsi dans la tension veineuse doit être à peine appréciable, on voit aussitôt les thrombus intracapillaires s'ébranler, se dissocier, et la circulation reprendre son cours. Il est donc probable qu'il n'est pas toujours nécessaire d'abaisser beaucoup la tension veineuse pour rétablir la circulation capillaire. D'ailleurs le traumatisme de la saignée agit évidemment sur le système nerveux, dont l'intervention modifie les résultats mécaniques et les rend plus complexes.

C'est par là qu'on peut probablement aussi s'expliquer pourquoi dans certains cas la diminution de tension fait défaut. On retrouve aussi à propos de la température des résultats paradoxaux qui sont dus certainement à la même cause.

La tension sanguine ayant diminué, les mouvements du cœur doivent être plus accélérés ; d'après M. Marey, les pulsations sont d'autant plus rapides que le cœur éprouve moins de peine à se vider. Le nombre des pulsations augmente, mais leur force diminue. La cause disparaissant, ce phénomène disparaît aussi rapidement et les battements du cœur reviennent à la normale dès que le sang a récupéré son volume habituel.

Comment se reconstitue la masse du sang ? Walterson (cité par Donders, édition allemande Band, I, p. 16) a trouvé que cette restitution se fait trop rapidement pour se produire grâce aux boissons introduites par la digestion. Le sang reprend son volume en soustrayant aux tissus la lymphe qui les baigne. On peut en donner des preuves palpables. Zimmermann (Lehmann, *Lehrb. der Chemie*) a montré que le sang revenu à son volume habituel renferme une quantité d'albumine plus considérable qu'elle ne

le serait si le liquide soustrait par la saignée avait été remplacé
par de l'eau. C'est en effet de la lymphe et non de l'eau qui est
venue s'incorporer au sang. On a du reste remarqué que le
nombre des globules blancs augmentait notablement. La constitution du sang se rapproche d'autant plus de celle de la lymphe
que les émissions sanguines ont été plus abondantes (Hayem).
Il va sans dire que le nombre des globules rouges va au contraire
en s'abaissant de plus en plus. La quantité d'hémoglobine qui
mesure directement la richesse du sang (Hayem) diminue à mesure que la saignée s'avance. Il y a, à ce point de vue, entre le
sang recueilli au début et les dernières gouttes qui s'écoulent
une très sensible différence (Tolmastcheff). D'ailleurs, l'accord
n'est pas complet sur ce fait de l'augmentation des globules
blancs après la saignée. Pour M. Malassez, l'augmentation des
globules blancs ne s'observe que si l'émission sanguine a été
faite au moyen d'un traumatisme important, et ne se produit pas
si la saignée ne s'accompagne que d'un traumatisme insignifiant.

La quantité de fibrine faiblit également (Magendie, Andral et
Gavarret, Brücke, Kühne, Lehmann). L'opinion contraire,
longtemps soutenue, s'explique par ce fait que la fibrine de
néo-formation se coagule avec une lenteur plus grande, ce qui
donne à la couenne de la saignée une épaisseur relative d'autant
plus considérable que les hémorrhagies ont été plus répétées et
plus abondantes. On sait à quels excès cette erreur d'interprétation a poussé l'école de Broussais.

Magendie a fait voir combien plus vite se produit, après une
hémorrhagie, la résorption des substances tomiques déposées
dans les cavités séreuses. La soif intense accusée par les malades
traduit la déshydratation de tissus dépouillés de leur lymphe.

Cette anémie aiguë ne va pas sans amener des troubles de
l'hématose. Le substratum chimique de la respiration devient
insuffisant. C'est là sans doute une cause d'accélération des mouvements respiratoires. Le nombre supplée à la qualité. Une autre
cause de trouble respiratoire intervient : c'est l'anémie des

centres nerveux. Cette anémie excite souvent les centres moteurs et détermine des convulsions (Marshal-Hall), Elle rend bien compte encore du ralentissement quelquefois noté dans le rhythme respiratoire. Traube a signalé l'apparition de la respiration de Cheyne-Stokes. Tout cela montre bien, pour le dire en passant, combien il est difficile de conclure de l'individu sain à l'individu malade, puisque, comme on l'a vu, la saignée calme la dyspnée.

On sait que la syncope est un incident possible de la saignée. Il semble que parfois les choses n'aillent pas jusque-là et que tout se borne au reflux du sang des extrémités vers le centre. C'est ainsi probablement qu'il faut comprendre comment, dans un cas signalé par Lorain et dans un certain nombre d'autres, il y a eu, après la saignée, abaissement de la température périphérique et élévation de la température centrale.

Les faits dans lesquels on a vu la pression artérielle s'élever doivent, pensons-nous, être rangés dans la même catégorie. N'est-ce pas là la manifestation de cette action révulsive dont la constatation précise nous échappe?

L'appauvrissement du sang, l'abaissement de l'hématose doivent avoir pour conséquence forcée un trouble plus ou moins intense de la nutrition. On admettrait volontiers, *à priori*, qu'il se fait là quelque chose de semblable à ce qui se produit dans l'inanition. Il n'en est rien. Les expériences de Tolmatscheff ont montré que la façon dont l'animal est nourri joue ici un rôle très important. Reçoit-il une nourriture végétale peu abondante, il dépérit et s'amaigrit. Reçoit-il au contraire une nourriture animale copieuse, il prospère et son poids augmente. Ainsi un chien a été soumis à sept saignées successives dans l'espace de deux mois environ, chacune des saignées s'élevait à 2 pour cent de son poids. L'animal a gagné plus de 400 grammes.

Bauer a donné, dans un mémoire publié dans le *Zeitschrift für Biologie*, t. VIII, l'exposé de recherches intéressantes sur la marche du mouvement nutritif chez les animaux soumis à des saignées répétées. Chose inattendue, la combustion des albuminoïdes, mesurée par la quantité d'urée éliminée, s'est accrue.

Au contraire la combustion des graisses, des hydrocarbures, estimée d'après la quantité d'acide carbonique et d'eau expirés, s'est abaissée ; il y aurait épargne et accumulation de la graisse dans l'organisme ; il y aurait dégénérescence graisseuse des éléments et en particulier des fibres musculaires. O. Weber déjà avait remarqué l'augmentation de l'urée. Il en avait donné une interprétation différente de celle que donne Bauer. Le professeur Lépine a constaté aussi l'augmentation d'acide phosphorique.

Quoi qu'il en soit, les changements survenus dans la circulation et les échanges nutritifs ne sont que momentanés : des flots de lymphe pénètrent dans le système sanguin au fur et à mesure qu'il se désemplit et, se transformant, remplacent le sang disparu.

Les modifications de la température sont également éphémères.

Barensprung a montré que chez l'homme sain, la temperature peut même s'élever pendant la saignée de quelques dixièmes de degrés. Pendant les vingt-quatre heures qui suivent, elle reste abaissée. Cet abaissement est d'un demi à 2 degrés ; le minimum est atteint de six à huit heures après la saignée. Puis il y a de nouveau une élévation lente qui, le deuxième ou le troisième jour, peut dépasser la température normale.

Mais pour que l'abaissement soit aussi prolongé, il faut que la saignée soit très abondante.

Sans doute d'une façon générale la température s'abaisse plus aisément par les moyens artificiels dans la fièvre qu'à l'état sain ; il résulte toutefois des recherches de Thomas, Frère, Lorain, Bauer, que chez l'homme sain ou en état de fièvre, si la saignée est modérée, il y a abaissement de la température après la perte de sang, mais que cette baisse thermique est de courte durée ; le thermomètre remonte très rapidement après la saignée. D'après Bauer, chez les fiévreux, la chaleur dépasse même le degré qu'elle avait avant l'émission sanguine.

Ainsi donc la physiologie expérimentale montre que la saignée, nous parlons de la saignée modérée, non de la saignée à blanc qui n'est pas d'ordre thérapeutique, loin qu'elle soit antiphlogistique, n'est qu'un agent antipyrétique de second ordre et d'action éphémère.

Elle démontre la tension veineuse, qu'elle n'abaisse que temporairement aussi et à un assez faible degré, mais suffisant sans doute pour diminuer la congestion secondaire, l'œdème aigu collatéral (Niemeyer, Oppolzer, Jaccoud) ; l'œdème passif (Jurgessen) qui se produit lorsque, chez des malades dont le cœur est déjà dégénéré par l'âge, l'emphysème, l'alcoolisme, l'hyperthermie, achèvent pour ainsi dire de rompre la résistance du cœur droit et en amènent la dilatation rapide.

La saignée enlève des globules rouges, mais ceux-ci se reproduisent vite, et d'autre part nous avons dit que la pneumonie franche aiguë est une maladie peu anémiante. Ce n'est donc pas de là que surgit une contre-indication. Mais après la saignée, au moins pour certains auteurs, des flots de leucocytes s'engagent dans le torrent circulatoire ; or comme d'autre part, dans la pneumonie franche, le nombre des globules blancs augmente notablement, peut-être pourrait-on dire que le passage à la suppuration est favorisé par la saignée.

De plus, la saignée ajoute aux pertes organiques résultant de la fièvre, et accélérerait peut-être, si elle était prolongée en des proportions sérieuses, la dégénérescence graisseuse déjà commencée de certains organes, du cœur par exemple.

III

Sur la route que nous venons de parcourir, il ne faut pas trop chercher ce qui est absolu et mathématique : sur le terrain clinique, des opinions convaincues, émanées sans doute des plus

hautes autorités, les unes qui ont la force d'une véritable observation scientifique, les autres qu'on peut taxer de sentimenta-
lisme et de parti pris ; sur le terrain expérimental, des résultats
incomplets et obtenus le plus souvent sur des animaux à l'état
sain, et qui ne peuvent guère s'appliquer à une maladie aussi
peu physiologique, si on peut dire ainsi, qu'est la pneumonie.

Néanmoins, des données indiscutables émergent de toutes ces
fluctuations ; c'est par leur exposé que nous terminerons ce
ce chapitre.

Résumé. Après une saignée assez copieuse, la température
s'abaisse ordinairement de 1 à 2 degrés, mais, après quelques
heures, elle remonte à un degré égal ou supérieur à celui qu'elle
atteignait avant la saignée. Sous ce rapport, il n'y a donc que
rémission momentanée ; la crise naturelle n'a pas eu lieu. Un
abaissement prolongé de la température ne pourrait guère s'obtenir que par la méthode des saignées coup sur coup, que personne n'oserait défendre aujourd'hui.

Mais si les modifications survenues dans le tracé thermique
n'indiquent pas un sérieux résultat, l'observation clinique déclare
hautement que la saignée pratiquée, surtout les deux premiers
jours, n'a pas été inefficace. Lorsque l'oppression, la douleur de
côté sont vives, il se produit une détente, une sensation de mieux-
être incontestables.

Si la saignée ne peut rien contre l'exsudat formé, il est
possible qu'elle modère la congestion préliminaire, aussi est-elle
surtout indiquée au début de la maladie. Elle peut agir contre
les congestions secondaires qui s'ajoutent à l'hépatisation, dans
des proportions variables, selon les cas (congestion collatérale,
congestion réflexe de l'un et de l'autre poumon, congestion
passive par insuffisance cardiaque).

Elle agit contre la congestion cérébrale qui se produit chez des
individus pléthoriques sous l'influence de la fièvre, d'une gêne
respiratoire même peu considérable.

Elle est efficace alors même qu'on ne peut faire intervenir une action mécanique suffisante ; il est probable que l'action mécanique se complète par une action révulsive et perturbatrice agissant sur les centres nerveux.

La saignée s'impose à toute époque de la maladie, en présence du syndrôme suivant : oppression extrême avec cyanose, dilatation des veines du cou, expectoration sanguinolente ou séreuse abondante, étourdissements, paralysies passagères, délire, coma.

Quoi qu'il en soit, la saignée doit être souvent pratiquée chez les sujets jeunes et robustes, et surtout lorsque la dyspnée, quelle qu'en soit la cause, et la congestion ont dépassé la mesure moyenne. On s'en abstiendra ordinairement chez les enfants et les vieillards, chez les individus débilités, dans la plupart des pneumonies secondaires. Ce n'est pas comme on l'a vu que la pneumonie soit par elle - même une maladie qui anémie beaucoup : nous exceptons les pneumonies typhoïdes. Mais si le sujet est déjà affaibli, toute cause nouvelle d'affaiblissement, si légère qu'on la suppose, doit être écartée, sauf dans les cas d'urgence extrême.

La saignée sera toujours faite d'une façon modérée. Sans doute il n'y a guère à supposer que dans une maladie d'aussi courte durée que la pneumonie, la saignée soit faite assez abondamment et d'une façon suffisamment prolongée pour agir sur le myocarde. Toutefois il faut se rappeler que l'insuffisance cardiaque n'est pas une complication rare de la pneumonie (Jurgenson), et qu'un pneumonique peut avoir préalablement un cœur plus ou moins altéré.

Pour d'autres médecins il faudrait craindre encore qu'une profonde atteinte à l'organisme du pneumonique n'augmente la tendance de la phlegmasie à passer à l'hépatisation grise (Dielt, Jaccoud). Il est vrai que la pneumonie est une maladie à tendance suppurative et que la saignée, si on en croit la physiologie pathologique, ne peut qu'augmenter cette tendance.

Il semble incontestable que la saignée ne diminue pas la longueur de l'évolution morbide. Ici, comme pour toutes les autres médications, on a trop souvent attribué à l'intervention thérapeutique une terminaison plus rapide dans certaines formes de la maladie (pneumonies abortives), laquelle s'observe également lorsque la maladie a été abandonnée à sa marche naturelle, ou lorsque d'autres remèdes ont été administrés.

La saignée ne jugule pas la pneumonie et rien n'autorise à l'employer systématiquement. « Jamais dit Grisolle, la pneumonie ne peut être jugulée par les émissions sanguines faites le plus largement possible. » Elle est un agent efficace contre l'intensité de la dyspnée, contre les accidents congestifs exagérés; elle n'agit pas contre la pneumonie, mais contre certaines complications de la pneumonie.

Sans aborder maintenant les indications spéciales de la saignée, nous dirons seulement que l'abondance de la saignée doit être en raison directe de l'intensité de la dyspnée et de la congestion, et aussi du degré de résistance du malade. Et nous terminons volontiers par une phrase de Broussais lui-même. « Chaque médecin s'habitue insensiblement à mesurer les forces de ses malades, mais quand il a acquis le coup d'œil le plus approchant de la vérité, il ne saurait le communiquer aux autres. »

VENTOUSES SCARIFIÉES.

Nous nous sommes occupé surtout de la saignée ; c'est bien elle, en effet, qui a soulevé tant de pratiques différentes, tant de polémiques.

Les ventouses scarifiées employées aussi depuis des siècles, ont toujours été généralement acceptées. On n'enlève qu'une quantité modérée de sang avec les ventouses et ces saignées modestes ne méritent aucune des objections adressées aux saignées générales. Toutefois, elles ont aussi une action générale incontestable. M. Lépine a vu les applications de ventouses scarifiées amener une diminution de la température, dans le rectum, de un degré.

On les emploie donc à titre de petites saignées chez les individus où les émissions sanguines sont indiquées alors qu'il existe des contre-indications aux saignées copieuses, par exemple chez les sujets faibles, débilités, dans les pneumonies adynamiques.

D'ailleurs les ventouses scarifiées n'agissent pas seulement comme émissions sanguines, mais aussi par révulsion, comme nous le dirons plus loin, et c'est ainsi qu'on les emploie surtout contre la douleur de côté.

ARTICLE III

ANTIMONIAUX

TARTRE STIBIÉ. — KERMÈS. — OXYDE BLANC D'ANTIMOIN.

Tartre stibié.

I

Le début de l'antimoine en thérapeutique ne pouvait faire présager la haute fortune qui lui était réservée.

Paracelse paraît l'avoir employé le premier en médecine, mais les commencements furent modestes. Puis, en 1564, Louis de Launay, médecin de la Rochelle, ayant publié un livre : sur la faculté et vertu admirable de l'antimoine, en 1566, un arrêt du Parlement de Paris provoqué par la Faculté le condamna solennellement. Pourquoi? nous ne saurions trop le dire. L'antimoine faisait-il merveille et concurrence inquiétante? La Faculté défendait-elle simplement les intérêts de ses administrés menacés par une médication maladroitement administrée ? La solution du problème importe peu aujourd'hui. D'ailleurs, on ne s'occupa pas davantage de la substance persécutée.

Toutefois, des esprits indépendants continuèrent à l'étudier.

En 1567, Alexandre Suchtenius fait paraître un ouvrage traduit de l'allemand en 1570 sous le titre *de Secretis antimonii*.

En 1575, Joseph Duchesnes (*Quercitanus*) proclama dans son *Traité des médicaments* que l'antimoine purifie le sang « sola pravorum humorum correctione ». En 1585, Rembertus Dodonæus (*Medicinalium observationum exempla rara*) conseille contre la dyspnée la poudre du *crocus metallorum* macérée dans du vin de Malvoisie.

Voilà la première application connue de l'antimoine aux affections de la poitrine.

Mais la plus héroïque des préparations antimoniales, le tartre stibié, est enfin découvert. Il paraît dû à Adrien de Mynsick, médecin du duc de Mecklembourg (*Thesaurus et armamentarium medico-chimicum*, 1631).

Plus tard, Ruland (*Thesaurus Rulandinus, editio tertia*, 1680) compose avec le safran des métaux une *Aqua benedicta* et, même sans saignée, traite les maladies aiguës de la poitrine, « per hanc solam panaceam ».

En France, malgré l'interdiction officielle qui pesait toujours sur l'antimoine, le vin émétique avait subrepticement paru au Codex de 1638, avec la permission du doyen d'alors.

Mais aussi les luttes intestines qui divisaient l'École de Paris à ce sujet devinrent plus ardentes que jamais. L'antimoine faisait cependant son chemin, et lorsque Louis XIV tomba malade à Mardick, une nombreuse consultation présidée par Mazarin lui-même décida de lui administrer l'émétique, dont il prit jusqu'à *une once.*

Dès lors la réhabilitation ne pouvait plus guère tarder. Par décret du 29 mars 1666, quatre-vingt-douze docteurs sur cent deux se prononcèrent en sa faveur, et le Parlement revint en conséquence sur la proscription qu'il avait édictée un siècle auparavant.

Aussi, peu après, en 1682, dans une dissertation inaugurale, Lamy prône l'antimoine comme vomitif et fait la remaque qu'il ne produit pas d'agitation.

Dès lors l'antimoine est admis dans la pratique de tous les jours.

Au dix-huitième siècle, il est aux mains de tous les grands médecins de l'époque : Baglivi, Baillou, Bordeu. Rivière s'en sert à petites doses vomitives d'une façon méthodique.

Dans les épidémies de pneumonies bilieuses qui règnent à Vienne de 1776 à 1780, Stoll en retire les plus grands avantages. On trouve dans son livre (*Ratio medendi*, page 8), un passage si caractéristique que nous ne pouvons nous empêcher de le reproduire en entier.

« Chez presque tous les malades, peu après le vomissement, l'oppression diminuait d'une façon remarquable, et chez quelques-uns même elle disparut complètement. La respiration devenait plus libre et les troubles de l'estomac cessaient ou le plus souvent s'amendaient. Nous n'avons administré l'émétique à aucun malade (et certes nous l'avons souvent employé) qui n'ait été notablement soulagé après le vomissement. Beaucoup qui ressentaient dans un hypochondre une douleur qui s'augmentait au toucher, en étaient débarrassés après l'administration de l'émétique. »

Mais les médecins jusqu'alors se préoccupaient avant tout des complications bilieuses de la pneumonie et n'administraient l'antimoine qu'à titre d'évacuant. Les théories humorales dominaient encore la science et la pratique médicales.

Avec le dix-neuvième siècle commence la grande ère de l'émétique (1); il devient l'instrument de mise en œuvre de la célèbre théorie du contro-stimulus, où Rasori venait de ressusciter l'irritabilité de Brown. Le médecin italien, convaincu de l'existence, dans toute maladie aiguë, d'une *diathèse de stimulus*, s'efforçait d'en atténuer les fâcheuses conséquences en provoquant une dépression artificielle ou contro-stimulus au moyen du tartre stibié à doses massives, doses qu'il recommandait de proportionner aux variations de la maladie. Il l'associa d'abord aux émissions sanguines, mais il en arriva à se passer de ces dernières et à faire prendre à certains malades jusqu'à 62 grammes d'émétique pendant tout le traitement.

Il cherchait avant tout à obtenir cet état particulier qu'il appela *tolérance* ou *aptitude*, qui permet aux malades de supporter, sans effets vomitifs ou purgatifs, des doses plus ou moins considérables

---

(1) Détail intéressant, Jenner, l'illustre inventeur de la vaccine, paraît avoir employé l'antimoine *à l'intérieur* contre les affections aiguës de poitrine (Jenner, *Letter on the influences of artificial eruptions in certain diseases*). London, 1822, trad. en français en 1824, Paris.

du médicament. C'est cet état qui lui paraissait développer la plus grande somme de contro-stimulus.

Cette médication révolutionnaire qui bouleversait les idées thérapeutiques du temps, eut un rapide succès, bien que les statistiques de l'hôpital que Rasori dirigeait à Milan fussent loin d'être brillantes.

Sur 648 malades traités à l'hôpital civil, il comptait 22 morts pour 100, et sur un chiffre de 180 malades militaires, 14 et demi pour cent. Il faut ajouter que Rasori employait alors concurremment l'émétique et la saignée.

Toutefois d'autres médecins italiens, Tommasini et Ambri à Parme, Giacomini à Padoue, imitèrent avec ardeur la pratique de Rasori.

En France, la nouvelle méthode se propageait rapidement sous le puissant patronage de l'illustre inventeur de l'auscultation médiate, Laënnec, qui de 1817 à 1826 étudia avec le plus grand soin les effets du tartre stibié dans le traitement de la pneumonie aiguë. Il trouvait là une arme à substituer à la saignée pour laquelle il avait peu de sympathie.

Voici ce qu'il pensait de l'émétique : « Au bout de vingt-quatre à quarante-huit heures au plus, souvent même au bout de deux à trois heures, on obtient par cette méthode une amélioration notable de tous les symptômes. Quelquefois même un malade qui paraissait voué à une mort certaine est au bout de quelques heures hors de tout danger, sans avoir éprouvé aucune crise, aucune évacuation, aucun autre changement notable, en un mot, qu'une amélioration progressive et rapide de tous les symptômes ; et l'exploration de la poitrine montre la raison de ce changement subit, par l'apparition de tous les signes de la résolution. » Il ajoute même, tant sa confiance est grande : « Des effets aussi tranchés peuvent être obtenus à toutes les périodes de la maladie, et même à l'époque où une grande partie du poumon est envahie par l'infiltration purulente. » Nous croyons pouvoir dire ici, sans manquer de respect à Laënnec, que son enthousiasme l'a entraîné un peu loin.

D'autres allèrent aussi jusqu'à l'exagération ; Peschier, à Genève, en 1825, proscrit la saignée en faveur du tartre stibié qui a guéri tous ses malades sauf un seul, chez qui le remède fut employé trop tard.

L'émétique n'avait été administré, d'abord, que comme adjuvant de la saignée ; on le donnait le troisième ou le quatrième jour, lorsque plusieurs évacuations sanguines avaient déjà été faites ; puis on le donna dès le premier jour, concurremment avec la saignée ; puis on remplaça la saignée par quelques ventouses scarifiées, et on vit que le tartre stibié suffisait, à lui seul, à résoudre la maladie.

Louis apporta l'appoint de ses investigations rigoureuses, et d'une statistique sévèrement établie il conclut « que le tartre stibié, donné à hautes doses quand la saignée paraît sans influence, dans les cas graves par conséquent, a une action favorable et paraît diminuer la mortalité. »

L'émétique recruta encore d'autres puissants défenseurs. Blache, exposant les résultats de la pratique de Guersent, à l'hôpital des Enfants, dit que par le traitement stibié « l'inflammation rétrograde d'une manière sensible. » Récamier assure « que les cas où le tartre stibié à haute dose réussissait le mieux, étaient précisément ceux où la maladie avait résisté aux autres moyens de traitement. » Trousseau concourt aussi à faire triompher le traitement par l'émétique ; il proclame, dans son *Traité de thérapeutique*, « qu'il existe peu d'agents antiphlogistiques aussi puissants, lorsqu'on l'administre d'une manière et dans des circonstances convenables. » Rilliet et Barthez sont convaincus que « son influence sur le mouvement fébrile et la respiration indique qu'il peut empêcher la phlegmasie d'acquérir une étendue très considérable. » Enfin, Grisolle, dans son étude magistrale, résume ainsi son opinion : « Les faits qui précèdent ne permettent d'élever aucun doute sur l'heureuse influence que l'émétique, donné à haute dose, exerce sur la terminaison, sur la marche et sur la durée de la pneumonie. »

A côté de ces grands noms, nous devons citer ceux de Téalier qui publie, en 1832, un bon ouvrage sur le tartre stibié et son emploi dans les maladies ; de Bang et de Wolf qui, l'un à Copenhague, et l'autre à Varsovie, firent connaître l'efficacité du médicament.

Mais les coups que les partisans de l'expectation avaient portés à la saignée atteignirent par ricochet l'émétique. On s'appliqua à étudier beaucoup plus les inconvénients et les dangers de la médication que ses avantages. On commença à redouter les doses élevées ; le contre-stimulisme ne fut plus suivi dans sa rigueur absolue.

D'ailleurs, l'émétique avait rencontré de tout temps, comme toute médication, à côté de partisans enthousiastes, les plus ardents adversaires. Au premier rang de ces derniers est Guy-Patin ; M. Maurice Raynaud, dans son ouvrage *les Médecins au temps de Molière*, nous montre bien la haine plutôt instinctive que vraiment raisonnée vouée à l'antimoine par l'illustre doyen. Dans ses lettres, celui-ci dresse, avec une sorte de satisfaction malicieuse, le catalogue mortuaire des victimes du vin émétique, qu'il appelle le vin hérétique. Jamais il n'écrira stibié, mais stygié, car c'est vraiment pour lui un remède suscité par l'enfer. Aussi fit-il partie de la petite minorité des dix docteurs qui, sur 102, refusèrent, le 29 mars 1635, de voter en faveur de l'antimoine.

Bien avant cette époque, Reusnerius (*De Scorbutico*, Francfort, 1600), recommandait de s'abstenir de l'antimoine, lorsque le poumon est malade. En 1653, Eusèbe Renaudot, dans son pamphlet de l'*Antimoine justifié*, conseillait aussi de s'en abstenir dans les inflammations de poitrine.

A peine Rasori venait-il de faire connaître ses idées, que Strambio (*Intorno il modo agire del tartaro stibiato*, Milano, 1826) s'efforçait de battre en brèche le médicament à la mode.

Gendrin (*Transactions médicales*, t. VI, p. 150) conclut « que les préparations antimoniales n'agissent que pendant un jour ou deux et qu'elles deviennent ensuite *absolument inertes*. »

Rayer (Art. *Antimoine*, du *Dict. méd. et chir. prat.*, p. 157, t. III, 1829) avance que le traitement de la pneumonie par les vomitifs est moins favorable que la saignée, et qu'il fatigue beaucoup les malades par les commotions réitérées. »

Dance (*Arch. gén. méd.*, 1re série, t. XX, p. 30) écrivait : « Mais quoi qu'on en dise, cette médication est fatigante pour la plupart des malades, inquiétante pour le médecin et suspecte dans ses effets consécutifs. »

Andral (*Clinique médicale*) s'exprime ainsi : « Dans aucun des cas que j'ai observés moi-même, je n'ai vu la pneumonie être influencée d'une manière avantageuse par l'emploi du tartre stibié à haute dose. » Il ajoute : « Le médicament ne m'a pas paru d'ailleurs plus efficace contre la pneumonie, dans les cas où il était toléré, que dans ceux où il déterminait soit de pénibles nausées, soit des vomissements, soit de la diarrhée. »

Bouillaud et Forget (*Bulletin de thérap.*, t. XVIII) vont plus loin ; ils prétendent que l'émétique peut causer la mort par les seuls efforts des vomissements violents qu'il entraîne (avec état demi-syncopal, tendance à la stase et aux coagulations intra-cardiaques).

Niemeyer pense que le tartre stibié n'exerce pas un effet immédiat sur les troubles locaux de la nutrition dans le poumon, et que l'emploi de ce médicament autrefois très usité est tombé dans les derniers temps en discrédit. Il ne s'en explique pas autrement.

Dans ses leçons cliniques, le professeur Bernheim motive davantage son scepticisme et dans les termes suivants : « En résumé, et sans être sceptique en thérapeutique, je crois que l'efficacité du traitement rasorien de la pneumonie est encore douteuse; je crois que l'émétique, comme au reste d'autres médications, a bénéficié des résultats dus à l'évolution naturelle, spontanée de la maladie; je crois que son action antipyrétique ou contre-stimulante a été surfaite. »

Néanmoins, le tartre stibié est resté dans la pratique de beaucoup de médecins, et des médecins les plus autorisés. Il est conseillé dans la plupart des livres classiques récents : le Traité de MM. Hardy et Béhier; les cliniques des professeurs Jaccoud et Peter. Notre excellent maître M. Bucquoy le préconise dans des leçons cliniques professées à l'hôpital Cochin et dans son article du *Dictionnaire de médecine et de chirurgie pratiques*, le professeur Lépine n'hésite pas à déclarer qu'il a une action résolutive sur la pneumonie.

II

Quelle peut donc être l'action du tartre stibié contre la pneumonie aiguë ?

La solution de ce problème trouve les documents nécessaires dans deux sources distinctes : d'une part, la physiologie expérimentale proprement dite; d'autre part, la physiologie pathologique, cette physiologie où le malade est le sujet et le clinicien l'expérimentateur. Non pas que le médecin expérimente à la façon du physiologiste, car dans ses plus grandes hardiesses, il tient compte des données rétrospectives de la tradition, et obéit au tact médical, qui n'est que l'intuition des résultats que donnera une expérience clinique qui va être faite. Les documents venus de ces deux origines se prêtent un mutuel appui et, en se combinant en quelque sorte, prennent plus d'importance.

Nous étudierons donc en même temps les effets produits par le tartre stibié tels que les montrent la physiologie et l'observation clinique. Il sera plus facile, ensuite, de juger de l'action du médicament à l'égard de la pneumonie aiguë, et d'en poser les indications et les contre-indications.

Nous exposerons successivement les modifications apportées dans les divers tissus, dans les différentes fonctions de l'organisme, par l'ingestion du tartre stibié, qui est le mode ordinaire d'administration thérapeutique du médicament, dans le cas qui nous occupe.

A peine arrivés dans l'estomac, les composés antimoniaux solubles dont le tartre stibié est le meilleur type, déterminent des effets variables avec la dose, et qui sont les suivants.

Chez l'homme, à la dose de 1 centigramme, il y a des nausées accompagnées d'horripilation et de cet état de malaise qui est le prélude habituel du vomissement. En même temps, un certain nombre de sécrétions s'exagèrent (sueurs, salive, sécrétions bronchiques et gastro-intestinales).

A une dose plus élevée (4 à 5 centigrammes jusqu'à 30), le vomissement se produit, séro-muqueux, et souvent avec évacuation de bile en plus ou moins grande quantité.

Mais l'effet se poursuit, soit qu'une partie de la dose ait échappé à l'absorption stomacale et vienne directement irriter la muqueuse intestinale, soit qu'elle s'échappe avec la bile, après une première absorption dans le foie; les diverses sécrétions intestinales sont sollicitées à leur tour, et des évacuations alvines accompagnées de coliques et précipitées par les contractions des tuniques musculaires, se produisent.

C'est l'action vomi-purgative dans toute son étendue et avec toutes ses conséquences réactionnelles sur la circulation, la calorification, etc., dont nous n'avons pas à parler ici, car nous voulons tâcher, au contraire, d'isoler l'action plus intime de l'émétique.

A dose toxique (de 50 centigrammes à 1 gramme), les vomissements et les selles peuvent exister encore ou manquer. En tout cas, ces phénomènes s'effacent bientôt devant un collapsus des plus accusés.

L'antimoine paraît donc exercer sur le tube digestif une action irritante des plus énergiques. Aussi n'est-il pas surprenant que des solutions un peu visqueuses ou un peu concentrées de cette substance produisent diverses lésions sur leur passage.

Ces lésions, qu'on avait voulu regarder autrefois comme l'effet d'une saturation antimoniée, consistent en une rougeur érythémateuse du pharynx et des diverses parties de la bouche; un mucus visqueux et tenace est adhérent aux régions enflammées, et bientôt apparaissent en divers points des pustules blanchâtres, pultacées, isolées, donnant l'idée de pustules varioliques. On a supposé qu'elles pouvaient se développer jusque sur le larynx, dans des cas où l'on avait noté de l'enrouement.

Chez huit malades morts au cours du traitement, on a trouvé des pustules de l'œsophage. Grisolle, *Traité de la Pneumonie*, Oppolzer. Bernheim, *Clinique médicale*) a vu des ulcères de l'œsophage et de l'estomac avec rétrécissement cicatriciel consécutif, succéder dans un cas à l'ingestion du tartre stibié.

Quant aux lésions de l'intestin, elles sont bornées à la surface et n'entament pas la muqueuse.

Comme trouble fonctionnel, Grisolle a noté un hoquet parfois assez fatigant, mais qui cesse en général spontanément.

Avant d'examiner l'effet de l'antimoine sur les diverses sécrétions, rappelons en quelques mots que l'on a constaté la présence de l'antimoine dans la plupart des viscères : dans le foie surtout, qui présente souvent en même temps un degré plus ou moins avancé de stéatose surtout dans l'intoxication chronique (expériences de Saïkowski, de Moscou) ; dans la rate et les reins ; parfois dans les poumons.

Quelles sont maintenant les diverses sécrétions que sollicitent les antimoniaux, soit par leur action irritante topique, soit pour leur élimination.

Toutes les glandules que renferment la muqueuse gastro-intestinale et les glandes annexes (foie et pancréas) sont vigoureusement mises à contribution pour l'accomplissement des effets

vomi-purgatifs. Il n'y a, pour s'en assurer, qu'à considérer l'abondance et la nature des évacuations.

Le mucus bronchique est rendu plus fluide et il est sécrété en
plus grande quantité. La sueur, non seulement se produit syner-
giquement avec le vomissement, mais elle persiste longtemps
après lui. On a même attribué le phénomène de la pustulation
antimoiale à l'éliminnation de la substance par la sueur qui la
renferme ; M. Rabuteau est de cet avis, et fait remarquer que les
pustules débutent toujours à l'orifice des follicules sudoripares.
D'autres auteurs admettent que dans les cas très rares où l'éruption stibiée a paru succéder à l'usage interne du médicament, il
faut l'attribuer à la dispersion accidentelle sur la surface cutanée
des préparations pharmaceutiques (Trousseau).

La sécrétion urinaire serait seule diminuée, d'après M. Pécholier ; il est vrai que Trousseau n'était pas de cet avis.

Les sécrétions diverses dont nous venons de parler renferment
de l'antimoine ; on en trouve aussi dans les urines, car les reins
sont une des principales voies d'élimination. Signalons, à ce propos,
un fait intéressant, à savoir l'intermittence de cette élimination qui
se fait par intervalles de plus en plus espacés, à mesure qu'on
s'éloigne de l'époque de l'administration. On a encore trouvé
de l'émétique dans l'urine après vingt-quatre jours (Millon et Laveran).

Circulation. — « La diminution dans la force et dans la fréquence du pouls, dit Grisolle, est un des phénomènes les plus
remarquables et les plus constants. » Ce résultat se produirait
dès le premier jour de l'administration. Les auteurs sont sur ce
point unanimes. Gubler a étudié les modifications du pouls au
sphygmographe. « La courbe sphygmographique, dit-il, est for-
mée par une sorte de cône aplati en haut, à base inférieure, ce
qui indique un défaut de propulsion cardiaque et une diminution
de la contractilité artérielle. » (*Leçons de thérapeutique*, 1877.)
Déjà dans sa dissertation inaugurale, en 1862, Lamy avait fait

cette remarque que, non seulement l'émétique n'excite pas le pouls, mais même qu'il le ralentit notablement. Longtemps avant Rasori avait noté aussi quelquefois des intermittences du pouls.

D'ailleurs les effets du tartre stibié sont ici très complexes. M. Pécholier a vu, sur des lapins, une première période d'excitation passagère qu'il attribue à l'émotion de l'animal et aux efforts de vomissements ; une seconde période de ralentissement plus ou moins marquée du pouls, et enfin une dernière période d'accélération, période de réaction qui serait due aux lésions consécutives à l'absorption du poison.

Des expériences de Lenz et Ackermann ont donné des résultats analogues aux précédents ; les auteurs ont noté en même temps la diminution de la tension artérielle.

Injecté dans le sang d'un chien, l'émétique, à dose toxique, produit, d'après Rabuteau, une mort foudroyante, en arrêtant instantanément le cœur. Le tartre stibié paraît être vraiment un *poison du cœur*. D'après Binz, il aurait même une action directe sur cet organe dont il influence les battements, même après la section du nerf vague. De plus on observe, après la mort, une diminution manifeste de l'excitabilité électrique du muscle cardiaque.

Nothnagel, dans son Traité, confirme la généralité de ces résultats. « Le tartre stibié, dit-il, affaiblit l'activité cardiaque, surtout par une action directe du poison sur le cœur, et non pas seulement d'une manière indirecte à la suite de l'action exercée sur les terminaisons du pneumogastrique dans la muqueuse stomacale. Chez les animaux à sang froid, on voit se produire, sous l'influence d'une dose de 0,05 de tartre stibié, une augmentation passagère, durant 15 minutes, de la force et du nombre des mouvements cardiaques ; à cette augmentation succède une diminution.

« Chez les animaux à sang chaud, l'énergie de la contraction du cœur subit dès le début une diminution. Le nombre des pulsations augmente d'une manière très passagère, puis diminue progressivement. Enfin, ces contractions cardiaques deviennent irrégulières et le cœur finit par s'arrêter à l'état de diastole, pourvu que la dose ait été suffisante.

« Chez l'homme, la fréquence du pouls augmente pendant la période des vomissements, après quoi elle diminue. L'énergie et le nombre des contractions cardiaques se relèvent pendant la période de réaction, alors que les vomissements ont complète- ment cessé. On voit donc qu'une partie des phénomènes car- diaques doit être mise sur le compte d'une action réflexe.

« Chez les animaux, ainsi que chez l'homme, la diminution considérable de l'énergie du cœur a pour conséquence une forte hyperémie veineuse de tous les organes.

« A mesure que le cœur perd de sa force, la température s'abaisse ; cet abaissement a été dans quelques cas de 6 degrés (Ackermann, Radziejewski). » (1).

Respiration. — Grisolle a constaté que les effets sont moins constants pour les mouvements respiratoires que pour le pouls. M. Pécholier conclut de ses expériences que l'augmentation ou la diminution du nombre des respirations marche conjointement avec la diminution et l'augmentation des pulsations.

Magendie et Orfila auraient noté des lésions consistant en des congestions localisées qui représentaient une pseudo-hépatisa- tion. Comparant l'action de l'émétique à celle de l'ipéca, qui produit presque constamment une anémie si remarquable des poumons, M. Pécholier dit que l'afflux du sang dans le poumon n'a pas diminué et s'est même parfois accru. Il est probable cependant que de fortes doses sont nécessaires pour la produc- tion de ces lésoins qu'on a fait intervenir dans la discussion du traitement de la pneumonie aiguë par l'émétique.

« Chez les animaux à sang chaud, dit Nothnagel, et chez l'homme, la respiration est d'abord accélérée, superficielle, irré-

(1) Nothnagel et Rossbach, *Nouveaux éléments de matière médicale et de thérapeutique,* trad. par Jules Alquier. 1880.

gulière ; puis elle se ralentit, et, à ce moment, l'inspiration est rapide, comme convulsive, ou extrêmement pénible, tandis que l'expiration est très lente et plaintive. Ces phénomènes doivent être considérés comme produits, en grande partie, par voie réflexe, avec point de départ dans les rameaux nerveux de l'estomac.

« Ils se manifestent toujours, en effet, pendant les vomissements, quelle qu'en soit la cause ; d'ailleurs ces mouvements vomitifs ne sont pas autre chose, en réalité, que des mouvements respiratoires anormaux.

« Certains auteurs anciens avaient admis que l'usage du tartre stibié pouvait donner lieu à des altérations très marquées des poumons, à leur hépatisation. Ackermann ayant fait l'autopsie de 20 chiens, qu'il avait fait périr par l'administration du tartre stibié, n'a jamais observé ces altérations. » (I)

Baraban (Thèse de Nancy) n'a point constaté non plus ces altérations, mais seulement de la congestion pulmonaire ; il admet que le tartre stibié paralyse les extrémités sensitives du pneumogastrique pulmonaire et calme ainsi la toux.

Altérations du sang. — On doit se demander si l'antimoine qui circule en nature dans le sang après l'absorption et jusqu'à l'élimination, n'en modifie pas de quelque manière la composition.

Rayer, cité par Téallier, a cru remarquer que le sang était plus fluide sur les cadavres d'individus qui avaient pris du tartre stibié, mais par contre il était coagulable et fibrineux chez les animaux qu'il avait tués par l'émétique. Meyerhofer, cité par M. Rabuteau, a trouvé le sang sombre et fluide. Mialhe admet la formation dans le sang d'un composé antimonial insoluble, qui entraverait mécaniquement les mutations organiques nécessaires à la vie. « Mialhe, dit M. Delioux de Savignac s'appuie sur l'opinion de Mulder, d'après laquelle l'excès de fibrine dans les maladies n'est qu'une transformation de cette fibrine par la suroxydation de la protéine ; l'antimoine, en ralentissant la circulation, dimi-

(1) Nothnagel et Rossbach, *Nouveaux éléments de matière médicale et de thérapeutique*, trad. par Jules Alquier. Paris, 1880.

nuerait la combustion de la protéine. » Si cette opinion reposait sur des réactions chimiques incontestables, ce qui malheureusement n'est pas le cas, elle permettrait de comprendre comment l'antimoine serait capable de restreindre directement l'étendue de la phlegmasie pulmonaire.

« Quant au sang, dit M. Baraban, nous l'avons toujours trouvé diffluent, surtout avec les doses élevées ; les globules ont été altérés dans leur forme et traités par l'eau distillée, ils ont laissé transsuder l'hémoglobine assez rapidement. » M. Baraban n'a pas fait des expériences relativement aux fonctions des globules, mais il cite des expériences de M. Ritter (Thèse de Coze) où du sang, mélangé à de l'émétique, a fourni trois ou quatre fois moins d'acide carbonique que le sang resté pur. « Il y a, dit-il, une notable différence dans la quantité d'acide carbonique déplacé. C'est donc une preuve que le tartre stibié, par sa présence, a empêché le globule sanguin d'absorber la même quantité d'oxygène que le sang normal et par là de fournir la même quantité d'acide carbonique. »

Ce sujet appelle évidemment de nouvelles recherches.. Il reste du moins à peu près démontré que l'antimoine altère la constitution du sang, sans qu'on puisse au juste préciser quel genre de lésions il y détermine.

Système nerveux. — « Il est difficile, dit Nothnagel, de décider quelle est, dans les troubles graves qu'éprouvent les centres nerveux, chez les animaux à sang chaud, sous l'influence du tartre stibié, la part qui revient aux troubles circulatoires et celle qui doit être mise sur le compte d'une action directe du poison. La part la plus grande doit être attribuée à l'action des troubles circulatoires ; mais le second effet ne doit pas pourtant être nié. Car chez les animaux à sang froid, dont le système nerveux dépend beaucoup moins de la circulation, on a vu se produire, sous l'influence du tartre stibié, la paralysie des centres cérébro-spinaux, la disparition complète de l'action réflexe ; ces mêmes effets ont été observés par Radziejewski, chez les lapins qui, comme on le sait, ne peuvent pas vomir. On peut donc bien admettre aussi, chez les animaux à sang chaud, une atteinte directe portée par le poison sur le cerveau et la moelle épinière. Peut-être même serait-il permis d'invoquer cette paralysie finale de la moelle, pour expliquer pourquoi des doses élevées de tartre stibié, administrées pendant un certain temps, ne provoquent plus de vomissements. » (Nothnagel et Rossbach.)

Il est vrai que d'autres auteurs, entre autres M. Delioux de Savignac, pensent que l'émétique à doses thérapeutiques n'est pas un hyposthénisant, mais au contraire un excitant ; M. Delioux fait remarquer qu'au début le système nerveux déploie de toutes parts la plus grande énergie (contractions musculaires associées du vomissement, péristaltisme évacuateur, hypersécrétions, stimulation des muscles bronchiques, etc.). La dépression et le collapsus dont le choléra stibié est la plus haute expression, ne seraient que des symptômes d'une intoxication confirmée et non plus d'une action médicamenteuse. Nous reviendrons sur ce point en étudiant le phénomène, capital pour Rasori et son école, de la tolérance.

En résumé, de cette longue discussion physiologique il ressort que le tartre stibié diminue la systole cardiaque, déprime le système nerveux cérébro-spinal, abaisse la température sous cette double influence, et qu'il ralentit la respiration, diminue la toux, exagère la sécrétion bronchique. En même temps il produit de la diarrhée, mais surtout détermine le vomissement.

Les opinions émises par les divers auteurs sur le mécanisme d'action du tartre stibié, se rattachent à des degrés et dans des combinaisons variables à ces éléments pathogéniques, si on excepte toutefois l'hypothèse métaphysique de Rasori, sa prétendue diathèse de stimulus dans la pneumonie aiguë et la nécessité adéquate d'une contre-stimulation.

Pour Broussais et pour Dance les antimoniaux sont uniquement des dérivatifs puissants en raison de leur large surface d'action. Pour Trousseau, ce sont des agents toxiques qui agissent sur le cœur et les poumons. Téalier les considère comme des sédatifs du système nerveux qui ralentissent secondairement la circulation. Chomel ajoute à la révulsion l'effet mécanique du vomissement.

Grisolle admet que « l'émétique administré dans le cas de pneumonie, agit à la fois par l'action révulsive qu'il exerce sur le tube digestif, par son action dissolvante sur la crase du sang et peut-être aussi par les changements que son contact produit dans la nutrition des tissus. » MM. Hardy et Béhier admettent surtout, eux aussi, l'action révulsive.

Pour le professeur Jaccoud, l'émétique est un *anti fébrile* qui modifie la température et le pouls. M. Bernheim a les mêmes vues, et pense que le tartre stibié est un anti pyrétique, et rien de plus. M. Fonssagrives le range aussi parmi les dépresseurs de la thermogénèse. M. le professeur Gubler ne voulait voir dans l'émétique qu'un nauséeux et un vomitif qui ne possède aucune propriété altérante démontrable.

Delioux de Savignac, comme on l'a vu plus haut, s'attache à nier l'action contro-stimulante du tartre stibié ; il le montre provoquante entr'autres contractions multiples, celles des vaso-moteurs, et se demande si l'on ne pourrait pas comprendre ainsi et son action résolutive sur la pneumonie et son action anti pyrétique, et bien mieux que par une altération incertaine encore de la crase du sang.

Nous voyons ici surgir une idée neuve et originale, celle d'une action indirecte possible sur l'organe malade lui-même.

M. le professeur Peter conclut dans le même sens : « L'émétique, dit-il, n'agit pas parce qu'il y a lutte entre l'émétique et le tissu hépatisé, mais parce que cet émétique absorbé produit un effet général qui est une dépression profonde des forces, une tendance syncopale, une diminution du calibre des vaisseaux et par suite une *anémie du poumon.* »

Nous rappellerons, en terminant cet exposé, que Trousseau

croyait volontiers déjà à une influence des antimoniaux sur le poumon malade, mais à une influence bien moins intime que celle admise dans la théorie précédente. Le ralentissement du pouls et de la respiration que produit presque toujours l'émétique a pour conséquence un double résultat : d'une part, une quantité notablement inférieure de sang traverse l'organe malade dans ses deux systèmes fonctionnel et nutritif ; de l'autre, la fréquence atténuée des mouvements respiratoires procure aux poumons un repos relatif, comparable, dans une certaine mesure, à l'immobilisation d'un membre fracturé. C'est la comparaison même de Trousseau. L'hypothèse est au moins ingénieuse.

L'action du tartre stibié dans la pneumonie est donc expliquée par les auteurs de façons très diverses. Il ne serait pas impossible que tous aient jusqu'à un certain point raison et que les effets multiples du tartre stibié se combinent dans son action thérapeutique définitive. Les difficultés d'interprétation s'augmentent encore de la question de la *tolérance*.

L'observation clinique, on pourrait dire l'expérimentation, a montré que le tartre stibié pouvait perdre, administré d'une certaine façon, sa propriété éméto-cathartique, tout en conservant les autres. On dit qu'il y a alors *tolérance*. C'est ce phénomène de la tolérance qui permet au clinicien de prolonger l'action du tartre stibié, et on conçoit par là l'intérêt qu'il y avait à déterminer avec la plus grande précision les lois qui régissent cette tolérance.

Ce fut l'œuvre des grands cliniciens qui réglèrent l'emploi du tartre stibié.

Rasori, qui cherchait par-dessus tout à l'obtenir au moyen des doses portées jusqu'où l'on sait, était conséquent avec sa théorie du stimulus qu'il voulait éteindre par une contre-stimulation proportionnée. Il a formulé d'ailleurs sa pensée à cet égard avec la plus grande netteté : « La péripneumonie, dit-il, comme toutes les maladies graves, a son accroissement et son apogée ;

elle diminue ensuite progessivement si elle doit avoir une terminaison heureuse. L'*aptitude* (il désignait le plus souvent sous ce nom la tolérance) du malade à supporter des doses d'émétique plus ou moins fortes suit les mêmes variations, c'est-à-dire qu'elle est moindre au début de la maladie, qu'elle augmente jusqu'à ce qu'elle soit arrivée à son plus haut degré et qu'elle diminue progressivement avec elle. Il faut donc que les doses d'émétique soient en rapport avec ces variations. »

La diathèse de stimulus, indication de l'émétique, cessait avec la maladie et avec elle cessait la tolérance.

On trouve exposées avec tous les détails nécessaires dans le Traité de la pneumonie de Grisolle les conditions d'apparition et de durée de cette *tolérance*.

Elle s'établit rarement dès le premier jour. Chez les 7/6 des malades, il y a à la fois des vomissements et des selles, et sur le 1/7 restant, on ne rencontre que l'une ou l'autre évacuation. Mais plus de la moitié des malades finissent par arriver à la tolérance qui survient du deuxième au quatrième ou cinquième jour au plus tard ; elle est en tout cas toujours plus prompte et plus permanente pour l'estomac que pour l'intestin.

Dans douze cas, Grisolle a vu la tolérance s'établir immédiatement. Il y eut 9 morts sur ces 12 malades. On voit que la tolérance d'emblée n'est guère à désirer.

Une fois établie, la tolérance peut cesser sans qu'on saisisse bien la cause de ce revirement. Elle s'obtient plus facilement chez les hommes adultes que chez les femmes, les vieillards et les enfants, plus facilement chez les tempéraments robustes que chez les constitutions affaiblies. Ce sont là, pour le dire en passant, des particularités qui donnent raison en apparence à la théorie italienne.

Certaines conditions, qu'on pourrait regarder comme accessoires, ont au contraire une assez grande influence sur la tolérance. Trousseau a montré que les malades supportaient mieux le médicament stibié avec la diète qu'avec une alimentation modérée. Certaines idiosyncrasies y répugnent.

Il n'est pas jusqu'aux influences du milieu (constitution médicale, climats) qui ne modifient l'établissement de la tolérance antimoniale.

Giacomini prétend que les effets de l'émétique sont moins violents dans les climats chauds ; peut-être l'élimination y est-elle plus facile, et pouvons nous comprendre de la sorte l'innocuité des doses formidables, que Rasori donnait parfois à ses malades.

En 1846 et 1851, rapporte Trousseau, les mêmes doses qui étaient admirablement supportées en 1830 et 1831, amenaient des évacuations très abondantes.

Les préparations insolubles sont mieux supportées. Ainsi l'oxyde blanc est toléré d'emblée (ce qui indique peut-être simplement qu'il n'est pas absorbé), tandis que le kermès détermine souvent des évacuations alvines répétées.

Qu'est-ce donc que la tolérance et en quoi consiste-t-elle exactement ?

On a pu se demander si elle n'était pas liée tout simplement à un manque d'absorption. C'est peut-être le cas de l'oxyde blanc qui semble presque toujours toléré d'emblée ; mais il ne saurait en être de même de l'émétique dont on retrouve les traces dans les urines.

M. Flandin pense qu'on pourrait l'expliquer par une sorte de balance exacte entre l'absorption d'une part et l'élimination de l'autre, entre l'entrée et la sortie. Les accidents aigus de l'intolérance se lieraient, dans cette hypothèse, à un défaut temporaire d'élimination, et s'il est vrai, comme le dit M. Rabuteau, que celle-ci soit souvent intermittente pour les antimoniaux, cette théorie a tout au moins pour elle la vraisemblance. Mais alors pourquoi, dans les cas rares de tolérance primitive, le malade échappe-t-il aux effets vomi-purgatifs pour entrer de prime abord, en quelque sorte, dans un état si voisin de celui que produisent les doses toxiques. Pourquoi ce réflexe du vomissement, si prompt à se produire, fait-il défaut?

Ne serait-il pas plus conforme aux données actuelles de la physiologie du médicament de voir dans le phénomène de la tolérance, une intoxication atténuée qui émousse l'excitabilité de l'axe nerveux et suspend les actes réflexes et complexes que provoquent, dans l'immense majorité des cas, les doses quasi toxiques.

Envisagée à ce point de vue, la tolérance maintiendrait l'organisme dans une sorte d'équilibre instable entre l'influence médicamenteuse et l'intoxication confirmée. Si elle est donc vraiment une arme puissante entre les mains du médecin, c'est aussi une arme qui frappe parfois ce qu'elle devrait défendre.

Sur le terrain pratique, les opinions ont été fort divisées à l'endroit de la tolérance.

Laennec qui, malgré tout son génie, dit M. Fonssagrives, n'avait pas su se garer de l'écueil de voir dans l'émétique un remède de la pneumonie et non pas un médicament à indications déterminées, Laennec recherchait aussi la tolérance. Il admet, en effet, qu' « en général, l'effet du tartre stibié n'est jamais plus rapide, ni plus héroïque, que quand ce médicament ne détermine aucune espèce d'évacuation. » Et plus loin, il développe de la façon suivante l'action de l'émétique dans la pneumonie : « Cependant, si l'on croit utile de se rendre compte de la manière dont les médicaments agissent, je dirai que l'effet immédiat le plus constant du tartre stibié donné à haute dose, est la résolution rapide d'une inflammation et quelquefois l'absorption également prompte d'un épanchement qui en est la suite. Ainsi on voit quelquefois disparaître en six heures une fluctuation très manifeste déterminée dans le genou par un rhumatisme articulaire. On ne peut attribuer ces effets à une dérivation, car ils ne sont jamais plus marqués que lorsqu'il n'y a ni vomissemeuts, ni évacuations quelconques. Il me semble, en conséquence, que la seule manière dont on puisse s'en rendre compte, dans l'état actuel de la science, est d'admettre que le tarte stibié augmente l'énergie de l'absorptiou interstitielle dans des cas donnés et particulièrement quand il existe dans l'économie un surcroît d'énergie, de ton et de pléthore. » (*Loc. cit.*, p. 514).

Grisolle était aussi partisan de la tolérance. Voici comme il administrait le tartre stibié.

Dans un premier groupe de faits, il a employé l'émétique seul à hautes doses chez 44 malades.

La quantité administrée dans 150 grammes d'une infusion de tilleul sucrée s'élevait à 0^{gr},30, rarement 0^{gr},40, et ne dépassait jamais 0^{gr},60 dans les vingt-quatre heures. Le résultat ne fut pas absolument heureux : il eut 6 morts sur 44 sujets dont l'âge moyen était de trente-sept ans.

Grisolle note que les principaux symptômes se sont très rapidement amendés dès le 1er ou le 2e jour de la médication. « Ce n'est que dans des cas exceptionnels, dit-il, que nous avons été obligés d'attendre trois ou quatre jours pour constater les premiers indices de l'amélioration de la marche de la maladie.

Il est même frappé de l'absence de convalescence qui est complète déjà au 6e jour du traitement, et de la rapidité avec laquelle les forces et l'appétit se rétablissent.

Dans un second groupe, l'émétique est donné d'après la méthode de Laennec, après une saignée de 4 à 500 grammes ; sur 80 malades, dont l'âge moyen atteint trente-six ans, il y eut 10 morts. La convalescence, plus tardive, survint au 14e jour ; Grisolle rapporte ce retard à la saignée.

Enfin, dans la dernière catégorie, l'émétique est employé à hautes doses, à une époque où il n'était plus possible de recourir aux émissions sanguines. Ici la mortalité très élevée monte à 19 morts sur un total de 30 malades dont l'âge moyen était de 84 ans.

Quoi qu'on doive penser de la tolérance, il ne faut jamais oublier que les individus soumis à de hautes doses de tartre stibié, peuvent être emportés par une intoxication stibiée aiguë.

Stambio raconte qu'à l'ouverture des cadavres de plusieurs pneumoniques morts dans le service de Rasori, après avoir pris des doses considérables d'émétique, on ne trouva, ni dans les poumons, ni dans le tube digestif, aucune lésion suffisante pour expliquer la terminaison fatale. Il supposa que la mort fut, dans ces cas, le résultat de l'épuisement des forces vitales produit par le tartre stibié administré. Giacomini a observé des effets toxiques de l'émétique sur trois malades qu'il a traités à sa clinique et qui prirent de fortes doses de tartre stibié. Chez ces individus il n'y eut ni vomissements, ni selles, mais un refroidissement général, de la pâleur, de l'immobilité, de l'engourdissement, de la petitesse et de la faiblesse du pouls, des défaillances. Ces complications d'intoxication et d'adynamie stibiées se sont trop souvent reproduites.

On sait en quoi consiste l'intoxication stibiée aiguë. Elle s'accuse par des symptômes d'inflammation gastro-intestinale qui présentent une grande ressemblance avec ceux que détermine l'ingestion de l'acide arsénieux. C'est une douleur vive le long de l'œsophage et dans l'abdomen, des vomissements violents, et un peu plus tard de la diarrhée. En même temps la prostration est extrême et peut même aller jusqu'à la syncope ; le pouls devient filiforme, fréquent, irrégulier ; la respiration est superficielle ; le malade ne peut se tenir debout, il a la peau couverte d'une sueur froide ; il est cyanosé. C'est ainsi qu'il succombe.

Or les individus en état de tolérance peuvent arriver en moins d'une heure à cette prostration qui aboutit à la syncope et à la mort.

Aujourd'hui il en est pour le tartre stibié comme pour la saignée ; ceux qui s'en servent ne l'acceptent qu'avec modération, préoccupés surtout des dangers possibles de la médication.

« Si la température se maintient à un degré médiocre, dit le professeur Jaccoud, de 38°,5 à 39 degrés par exemple, si le pouls est fort sans être dur, plein sans être résistant ; si le malade ne se plaint pas d'un sentiment d'oppression qui existe parfois très pénible, sans dyspnée, objectivement appréciable ; si, en un mot, l'orgasme pyrétique n'est pas d'une violence inquiétante, quelle que soit d'ailleurs la constitution de l'individu, vous ne donnerez pas le tartre stibié, car il n'existe aucune indication réelle de ce médicament ; en l'administrant dans ces circonstances, vous ne feriez que suivre la routine du traitement quand même. Si, au contraire, les conditions sont inverses ; si, en raison de l'intensité du mouvement fébrile, la respiration du patient est vraiment pénible et douloureuse, vous donnerez alors l'émétique et vous le donnerez avec grands avantages.

« Au bout de dix-huit à vingt-quatre heures, la détente sera effectuée et votre malade sera dans une situation beaucoup plus satisfaisante pour attendre la défervescence. Mais en présence de ce résultat heureux, n'oubliez pas le mécanisme spécial par lequel cette amélioration est produite. Surveillez attentivement l'état des forces, et au premier signe de faiblesse fourni par le pouls, le cœur et l'habitus l'extérieur, arrêtez la médication et substituez d'emblée à l'agent hyposthénisant seul qui va dépasser l'effet utile, un médicament tonique, l'extrait de quinquina par exemple, arrosé, suivant le cas, d'une petite quantité de vin. »

« Je ne vous conseillerai pas, dit M. Bucquoy, la médication stibiée ainsi que l'entendaient Laennec et Grisolle ; j'ai vu trop de pneumoniques traités par le tartre stibié, pour ne pas me méfier beaucoup des antimoniaux administrés à hautes doses ; bien loin de rechercher la tolérance, je redoute de la voir s'établir chez mes malades, car c'est pour moi le prélude et le premier symptôme de cette adynamie si funeste dont je vous parlais tout à l'heure.

« Voici, du reste, quelle est ma manière de procéder. Lorsque j'ai affaire à une pneumonie étendue, à l'action fébrile franche et douteuse, sans complication d'état catarrhal ou bilieux, chez un sujet non alcoolique, je prescris le tartre stibié à la dose de 30 centigrammes dans un julep simple pour être administré par cuillerées d'heure en heure ; les premières cuillerées produisent des vomissements ou tout au moins un état nauséeux assez pénible ; mais bientôt la respiration devient plus libre, le pouls se ralentit, la température s'abaisse et il se produit une augmentation de la sueur et des urines. Quand la tolérance tend à s'établir, je me hâte d'interrompre la potion émétisée. S'il y a la plus légère tendance à l'adynamie je donne aussitôt l'alcool à haute dose.

» Le tartre stibié dans ce cas agit comme vomitif ou plutôt comme nauséeux, mais d'une façon assez prolongée pour atteindre l'élément fébrile, pour diminuer la congestion pulmonaire, peut-être pour rendre plus facile la résorption des exsudats. Il m'a semblé que l'effet de cette médication était de ramener la pneumonie à des proportions modérées, aux proportions de celles qui guérissent d'elles-mêmes ; en tout cas elle n'expose pas les malades à l'intoxication stibiée et à l'adynamie qui en est la conséquence inévitable. »

Sur un assez grand nombre de tracés de pneumonies traitée dans le service de M. Bucquoy par le tartre stibié à la dose de 0 g^r,30, en voici deux des plus favorables où la défervescence n'a eu lieu qu'en général au dixième jour de la maladie (voy. les tracés 8 et 9 pages 178 et 179).

Il est donc certain que la médication stibiée n'abrège pas la durée de la maladie, qu'elle ne favorise pas la résorption de l'exsudat pulmonaire, qu'elle ne fait que placer le malade dans une situation plus supportable pour atteindre la défervescence.

Et encore une fois beaucoup de médecins pensent aujourd'hui que ce résultat, relativement médiocre, ne mérite pas d'être acheté au prix des graves accidents que produit quelquefois l'emploi du tartre stibié à haute dose. « Il faut reconnaître, dit Northnagel, que l'usage du tartre stibié dans la pneumonie se restreint de plus en plus. » (*Nouveaux élém. de mat. méd. et de thérap.*)

C'est sous l'influence de ces idées de réaction que les cliniciens

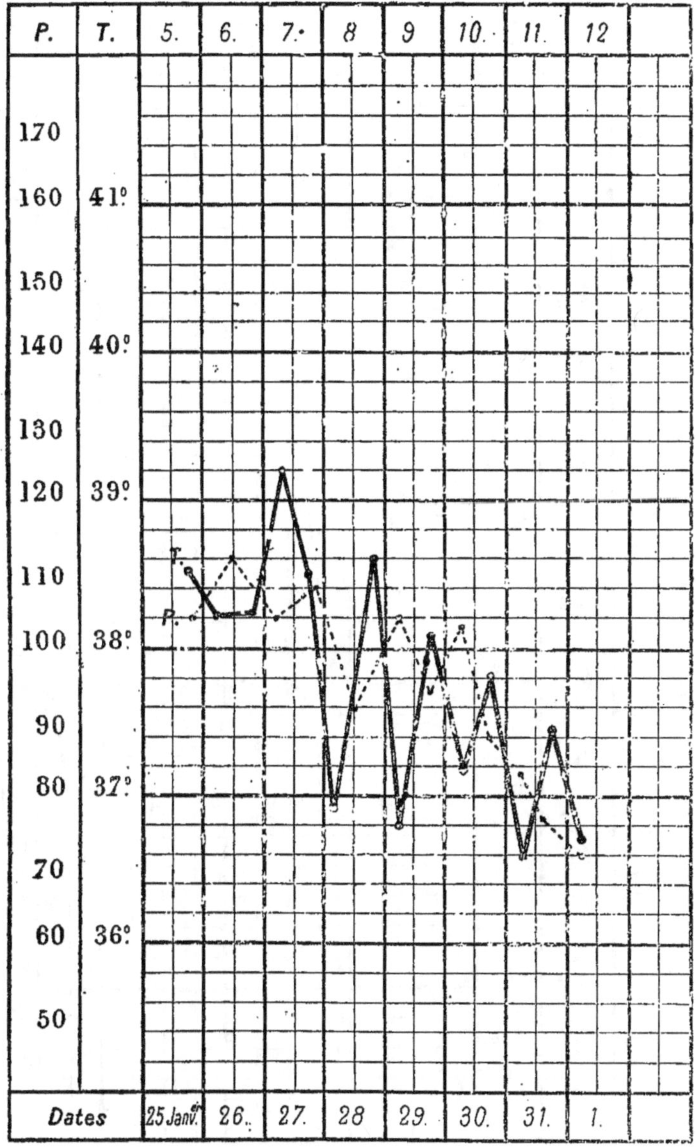

se sont appliqués à établir le bilan des contre-indications de la médication stibiée. En voici l'exposé.

Il y a des contre-indications tirées du *milieu*.

On n'a pas oublié cette opinion de Giacomini, citée plus haut,

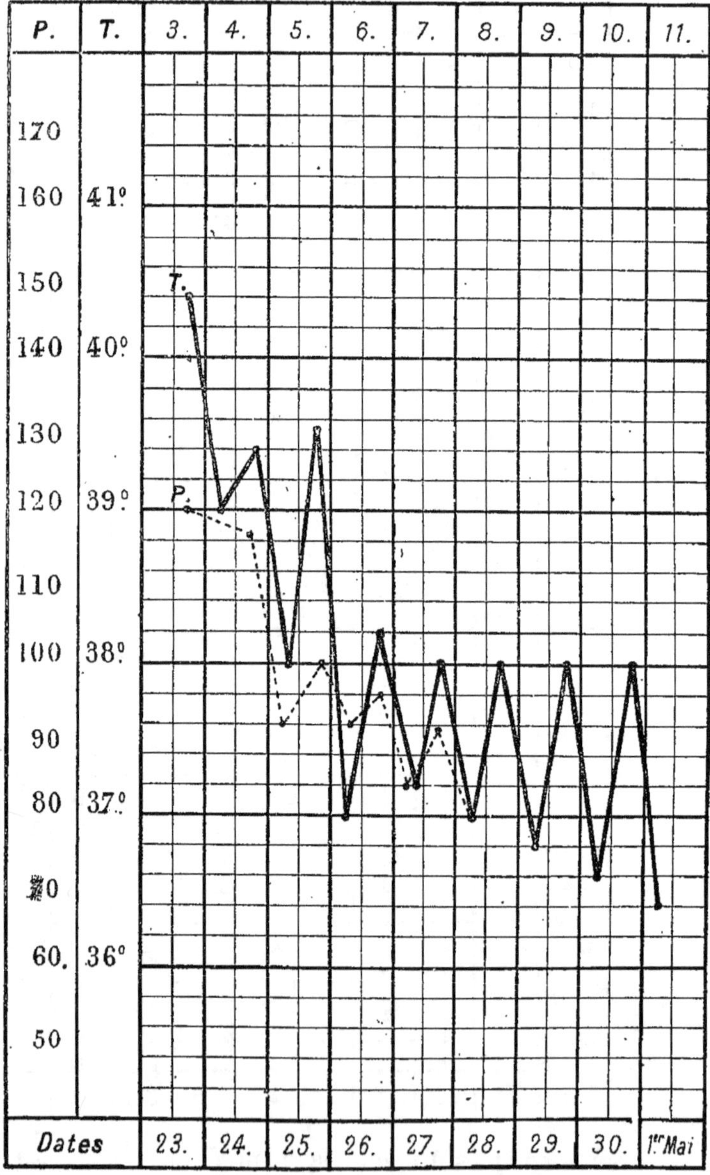

que la chaleur du climat semblait rendre les doses moins redoutables. Ce n'est pas une simple vue de l'esprit, et il est certain, sans entrer dans de plus longs détails, que l'élimination est plus facile dans les conditions d'une température élevée. Par contre, n'est-il pas vraisemblable d'admettre que les grands froids, capables de contrarier dans une certaine mesure les fonctions éliminatrices, peuvent être rangés parmi les contre-indications. Peut-être faut-il s'expliquer ainsi le discrédit signalé par Northnagel du tartre stibié dans le nord de l'Europe.

La considération de la constitution médicale régnante est de la plus haute importance. Trousseau surtout en a bien montré la valeur et c'est pour lui une loi de thérapeutique générale « que les constitutions médicales ont une influence immense sur le mode d'action des médicaments. » Il cite à cet égard un fait des plus curieux et que nous avons signalé rapidement plus haut. En 1831, en ville comme à l'hôpital, il ne pouvait donner plus d'un gramme d'oxyde blanc d'antimoine sans provoquer une intolérance des plus violentes. Vingt ans après, en 1851, 16 grammes en un jour, du même médicament, n'entraînaient pas la plus petite révolte de l'estomac. On pourrait, il est vrai, se demander s'il n'y avait pas là surtout des différences dans la composition du médicament.

Les épidémies cholériques, ou même seulement les diarrhées prémonitoires, qui souvent les précèdent, constituent une contre-indication que l'on peut rattacher d'ailleurs à la précédente. Grisolle déclare se méfier du tartre stibié en temps de choléra.

Il y a d'autres contre-indications fournies par le sujet malade lui-même.

L'âge s'oppose-t-il à l'emploi des préparations actives ?

Grisolle recommande seulement une surveillance très sévère chez les vieillards et les jeunes enfants. On fera sagement cependant de ne pas ordonner de tartre stibié aux enfants à la mamelle. qui, ainsi que le rappelle M. Rabuteau, sont aussi sensibles à son action qu'à celle de l'opium. Baudeloque n'employait que l'oxyde blanc chez les enfants très jeunes, chez ceux d'une constitution grêle, chez les scrofuleux, chez les individus minés par des affections antérieures.

La *chétivité* du sujet, si commune à l'hôpital, voilà, pour M. Roger, la grande contre-indication. Elle est absolue et lui fait proscrire toutes les préparations antimoniales, même celles dont l'action paraît douteuse, comme l'oxyde blanc.

On s'accorde généralement à substituer chez les vieillards l'oxyde blanc d'antimoine et le kermès à l'émétique, mais en vérité c'est alors une expectation déguisée.

Delioux de Savignac fait de la faiblesse et de la mollesse du pouls, de la tendance à l'adynamie, une contre-indication positive, qui devient bien plus pressante encore si le pouls est irrégulier, et surtout lorsque surviennent des syncopes.

Ainsi donc, toutes les cachexies, cancéreuse, syphilitique ou autre, le diabète avancé, la phthisie au troisième degré, la leucocythémie, le scorbut, etc., l'alcoolisme invétéré qui livre à la maladie un organisme si facilement dépressible, autant d'obstacles à la médication stibiée. Nous verrons pourtant, au chapitre suivant, une thérapeutique associée, qui combattrait par l'alcool et les toniques l'adynamie antimoniale et permettrait de restreindre notablement le nombre des cas rédhibitoires.

Outre les maladies précédentes dont le trait commun est la tendance à l'adynamie, il en est d'autres qui redoutent les antimoniaux, en tant que vomitifs (lésions du cœur et des gros vaisseaux, etc.) ; nous n'y insisterons pas davantage. Il ne faut pas s'arrêter à la présence de hernies, dit Grisolle, lorsqu'elles sont bien maintenues. Pour les uns, la grossesse ne commande pas davantage l'abstention ; pour d'autres, elle l'exige absolument. On verra plus loin ce qu'on poit en penser.

La présence d'affections aiguës ou chroniques du tube digestif sont des contre-indications des plus positives, malgré cette déclaration de Grisolle, que s'il y avait urgence pour une intervention énergique, il ne faudrait s'arrêter que devant des symptômes très marqués d'inflammation de l'intestin et surtout de l'estomac. Est-il nécessaire de dire qu'on s'abstiendra en présence de lésions ulcéreuses chroniques de l'appareil digestif telles que les ulcérations cancéreuses de l'estomac et surtout les ulcérations tuberculeuses de l'intestin. Andral (*Clinique*, p. 72, t. II) cite un cas où les vomissements violents déterminés par le tartre stibié entraînèrent la perforation d'un ulcère de l'estomac.

Certaines pneumonies fourniront en elles-mêmes les contre-indications à l'emploi de l'émétique.

Il est évident, par exemple, qu'une hépatisation bien limitée, sans congestion périphérique, n'a que faire des composés antimoniaux quels qu'ils soient. Il va sans dire que, malgré l'autorité de Laennec, il faut s'abstenir de l'émétique lorsque l'hépatisation grise est confirmée.

Les phlegmasies aiguës secondaires du poumon, comme celles qui surviennent au cours ou au déclin de la fièvre typhoïde, de la grippe, etc., réclameront une égale réserve. L'allure presque toujours adynamique de ces inflammations nous ramène d'ailleurs aux considérations que nous avons faites à propos des atéls cachectiques.

Quelques auteurs ont pensé aussi que les irrégularités cardiaques constituent une contre-indication de l'émétique comme de tous les médicaments qui troublent le fonctionnement cardiaque. Cela est vrai en général; il ne faut pas oublier toutefois que ces irrégularités s'observent aussi parfois, surtout chez les individus nerveux, dans le cours des maladies aiguës les plus bénignes, sans qu'on puisse incriminer le moindre état morbide du myocarde.

Que faut-il penser maintenant de la pratique de ceux qui, pénétrés de la gravité de ces objections et partisans commede raison des antimoniaux, continuent à employer l'émétique, mais à petites doses, ou le remplacent par le kermès ou l'oxyde blanc d'antimoine à doses encore relativement modérées? On peut dire du moins que tout ce qui précède ne s'applique pas à cette médication mitigée. Ces médecins n'ont plus à craindre les effets nuisible du tartre stibié donné à des doses élevées; ils ne peuvent pas compter non plus sur ses effets favorables. Cette demi mesure n'est guère plus probablement, comme nous l'avons déjà dit, qu'une expectation déguisée.

III

Résumé. — Lorsque le tartre stibié est administré à la dose de 30 à 40 centigrammes, la dose habituelle, le premier jour il détermine des vomissements et de la diarrhée ; le second ou le troisième jour, ces effets ne se manifestent plus ; on dit que la tolérance est établie : chez les uns la tolérance existe d'emblée, chez d'autres elle ne s'établit pas.

Jusqu'au moment de la tolérance, on peut admettre que le tartre stibié agit comme révulsif par l'irritation qu'il produit sur la muqueuse gastro-intestinale, et comme décongestif par la diarrhée, véritable saignée séreuse, qui suit cette irritation.

Quand la tolérance est établie, soit après la période vomi-purgative, soit d'emblée, on voit se produire les autres effets du tartre stibié. Par son action déprimante sur l'activité cardiaque et les centres cérébro-spinaux, il détermine une diminution dans la fréquence du pouls, laquelle est suivie, après une période de douze à vingt-quatre heures, d'un abaissement de température d'un à deux degrés. On constate aussi une diminution des mouvements respiratoires, une expectoration plus facile. Il est habituel qu'en même temps les malades se sentent soulagés de la vive oppression qu'ils éprouvaient. Que ce soit là un effet de l'action révulsive et décongestive ou de la dépression du système nerveux dont l'excitabilité diminue, qu'on veuille y voir une conséquence d'une anémie pulmonaire par diminution dans rrivée du sang artériel, par diminution syncopale du diamètre des vaisseaux, ou bien une conséquence de l'anesthésie des extrémités sensitives du pneumogastrique, le fait clinique persiste en son entier.

Mais à côté de ces avantages se présentent de nombreux inconvénients. L'action de l'émétique ne s'obtient qu'après des accidents de vomissement et de diarrhée, qui vont parfois jusqu'au *choléra* stibié, lorsque le médicament est continué à des doses relativement élevées. Or, il est au moins à craindre alors que la dépression du système nerveux ne modifie défavorablement l'allure de la maladie. Et nous supposons ici qu'on s'est empressé de combattre à temps l'intoxication subite, qu'on ne l'a point laissée se développer jusqu'au collapsus terminal, que le collapsus ne s'est pas produit d'une façon en quelque sorte foudroyante. Or, tous ces cas particuliers se sont réalisés dans la pratique.

Le tartre stibié doit donc être manié avec la plus grande circonspection et ne saurait convenir que si l'individu est jeune, vigoureux, si les indications sont formelles, c'est-à-dire si la température est très élevée, le pouls dur, si l'oppression est considérable. Et même dans ces circonstances on renoncera à la médication si la tolérance ne s'obtient pas; on suivra scrupuleusement la marche des choses afin de pouvoir s'arrêter à temps.

Les contre-indications ne font pas défaut. On peut dire que le maniement du tartre stibié est plus difficile, plus périlleux que celui de la saignée, en même temps que les indications en sont peut-être moins nettes et moins précises.

Les contre-indications se conçoivent d'elles-mêmes : les pneumonies à forme adynamique, les pneumonies qui frappent, quel que soit leur aspect clinique, les individus débilités (pneumonie des vieillards, pneumonie alcoolique) ne seront pas traitées par le tartre stibié. La même interdiction sera maintenue si la pneumonie s'ajoute à des états morbides antérieurs du

cœur, de la muqueuse gastro-intestinale, que les effets vomi-purgatifs de l'émétique sont capables d'aggraver.

Si l'on envisage maintenant à un autre point de vue la médication stibiée, on y découvre un autre désavantage considérable.
Pour produire un effet utile, le médicament doit être administré
pendant plusieurs jours, de 4 à 8, dit-on. Comment alors pouvoir affirmer que l'amélioration est due à l'intervention thérapeutique, comme on le peut dire de la saignée qui parfois soulage instantanément le malade? Comment pouvoir affirmer que
l'amélioration n'est pas le fait de l'évolution naturelle qui d'ordinaire arrive à la guérison dans le même laps de temps ?

Il est certain, en tout cas, que le tartre stibié, pas plus que
la saignée, n'est capable de faire avorter la maladie et qu'il
n'est aussi qu'un médicament d'indication.

Quelques mots maintenant sur le kermès et l'oxyde blanc
d'antimoine.

Le *kermès* (oxysulfure d'antimoine), plus heureux que l'émétique, fut, dès sa naissance, entouré de la protection de l'État
qui, en 1720, acheta le secret de sa préparation d'un certain
chevalier de la Ligerie. — Il paraît avoir été découvert par le
chimiste Glauber.

Lieutaud le recommande « dans tous les embarras formés aux
poumons. » Trousseau prétend que le kermès ne le cède en rien
à l'émétique, en agissant moins sur la phayrnx. Giacomini
le conseille jusqu'à la dose de 1 gramme par jour. En revanche,
Grisolle le rejette comme incertain et inconstant dans ses
effets.

Herpin de Genève assure qu'il n'a jamais vu le kermès
suivi d'effets utiles, même momentanés, dans la pneumonie et
même dans celle des vieillards. Baudelocque dit qu'il est mal
supporté par les enfants. Il n'est guère plus administré aujour-
d'hui qu'à titre d'expectorant, sur le déclin de l'inflammation.

Quant à l'oxyde blanc d'antimoine (biantimoniate de potasse) appelé encore antimoine diaphorétique) il a joui pendant quelque temps d'une assez grande réputation dans le traitement de la pneumonie des enfants, à cause de la facilité avec laquelle il est le plus souvent toléré. Mais son action tout à fait irrégulière, sans doute à cause des traces plus ou moins considérables d'émétique qu'il peut conserver de sa préparation, l'a fait presque entièrement abandonner.

Cependant Récamier trouve ses avantages égaux à ceux des autres préparations; Trousseau l'a vu produire des effets thérapeutiques (diminution du nombre des pulsations et des respirations). Baudelocque dit « qu'on devra toujours le préférer au tartre stibié chez les très jeunes enfants ». M. Roger y avait fréquemment recours à l'hôpital des Enfants. Pour Grisolle son action est tout à fait douteuse, et il est vrai que M. Roger a pu en donner jusqu'à 8 et 12 grammes sans produire de troubles digestifs notables.

C'est donc, on le voit, un médicament des plus infidèles sur lequel il est impossible de faire fond.

On a encore employé à diverses époques le plus grand nombre des antimoniaux et parmi eux : l'antimoine métallique, le sulfure natif, les divers oxydes, le soufre doré d'antimoine, la poudre d'Algaroth ou oxychlorure d'antimoine; divers oxysulfures, entre autres le verre, le foie et le safran des métaux, le tannate d'antimoine. Nous croyons faire assez en les citant, car de nos jours ils ont disparu dans l'oubli le plus profond. La plupart sont d'ailleurs insoluble, set s'ils sont susceptibles de produire quelques effets physiologiques, ce n'est que parce qu'ils sont transformés en composés solubles par les acides du suc gastrique. Il y a là une action possible, mais tellement irrégulière et capricieuse, qu'on ne doit pas songer à l'utiliser en thérapeutique.

Modes d'administration et doses.

Nous ne citerons que pour mémoire la méthode de Rasori qui faisait prendre aux malades 1 ou 2 grammes d'émétique par doses espacées, après une ou plusieurs saignées, et qu'il fut lui-même conduit à abandonner par la suite. Laennec, dont le procédé fut longtemps en honneur, débutait par une saignée de 400 à 500 grammes, puis il administrait une première dose d'émétique de 5 centigrammes dans 70 grammes d'infusion de feuilles d'oranger tiède ou froide, édulcorée avec 16 gr. de sirop de guimauve ou de fleur d'oranger ; la même dose était répétée toutes les deux heures, jusqu'à 6 fois par jour, soit 0,30 centigr. pour vingt-quatre heures. Si le cas était grave on poursuivait l'administration du médicament toutes les deux heures, jusqu'à amélioration des symptômes généraux et des signes d'auscultation. Dans les circonstances très graves, chaque dose était portée à 7, 10 et même 12 centigr. Laennec ne donnait jamais plus de 1,50 par jour.

Pénétré de l'importance d'une prompte tolérance, il ajoutait à la potion de 30 à 60 grammes de sirop diacode pour arrêter les évacuations. D'autres médecins de son temps n'étaient déjà pas d'avis d'employer les opiacés qui amènent une tolérance factice et qui masquent jusqu'à un certain point les effets de l'émétique sur les organes digestifs.

Grisolle s'écarte peu des doses de Laennec. Avec ou sans saignée, selon le cas, il donne par jour 0,30 ou 0,40 centigr. dans une potion de 120 grammes (eau de tilleul et fleur d'oranger) ; il ajoute par exception 10 ou 30 grammes de sirop diacode. Il en faisait prendre une cuillerée toutes les heures.

Selon les cas il doublait la dose, l'élevait jusqu'à 1,30 pour vingt-quatre heures. On n'atteint plus maintenant des proportions aussi considérables et la dose classique est de 0,30 pour un jour (Monneret, Chomel, Cruveilhier, M. Bucquoy, M. le professeur Peter).

Si l'on tient à limiter le nombre des évacuations, on pourra recourir à la sage pratique des professeurs Hardy et Béhier. Ils administrent toutes les deux heures une cuillerée d'une potion renfermant de 0,20 à 0,30 de tartre stibié qu'ils font suivre d'une tasse de tisane chaude ; et l'on cesse la médication après trois ou quatre évacuations. — On peut y revenir plusieurs jours de suite, s'il y a lieu.

Nous avons déjà fait entrevoir la valeur de l'association de l'alcool à l'émétique. Voici quelle est, à cet égard, la pratique de notre excellent maître, M. Bucquoy :

Quand l'étendue de la phlegmasie et l'intensité de la fièvre lui paraissent commander le tartre stibié chez un sujet qui peut être prompt à se déprimer, il donne de 20 à 30 centigrammes de tartre stibié dans une potion ordinaire de 120 grammes. Quand la tolérance tend à s'établir, il se hâte d'interrompre la potion émétique, et s'il y a la plus légère tendance à l'adynamie, il donne aussitôt l'alcool à haute dose.

Il est bien entendu que l'on aura toujours présente à l'esprit l'action topique irritante des composés antimoniaux insolubles et qu'on ne les administrera jamais en poudre pas plus qu'en solution concentrée.

L'association du tartre stibié à la dose de 5 centigrammes avec 2 grammes de poudre d'ipéca pourra servir au début d'une pneumonie accompagnée d'un embarras très prononcé des premières voies. C'est le traitement éméto-cathartique banal de l'embarras gastrique et non de la pneumonie elle-même.

Au décours de la phlegmasie pulmonaire, quand la résolution tardera à s'effectuer, on pourra y aider en provoquant une hypercrinie de la muqueuse bronchique au moyen du kermès à la dose de 15 à 20 centigrammes.

On fera bien, en règle générale, de préférer le kermès au tartre stibié chez le vieillard et l'enfant. Que si l'on veut absolument recourir à ce dernier dans la pneumonie des jeunes sujets au-dessus de deux ans, on échelonnera, suivant les âges, les doses de 5 à 15 centigrammes.

Quant à l'oxyde blanc d'antimoine, nous avons déjà dit que c'est un médicament d'une infidélité notoire, due sans doute à des quantités variables d'émétique qu'il retient de son mode de préparation ; on ne doit donc pas l'employer.

Saignée et tartre stibié.

On a vu qu'au commencement du siècle la saignée et le tartre stibié se disputèrent le traitement de la pneumonie. Puis entre ceux qui n'employaient que la saignée et ceux qui ne se servaient que du tartre stibié, se placèrent des ecclectiques qui saignèrent avec les uns et émétisèrent avec les autres.

Déjà les élèves de Rasori et de Tommasini, en même temps qu'ils administraient le tartre stibié, comme leurs maîtres, saignaient largement.

Laennec, qui préférait le tartre stibié à la saigné, conseillait néanmoins de faire précéder l'administration du médicament d'une saignée de 500 grammes ; il regardait celle-ci comme un moyen d'enrayer momentanément l'orgasme inflammatoire et de donner à l'émétique le temps d'agir.

Bang (de Copenhague) faisait aussi la saignée préalable.

Grisolle n'est pas partisan de la fusion. « Ainsi, dit-il, 44 des malades qui ont pris l'émétique après avoir été saignés, et que j'ai pu observer pendant toute leur convalescence, n'ont été en état de reprendre leurs travaux que vers le vingt-neuvième jour à dater du début, c'est-à-dire sept jours plus tard que ceux qui n'avaient pas pris d'émétique, et neuf jours après ceux qui avaient été traités seulement par le tartre stibié. »

Un certain nombre de médecins saignaient donc d'abord, puis donnaient ensuite l'émétique, en vertu de ce principe probablement que la saignée est surtout efficace au commencement de la maladie, et que le tartre stibié peut être employé pendant toute la durée de l'évolution morbide.

Cette méthode, dite méthode de Laennec, s'éloigne donc peu de la médication stibiée isolée, et il est difficile de dire quelle modification apporte dans les effets de cette médication la saignée addi-

tionnelle du début. Il semble probable, *à priori*, qu'elle doive rendre plus active l'action du tartre stibié, mais aussi peut-être plus
imminents les dangers qu'il entraîne parfois.

Si puissante qu'elle semble être, cette pratique ne jugule pas
plus que les autres la pneumonie aiguë. Voici un tracé d'une
pneumonie traitée dans le service de M. Bucquoy par l'émétique
à dose 0,30. Une saignée de 400 grammes avait été faite préalablement. Ici encore la défervescence ne devance pas le terme habituel le plus rapproché.

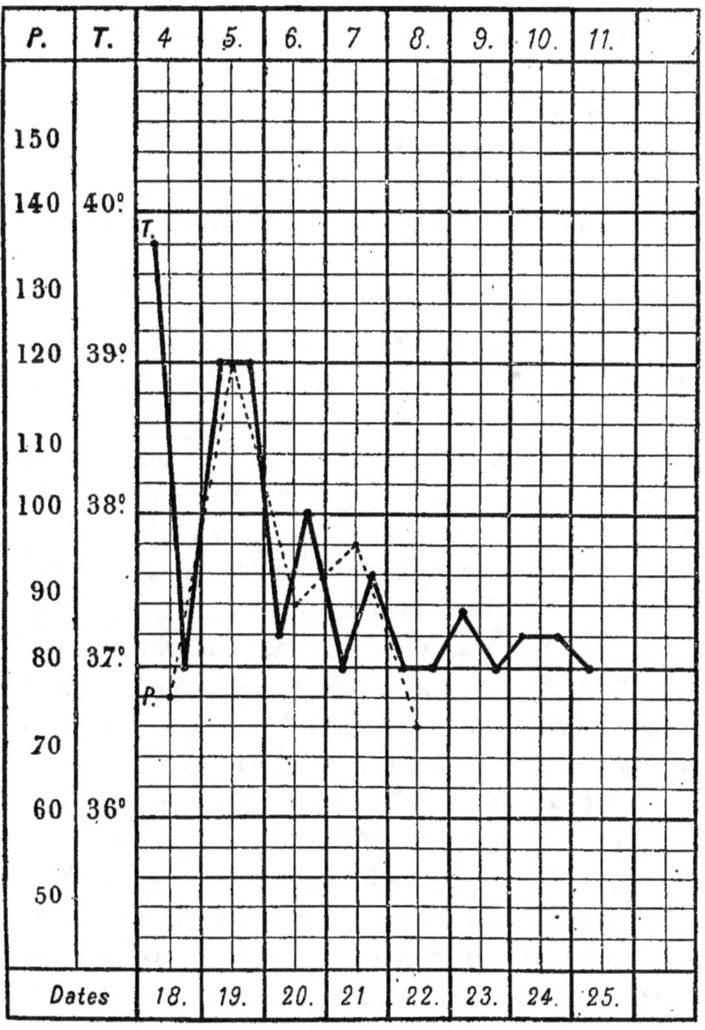

ARTICLE IV.

Alcool.

I

Nous avons déjà fait remarquer qu'à un moment donné et par des influences diverses, l'axe de la thérapeutique en ce qui concerne la pneumonie se déplaça totalement. La règle avait été de déprimer le système nerveux, la règle fut de le soutenir, de l'exciter même. On déprimait l'organisme pour affaiblir la maladie; on exalta les forces du malade pour lui permettre de résister à la maladie : c'était une volte-face complète.

Cette révolution radicale fut l'œuvre d'un illustre clinicien anglais, Todd.

Ce n'est pas que l'idée de la médication alcoolique ne fût parvenue déjà à maintes reprises à se faire jour à travers les théories thérapeutiques et pathogéniques qui dominaient la conduite des médecins depuis des siècles. Mais il suffit de parcourir le Traité de Grisolle, d'y constater la répugnance, l'effroi, si l'on peut ainsi dire, qu'inspirait l'emploi du vin ou de l'eau-de-vie dans le traitement des inflammations, pour se rendre compte de ce qu'il fallut de conviction à Todd, en Angleterre, et à Béhier, en France, pour préconiser les alcooliques si redoutés contre l'affection qu'on regardait comme le type des maladies inflammatoires. Grisolle déclare que l'emploi de l'alcool est d'une pratique imprudente, que la raison aussi bien que la science repoussent, et il considère une pareille médication au moins comme complètement inutile. En présence de semblables affirmations qui représentent l'opinion de la majorité des médecins de l'époque, il fallut, nous le répétons, une véritable hardiesse pour venir ériger l'emploi des alcooliques en méthode thérapeutique.

Telle est cependant la force d'une idée vraie, qu'en dépit des idées régnantes cette médication comptait déjà des succès avant qu'elle fût systématisée en méthode. Les malades avaient pour ainsi dire forcé la main à la médecine en se guérissant eux-mêmes au mépris de toutes les règles posées par l'école, et les médecins enregistraient ces guérisons avec l'étonnement de théoriciens déçus. Telle est la fameuse observation de Lanzoni, où un soldat, atteint d'une douleur violente au niveau du mamelon gauche, avec dyspne, toux violente, fièvre vive, est saigné deux fois sans succès ; il boit une grande quantité d'eau-de-vie ; la maladie, que l'auteur appelle une pleurésie et qui, bien plus probablement, était une pneumonie, guérissait le lendemain. Hannemann rapporte un cas de fièvre guérie après l'ingestion d'une forte dose de vin brûlé. Schelammer raconte également qu'en 1690, les paysans d'un bourg voisin se guérissaient d'une pneumonie qui régnait épidémiquement en buvant de l'eau-de-vie (1).

Enfin, Grisolle lui-même est obligé de constater à une page de son livre que l'alcool n'est pas si défavorable aux pneumoniques qu'on l'admet généralement. « Quarante-cinq malades , dit-il, ont bu du vin chaud sucré, la plupart n'en ont bu que deux fois ; cinq en ont bu pendant sept, huit, neuf et dix jours de suite ; la quantité a varié entre un verre et trois litres. Or, sur ces quarante-cinq malades, il n'y a eu que cinq morts, c'est-à-dire que la mortalité n'a été que d'un neuvième. Je n'en conclus pas, ajoute-t-il, pour cela que l'emploi des alcooliques ait été utile (2). » La conclusion est inattendue et elle paraîtra encore plus curieuse si l'on remarque que le traitement prôné par Grisolle comme le meilleur, c'est-à-dire la saignée combinée à l'émétique, lui a donné une mortalité d'un huitième.

En Angleterre, avant Todd, les alcooliques étaient volontiers employés par certains médecins dans le traitement des affections des voies respiratoires. On trouve çà et là dans les journaux anglais des observations de bronchites, de pneumonies, traitées par le vin et l'alcool. En 1839, Spilsbury conseillait le vin dans la bronchite aiguë, et déclarait que les alcooliques, vin, brandy, loin d'accroître l'inflammation locale, la modifiaient heureusement quand ils étaient indiqués par l'état général du malade.

Des cas de pneumonie guérie par l'alcool sont rapportés par Parkes, par Brinton, avant la publication du livre de Todd.

(1) Cités par Béhier, art. ALCOOL, *Dict. Encyclop. des sciences méd.*, p. 605.
(2) Grisolle, *Traité de la pneumonie*, p. 549. Il est curieux de noter que c'est juste la proposition obtenue par Todd *Lancet*, 1839, t. I).

C'est en 1860 que parurent les leçons dans lesquelles se trouve développée la pratique du médecin du King's College Hospital.

Au lieu d'observations isolées et qui pouvaient être considérées comme d'heureux accidents thérapeutiques, c'était toute une méthode nouvelle de traitement basée sur une conception rationnelle des effets de l'alcool. L'idée jusqu'ici purement populaire et empirique de l'emploi des alcooliques, prenait dès lors une forme scientifique. La médication alcoolique était réellement créée.

Comme toute œuvre féconde, le livre de Todd à peine paru suscita aussitôt de nombreux travaux soit à l'appui, soit à l'encontre de la doctrine nouvelle. Nous n'avons pas l'intention de passer en revue tous ces travaux ; aussi bien n'avons-nous en vue ici que le traitement de la pneumonie par l'alcool et non la médication alcoolique en général. La question se trouve traitée très complètement, soit dans l'article de M. Béhier, dans le *Dictionnaire encyclopédique*, soit dans la thèse de notre ami M. Joffroy, sur la médication alcoolique.

Il faut dire d'ailleurs qu'au point de vue qui nous occupe, les contradictions sont plus apparentes que réelles. On a reproché à Todd de donner les alcooliques hors de propos, de les employer à une époque trop rapprochée du début de la maladie, de les prescrire à des doses exagérées. Comme nous le verrons tout à l'heure, ces reproches ne sauraient s'appliquer à sa manière d'agir dans la pneumonie, et, de fait, c'est surtout le traitement de la fièvre typhoïde que visent les auteurs qui lui ont adressé ces critiques, Murchison, Lyons, Tweedie, Symonds, Gairdner, Wilks, Williamson ; on blâmait surtout aussi l'abus que les partisans de Todd firent de l'idée du maître, l'appliquant à tort et à travers à toutes les maladies, au point que, dès 1861, le professeur Miller (d'Edimbourg) qualifiait cet engouement de monomanie. Todd lui-même, il faut le dire, paraît avoir quelquefois poussé sa méthode à l'extrême, et, dans les dernières années de sa vie, les doses d'alcool qu'il prescrivait étaient réellement énormes, jusqu'à 24, 30, 43 onces d'alcool dans les 24 heures (l'once anglaise équivaut à environ 28 grammes). C'est là, au point de vue qui nous occupe, le seul point en litige entre Todd et ses adversaires ; nous ne parlons pas de la question théorique du mode d'action de l'alcool, qui se rattache d'ailleurs à la question de dose.

Les médecins d'Edimbourg, Gairdner, Bennett, qui combattent la théorie de Todd, donnent cependant l'alcool dans la pneumonie. Si Gairdner se refuse à l'administrer comme *aliment*, il le prescrit cependant comme *stimulant*. Si Bennett pense que Todd exagère la stimulation alcoolique et s'il attribue à cette exagération les résultats moins favorables obtenus par le médecin anglais, le traitement qui lui donne 125 guérisons sur 129 pneumonies, n'en est pas moins celui de Todd, c'est-à-dire composé de boissons nutritives, du beef-tea et d'alcool à la dose de 4 à 8 onces dans les vingt-quatre heures.

A part cette question de dose, on peut dire que le traitement de la pneumonie par l'alcool fut rapidement et universellement accepté en Angleterre. La discussion porta dès lors exclusivement sur le côté physiologique, que les travaux d'Anstie, de Smith, de Beale, de Parkes, de Sydney Ringer, de Lauder Brunton, n'ont pu d'ailleurs élucider complétement.

A l'étranger, le succès ne fut pas moins grand. Austin Flint, en Amérique, se déclare nettement partisan de l'emploi des alcooliques. Sa statistique cependant est loin d'être bonne ; sur 73 cas où ce mode de traitement a été mis en usage, il a eu 18 morts, soit une mortalité de 24 pour 100. « Les stimulants alcooliques, dit-il, une nourriture substantielle, des mesures de soutien, ont été largement employés depuis cinq à six ans. Mon expérience m'a conduit à penser que, judicieusement réglés, ces stimulants sont utiles dans beaucoup de cas, et que, dans certains, employés héroïquement, ils sauvent souvent la vie... La mesure dans laquelle on doit s'en servir me semble devoir être réglée suivant la gravité du danger. » Flint emploie le vin, le brandy, le whiskey, associés à la quinine, à l'opium. Dans 5 cas, il a donné 2 onces de brandy ou de whiskey toutes les 2 heures ; toutes les 3 heures dans 4 cas ; toutes les 4 heures dans 5 cas ; trois fois par jour dans 3 cas ; en moyenne, il prescrivait une once toutes les deux heures. On voit que ce sont bien les doses recommandées par Todd.

Mais l'adepte le plus fervent de Todd, celui qui fit le plus d'efforts pour répandre et vulgariser sa pratique, fut le professeur Béhier. Ses leçons cliniques de la Pitié et de l'Hôtel-Dleu, les thèses de ses élèves, Legras, Gingeot, Bidard, reprirent et développèrent les idées du médecin anglais, et l'on peut dire que c'est grâce à lui que la médication alcoolique de la pneumonie est entrée dans la pratique courante de la médecine française. Aujourd'hui on peut discuter encore sur le mode d'action de l'alcool et sur certaines de ses indications, mais la valeur de la médication n'est plus guère contestée.

Voyons donc d'abord quel était le *modus faciendi* du promoteur de la méthode. On a si souvent reproché à Todd des choses qu'il n'a jamais dites, on lui a si volontiers, même en Angleterre, attribué des opinions qu'il n'a jamais professées, que nous ne croyons pas inutile de reproduire ici textuellement ses idées sur le traitement de la pneumonie, telles qu'il les a exposées dans ses leçons cliniques.

« Le malade, dit-il, fut soumis au traitement que j'ai coutume d'employer depuis longtemps dans tous les cas de pneumonie et qui, en provoquant la transpiration, a simplement pour but d'imiter la nature dans les procédés dont elle se sert pour se débarrasser de la maladie; car il semble que ce soit par une augmentation des sécrétions de la peau et des autres organes que les matériaux morbides, qui par leur accumulation dans l'organisme paraissent irriter le poumon et produire ou tout au moins entretenir la maladie, sont éliminés par la voie la meilleure. Une particularité importante de ce mode de traitement est de lutter autant que possible contre toute influence de nature dépressive; et *quoique l'emploi des stimulants n'en fasse pas nécessairement partie*, le but doit être de soutenir les forces du malade. Le meilleur moyen d'y atteindre est de fournir au patient à doses répétées du bon *beef-tea* ou quelque autre bouillon animal. Vous ne pouvez lui donner une nourriture solide, mais par de petites quantités de beef-tea fréquemment administrées, une notable proportion de nourriture aisément assimilable peut lui être donnée dans les vingt-quatre heures. Quand les forces vitales sont nettement déprimées, avec un pouls accru en fréquence, quand le malade a été accoutumé à bien vivre, quand c'est un homme habitué à l'usage des boissons alcooliques, alors c'est le vin, le brandy, ou, ce qui est l'expression vraie, l'*aliment alcoolique* qu'il faut ordonner (1). »

On voit nettement indiquée dans ces quelques lignes toute la méthode de Todd en même temps que l'idée directrice qui l'a amené à la mettre en pratique. Il considère la maladie aiguë comme l'effet de la présence dans l'organisme d'une matière morbide; cette matière doit s'éliminer par les voies de sécrétion et d'excrétion; le but du traitement est d'imiter la nature en provoquant une crise; mais pour que cette crise ait lieu, il faut que le malade puisse lutter jusqu'au moment décisif; il faut donc soutenir ses forces, par conséquent le nourrir. Or une alimentation solide est impossible; mais un aliment léger et substantiel est nécessaire; cet aliment quel sera-t-il? On a le bouillon, le jus de viande, le lait. Puis peu à peu Todd se trouve amené à donner l'alcool comme le meilleur, le plus aisé à prendre, le plus facile à assimiler des aliments. Ce n'est donc pas comme médicament à proprement parler qu'il prescrit l'alcool, mais comme moyen adjuvant; il ne traite pas la pneumonie par l'alcool, il donne l'alcool pour laisser à la pneumonie le temps d'évoluer naturellement, et il favorise cette évolution par d'autres

(1) Todd, *Clin. Lectures on acute diseases*, p. 417. Le traitement dont il parle est le suivant : une demi-once de vin toutes les quatre heures ; 6 drachmes d'acétate d'ammoniaque toutes les trois heures, du beef-tea et du lait.

moyens. En vérité, rien de plus simple que sa méthode; c'est en somme l'idée de Graves, *he hed fevers*, que tout le monde accepte.

« Dans le traitement de la pneumonie, dit-il ailleurs, je ne considère pas l'administration de l'alcool comme une chose essentielle, mais plutôt comme un important accessoire. » Et en réalité, si l'on se reporte à sa pratique telle qu'elle est exposée dans ses leçons cliniques, on verra que le véritable traitement actif de la pneumonie pour Todd consiste dans l'emploi de l'acétate d'ammoniaque et de l'éther à hautes doses, dans le dessein d'exciter les sécrétions de la peau et des reins, de provoquer en un mot la crise, qu'il regarde comme la terminaison naturelle de la maladie.

Son idée première se trouve encore clairement développée dans le passage suivant : « L'alcool peut être employé dans toutes les maladies où existe une tendance à la dépression des forces vitales ; et il n'y a pas de maladies aiguës où cette tendance dépressive ne se rencontre. Ces maladies, sans doute, peuvent se terminer bien sans l'intervention de l'art ; des pneumonies, des fièvres, par exemple, guériront sans l'emploi d'aucun remède. Mais prenez un cas de pneumonie ainsi abandonnée à elle-même, et au bout de huit à dix jours vous trouverez toujours le malade plus ou moins amaigri et dans des conditions de débilité beaucoup plus grande qu'au début de la maladie. Si dans de semblables cas on a en outre employé l'émétique, pratiqué des saignées, combien plus misérable sera la condition de votre malade ! De là l'importance de soutenir ses forces tandis que la maladie suit son cours naturel. Dans la pneumonie, il se fait dans les alvéoles un exsudat particulier qui les comble bientôt, le poumon devenant une masse dense et solide. Pour que la guérison ait lieu, il faut que tout cet exsudat se résorbe et que les alvéoles reviennent à leur condition première. Les procédés que la nature emploie pour amener la guérison sont très compliqués, et personne, je le crains, ne soutiendra que nous possédons quelque drogue capable, par son action directe sur l'organisme, de réaliser cette guérison. Dans l'accomplissement de ces modifications il se fait une dépense considérable de force nerveuse et de sang; aussi devons-nous fournir à l'organisme un genre d'aliment qui, facilement assimilable, se trouve en même temps capable de soutenir la force nerveuse et d'entretenir la chaleur animale. L'alcool est cet aliment; il est assimilé par un simple fait d'endosmose; il exerce une influence spéciale sur la nutrition du système nerveux, et par sa combinaison avec l'oxygène du corps il fournit du combustible pour l'entretien de la température animale. Quand on le donne en trop grande quantité, l'alcool sort du corps sans modification avec l'air expiré par les poumons; mais quand sa dose est limitée et proportionnée aux besoins de l'économie, il se transforme en acide carbonique et en eau et provoque les sécrétions du poumon, de la peau et des reins (1). »

Il n'est pas possible de donner une interprétation plus sage, plus raisonnable, de l'emploi de l'alcool dans les maladies aiguës. D'où viennent donc les objections qu'on a faites à cette méthode en apparence si sensée? C'est que les uns, comprenant mal ou exagérant l'idée de Todd, ont voulu préconiser l'alcool comme moyen curateur contre la maladie même, lui attribuant des vertus auxquelles jamais le médecin anglais n'a songé, sans voir ou sans vouloir reconnaître qu'au point de vue purement thérapeutique il ne faisait, en somme, qu'une sorte d'expectation; c'est que les autres, prenant la question par le côté physiologique et s'appuyant sur des expériences incertaines, ont soutenu que l'alcool n'était pas un aliment et que par suite il ne pouvait avoir aucune des propriétés que lui supposait Todd. Quant aux doses exagérées dont on a fait un reproche au médecin de King's Collège, ce n'est pas à proprement parler une objection. Il est possible que Todd se soit laissé aller à des exagérations; on a dit qu'il donnait parfois jusqu'à 48 onces de brandy dans les vingt-quatre heures;

____

(1) Todd, *loc. cit.*, p. 462.

c'était sans doute dans des cas absolument désespérés ; en tout cas, il allait contre ses propres préceptes, comme nous allons le voir tout à l'heure.

Voici comment Beale, un de ses élèves, répond à ce reproche : « C'est seulement, dit-il, dans les cas désespérés et pendant une courte période que Todd ordonnait de fortes proportion de brandy, 20 onces et au delà (un demi-litre), à prendre à doses fractionnées et répétées dans les vingt-quatre heures. » Sa pratique habituelle était la suivante, et elle répond mieux que toute discussion aux objections de Gairdner et de Bennett : « En prescrivant l'alcool dans une maladie, dit Todd, vous n'ordonnerez pas tant de brandy, ou autre eau-de-vie, à prendre par jour ; mais vous prescriverez une certaine quantité, — une cuillérée à thé ou une cuillerée à bouche, — diluée dans de l'eau, à prendre toutes les demi-heures, toutes les heures, les deux ou trois heures, suivant la nature de la maladie (1). » En prenant comme moyenne une demi-once toutes les heures, cela donne encore un total de 330 grammes d'alcool par vingt-quatre heures, proportion beaucoup plus élevée que celle que nous donnons en France ; mais c'est ici le lieu de se rappeler « l'influence du milieu » que M. le professeur Peter a si judicieusement fait ressortir dans sa clinique médicale : ce qui nous semble énorme dans un pays où on s'enivre avec du vin est moindre dans une ville où on s'alcoolise avec du gin. Et encore ne faut-il pas oublier qu'en France même, M. Béhier n'hésitait pas, dans les cas graves, à prescrire cette dose de 300 grammes d'eau-de-vie.

La théorie et la méthode de Todd exposées, il nous est inutile d'insister longuement sur les travaux de M. Béhier. M. Béhier adopte en effet complètement les idées de Todd sur le mode d'action aussi bien que le mode d'administration de l'alcool. « Depuis longtemps, dit-il, je suis convaincu que rien n'est plus sensé que cette opinion de Kaltenbrunner, savoir : qu'il faut à l'économie

(1) Todd, *loc. cit.*, p. 464.

une certaine somme de force et de résistance pour arriver à résoudre une phlegmasie, et la théorie de Todd n'est, à vrai dire, qu'une formule de la même idée. » Et plus loin, faisant allusion à vingt-neuf cas de pneumonie guérie par la médication alcoolique, il ajoute : « Je crois, et c'est une opinion qu'ont partagée tous ceux qui m'entouraient chaque matin, que, dans ces exemples, l'eau-de-vie, largement maniée et aidée de bouillons, de laits de poule, et promptement de potages ou d'autres aliments légers, a été d'une efficacité incontestable, et qu'elle a relevé l'économie au niveau du travail qu'elle devait accomplir. » Ainsi pour Béhier comme pour Todd, c'est comme aliment, c'est comme adjuvant au maintien des forces, que l'alcool est administré et c'est ainsi qu'il agit dans la pneumonie.

II

Nous avons déjà dit qu'une fois l'alcool accepté dans le traitement de la pneumonie, des dissidences s'élevèrent sur le mode d'action. Les uns admirent que c'est un médicament antipyrétique, d'autres qu'il agit comme un aliment facilement assimilable, même pendant les maladies fébriles, et qui, s'opposant à la dénutrition organique, permet au malade de faire les frais de sa maladie.

Que faut-il penser d'abord de l'action antipyrétique de l'alcool? Les opinions sont encore très partagées et la question est évidemment des plus complexes. Il faut tenir compte des doses et des conditions spéciales où se trouve le sujet. Le problème peut être un peu simplifié ici puisqu'on ne doit s'occuper que de l'action de l'alcool aux doses thérapeutiques, c'est-à-dire aux doses moyennes.

Duméril et Demarquay d'abord, puis Perrin et Duroy, constatèrent que l'alcool produit un abaissement de température chez les animaux. Il est vrai que l'abaissement était moindre que 1 degré et cette donnée n'attira pas beaucoup l'attention. En 1869, Richardson fit la même remarque chez l'homme sain. Kemmerich nota sur lui-même que l'ingestion de 20 centimètres cubes de vieux cognac abaissait sa température en dix minutes de 37° à 36°,7, et dans les trente-cinq minutes suivantes jusqu'à 36°,6. Godfrin constatait aussi qu'après avoir bu 150 grammes de bonne eau-de-vie, sa température tombait de 1°,2, et chez un individu en état de fièvre peu intense, il trouva, après l'ingestion d'eau-de-vie, un abaissement d'un demi-degré. Gingeot fit la même observation chez des fiévreux traités par la potion de Todd. Des expériences parlant dans le même sens furent raportées par Bintz, Mainzner et Bouvier. Bouvier posa les conclusions suivantes :

1° De petites doses d'alcool abaissent la température constamment, tandis que le pouls s'accélère, mais cet effet est peu durable.

2° De fortes doses abaissent la température de plusieurs degrés; le pouls devient plus plein et plus fréquent.

3° L'alcool peut abaisser les températures fébriles élevées, mais à la condition d'être administré d'une façon continue et à doses modérées.

Par contre, Obernier, Rabow, Sidney Ringer, Walter Richards, se placant dans des conditions analogues, ne constatèrent aucun abaissement de la température, soit chez l'homme sain, soit chez les fiévreux.

Riegel (de Wurtzburg) tire d'expériences bien conduites les conclusions suivantes :

L'alcool, même à doses faibles et moyennes, chez l'homme sain, abaisse très souvent la température, mais d'ordinaire seulement de quelques dixièmes de degré; exceptionnellement c'est une légère élévation; plus souvent, au moins après de petites doses, on ne constate aucun effet.

Cet abaissement est moindre chez les convalescents que chez l'homme sain; il peut même manquer; il manque presque toujours chez les individus adonnés aux alcooliques; il diminue aussi à mesure qu'on répète l'administration de l'alcool. L'abaissement obtenu est d'autant plus grand que la quantité d'alcool est plus forte. L'effet est ordinairement de peu de durée.

Dans la fièvre, Riegel obtient le plus souvent un très léger abaissement, plus rarement une légère élévation. Ces oscillations arrivent rarement à un demi-degré.

Wollen Weber, dans une thèse de Nancy, a obtenu des résultats concordants.

Le docteur Lorin (de Berlin) a constaté que la température, dans le cas de fièvre, ne s'abaisse notablement de 1 à 4° que si l'on emploie des doses toxiques.

On peut donc conclure que même dans l'état de fièvre, l'alcool employé à des doses modérées n'abaisse pas la température ou ne l'abaisse que peu et très passagèrement.

Il faut d'ailleurs ajouter tout de suite que les observations cliniques ont démontré que l'usage de l'alcool chez les fébricitants n'augmente pas sensiblement la chaleur fébrile. C'est donc ailleurs que dans l'action antipyrétique qu'il faut chercher la raison de l'utilité de l'alcool contre la pneumonie.

Examinons maintenant rapidement si la théorie de l'alcool *aliment* est fondée, si elle est vraie. Car si l'alcool est un aliment facilement assimilable, l'indication fondamentale est établie; ce n'est plus qu'une question de doses à débattre.

Il y a là d'abord une question de définition. Qu'entendent par le mot *aliment* Murchison, Gairdner, Smith et les autres médecins qui refusent toute qualité alimentaire à l'alcool ? C'est ce qu'il est difficile d'apprécier exactement dans leur argumentation. Pour Todd et pour Anstie, son élève, toute substance qui se transforme en force dans l'organisme est un aliment. Le but et la fin de tout aliment est la force. Si donc il est démontré que l'alcool se transforme dans l'économie et n'est pas éliminé tel quel par les voies d'excrétion, la question est tranchée. Ici c'est à la physiologie expérimentale de répondre.

Sur ce point les physiologistes se divisent en deux camps : les uns, avec Lallemand, Duroy et Perrin, déclarent que l'alcool est rendu en nature par les reins, par les poumons, par la peau; les autres, avec Anstie, Jochmann, Lauder Brunton, concèdent qu'une partie de l'alcool est éliminée sans modifications, mais que la plus grande partie reste dans l'organisme, y est brûlée et transformée en acide carbonique et en eau. Les expériences de Lallemand, Duroy et Perrin manquent de précision suffisante. L'objection capitale a été faite dès les premiers temps par M. Baudot, c'est qu'on n'a jamais pu découvrir dans les produits d'élimination qu'une partie de l'alcool ingéré, et cette quantité n'a jamais été déterminée. Or, que devient le reste? Là est toute la question.

Anstie dans une série de mémoires a combattu les conclusions de Lallemand et Perrin; voici le résumé de ses arguments: Dans aucun cas, il n'a été prouvé que tout l'alcool ait disparu du corps. Il n'est pas prouvé que la totalité ou même la plus grande partie de l'alcool ingéré ait été éliminée par les voies d'excrétion. Dans aucun cas, l'alcool ne put être découvert dans les sécrétions après huit et quatorze heures, et cependant dans une expérience où l'animal survécut seize heures, on trouve de l'alcool en abondance dans le cerveau, dans le foie. Cette partie résiduale peut être destinée à se transformer dans l'organisme.

On peut accorder que les expériences de Lallemand, Duroy et Perrin jettent des doutes sérieux sur les observations de Bouchardat, Sandras, Duchek et d'autres savants qui supposaient avoir trouvé de l'aldéhyde, de l'acide acétique et oxalique dans le sang des animaux alcoolisés. Mais elles ne démontrent nullement qu'une partie de l'alcool absorbé, après un certain séjour dans le corps, ne soit pas transformée en acide carbonique et en eau. Cependant ce dernier point ne peut être établi expérimentalement; il reste à l'état de désidératum aussi bien pour Anstie que pour Jochmann et pour Brunton.

Edw. Smith, Bocker, Perrin, ont même établi que l'usage de l'alcool a pour résultat constant de diminuer la quantité d'acide carbonique exhalé, ce qui semble aller contre l'opinion d'Anstie. Aussi Smith conclut-il que l'alcool n'est pas un véritable aliment dans l'acception propre du mot, et qu'il trouble l'économie plutôt qu'il n'agit favorablement dans un sens quelconque. Quant à Backer, il pense que l'alcool agit en retardant la métamorphose destructive des organes ; qu'il soutient sans nourrir, « en ce sens qu'il empêche en quelque sorte la dénutrition d'aller aussi vite ».

Le mécanisme de cet arrêt de la dénutrition ne s'explique pas clairement. On n'admet plus, avec Liebig, que l'alcool s'empare de l'oxygène, et brûlant à la place des éléments anatomiques, diminue leur usure. Manassein, Bintz, Schmiedelberg pensent que l'alcool a une action directe sur le globule sanguin, analogue à celle de la quinine, c'est-à-dire qu'il augmenterait l'affinité du globule pour l'oxygène et ralentirait ainsi les oxydations. Autant de pures hypothèses.

III

On voit que l'expérimentation n'a pas jeté de grandes lumières sur la question, qui reste telle qu'elle a été posée par les médecins.

Force nous est donc de nous en tenir à l'observation clinique sur ce point important, à savoir, s'il faut donner l'alcool à tous les pneunomiques. La démonstration directe de l'assimilation et de la transformation de l'alcool dans l'organisme nous manquant complètement, il ne nous reste qu'à rechercher les conditions où les alcooliques sont appelés, de l'avis de la majorité des médecins, à rendre le plus de services.

Todd lui-même ne paraît pas avoir prescrit l'alcool dans tous les cas de pneumonie, et Béhier, tout en disant qu'il a employé la médication alcoolique dans plusieurs cas de pneumonie simple et inflammatoire, déclare que les faits ne l'ont pas conduit à pouvoir l'accepter comme traitement systématiquement unique de la pneumonie.

Quelles sont donc les grandes indications de l'alcool ?

Pour Todd comme pour Béhier, le but de la médication étant de combattre l'influence dépressive de la maladie, la tendance à l'adynamie se trouve naturellement l'indication principale des alcooliques. C'est surtout chez les vieillards, chez les individus débilités par une cause quelconque, dans les pneumonies secondaires de la grippe, des fièvres éruptives, etc., que cette tendance adynamique se manifeste. Ici c'est le terrain sur lequel évolue la pneumonie qu'il faut raffermir et la médication de Todd rallie tous les suffrages. Sur les trente-six malades traités par Béhier, onze présentaient les symptômes de l'adynamie la plus grave ; ces onze malades guérirent par l'emploi de l'alcool.

« Pendant le siège de Paris, dit M. le professeur Peter, les malheureux soldats pneumoniques, épuisés par le froid, la faim et la fatigue, semblaient tous atteints de fièvre typhoïde. Dans mon ambulance de la Rochefoucauld, je ne les ai traités que par la potion de Todd et par le vin de Bordeaux libéralement administré..... En janvier et février 1871, j'ai reçu dans mon ambulance dix-huit pneumoniques et je n'ai perdu *qu'un* malade. Or, parmi ces dix-huit pneumoniques, il y avait seize pneumonies unilatérales et deux bilatérales ou doubles. De plus, parmi ces seize pneumonies d'un seul côté, il y en avait sept *du sommet*, et vous en savez l'habituelle gravité. » Les faits observés par M. le docteur Danet, à la même époque, ne sont pas moins remarquables. Sur soixante malades admis à son ambulance et « atteints de bronchites à divers degrés ou de pneumonie », il en traita vingt par les antiphlogistiques, les antimoniaux et les vésicatoires, vingt par la digitale et les vésicatoires, vingt par l'alcool et les vésicatoires. Il en périt *seize* de la première série, *douze* de la seconde, et seulement *quatre* de la troisième.

L'alcool est encore nettement indiqué dans les pneumonies des alcooliques. L'indication n'avait pas échappé à Chomel qui prescrivait le vin à hautes doses chez les ivrognes et en avait retiré les meilleurs effets. On a vu que l'habitude des boissons alcooliques est aussi une des conditions visées par Todd comme appelant l'emploi de l'alcool. Il en est une autre qu'il signale et sur laquelle l'attention des médecins français ne paraît pas s'être arrêtée, c'est celle des gens « qui vivent bien ». Les personnes habituées à la bonne chère, les gros mangeurs, supportent mal la pneumonie; on ne doit pas leur ménager l'alcool.

M. Joffroy a indiqué dans sa thèse sur la médication alcoolique, une forme de pneumonie où l'emploi de l'alcool est pour ainsi dire commandé : c'est la pneumonie décrite par M. le professeur Charcot, chez les vieillards, sous le nom de *pneumonie algide*, pneumonie avec collapsus. Soit que le collapsus survienne au moment de la défervescence, soit qu'il se produise d'emblée dès le début de la maladie, c'est la médication alcoolique qui est indiquée, et dans le service de M. Charcot, c'est plus particulièrement au rhum chaud que l'on a recours en pareille circonstance

La deuxième grande indication de l'alcool dans la pneumonie est le *délire*. « L'alcool administré de bonne heure, dit Todd, de la manière que je vous ai recommandée, exerce une remarquable influence en prévenant ou en limitant l'intensité du délire. » Cette seconde indication est d'ailleurs étroitement liée à la première, car l'ataxie et l'adynamie vont généralement de compagnie. Pour Todd, le délire est le symptôme d'une nutrition affaiblie ou viciée du cerveau; il s'observe dans toutes les maladies débilitantes, dans toutes les maladies aiguës accompagnées d'une haute température. Il est donc justiciable de la même médication que l'adynamie. Il existe pourtant certaines formes de délire pneumonique où l'alcool sera sans doute impuissant. C'est le délire symptomatique d'une lésion matérielle, inflammation du cerveau et de ses enveloppes; ce sont les cas où l'on trouve, à l'autopsie, des infiltrations, des congestions, des méninges et parfois une méningite véritable avec coloration hortensia de la substance grise cérébrale, ainsi que l'ont signalé le professeur Vulpian et ses élèves, MM. Verneuil et Surugue; dans ces cas une autre médication est évidemment indiquée (1).

(1) Vulpian, *Leçons sur l'appareil vaso-moteur*, t. II, p. 79.

Comment agit l'alcool dans les cas de pneumonie avec adynamie ou ataxie? Voici d'abord ce qu'on observe : « Comme Todd, dit M. Béhier, j'ai vu l'alcool faire cesser le délire, faire tomber le pouls, abaisser la respiration et déterminer souvent une transpiration abondante, après laquelle les forces se relevaient. » M. Legras, élève de Béhier, a constaté de même que l'alcool relève le pouls, en diminue la fréquence, ralentit la respiration, provoque le sommeil, la transpiration, l'appétit, augmente la sécrétion urinaire, remédie au coma et au délire. Les effets indiqués par Todd et Béhier ont été constatés par tous ceux qui ont donné l'alcool. Sont-ils un résultat direct ou indirect de l'action de l'alcool? L'alcool agit-il localement sur le poumon enflammé ou d'une manière générale sur toute l'économie?

Nous avouons ne pas bien comprendre l'hypothèse d'une action locale, telle que l'ont proposée certains auteurs.

Ce qui est indiscutable, c'est que l'alcool ne peut pas non plus faire avorter l'évolution morbide. De tous les tracés que j'ai sous les yeux, il n'en est pas un où la défervescence se soit produite avant le septième jour. Nous ajouterons d'ailleurs qu'il s'agissait, dans toutes ces observations, de pneumonies adynamiques qui sont à l'opposé des pneumonies abortives.

Beale, méconnaissant l'idée mère de son maître, Todd, estime que l'alcool contrecarre le processus inflammatoire. « L'alcool, dit-il, n'agit pas à la façon d'un aliment; il ne nourrit pas les tissus; il peut diminuer la dépense en changeant les propriétés chimiques des fluides. Il arrête la vie des cellules, les oblige à vivre moins vite, et tend par ce procédé à faire qu'un tissu altéré dans lequel les changements vitaux s'accomplissent avec une activité anormale retournent à leurs conditions d'activité physiologique. » D'autre part, Trastour (de Nantes) explique par la substitution l'action des alcooliques dans les phlegmasies pulmonaires. La substitution serait une conséquence de l'influence spéciale de l'alcool sur les vaso-moteurs des poumons et des effets locaux déterminés par l'élimination du médicament à

travers le parenchyme pulmonaire. Ce sont là des hypothèses ingénieuses mais elles n'expliquent l'action de l'alcool ni sur l'adynamie, ni sur le délire. Il faut admettre une influence générale sur
l'organisme tout entier ; et c'est encore l'explication de Todd,
qui nous semble la meilleure. « L'alcool, dit-il, administré
avec prudence, élève la température animale, fortifie l'action du
cœur, et, donné dans des circonstances spéciales, ralentit la
fréquence du pouls. Quant à son influence sur le système nerveux, l'action de l'alcool est de celles qu'on nomme vulgairement
stimulantes. . . . .
. . . . D'autres aliments sont aussi regardés
comme stimulants, mais comme ils n'agissent pas directement et
rapidement sur le système nerveux, leurs propriétés excitantes
sont moins apparentes. De même, l'alcool possède une propriété
stimulante parce que c'est une forme d'aliment approprié à la
nutrition directe du système nerveux et à sa conservation ;
son adaptation spéciale à ce système lui donne une puissance
d'excitation immédiate supérieure à celle de tout autre aliment.
L'alcool est aussi apte à soutenir le travail qui produit la chaleur,
et par suite, à protéger le tissu nerveux et les autres tissus qui,
sans lui, seraient appelés à fournir largement du combustible à
l'oxygène pour l'entretien de ce travail. A cet effet, l'alcool possède des avantages supérieurs à ceux de beaucoup d'autres substances hydrocarbonisées, par suite de la rapidité avec laquelle,
sitôt absorbé, il passe dans le sang. Ainsi, comme aliment pro-
ducteur de chaleur, comme excitant de la nutrition du système
nerveux, comme substance facilement et rapidement absorbée
dans le sang, l'alcool possède un ensemble de qualités qui le
rendent de la plus grande utilité dans le traitement des maladies (1). »

On voit que pour Todd, c'est toujours comme aliment et
nullement comme médicament que l'alcool agit. On ne guérit

(1) Todd., *loc. cit.*, p. 459.

pas la pneumonie par l'alcool ; on met le malade dans les meilleures conditions pour que la guérison ait le temps de se faire.

On sait ce qu'il faut penser des modifications de la température sous l'influence de l'alcool.

Il n'en est pas moins vrai qu'on donne quelquefois les alcooliques dans la pneumonie avec hyperthermie dans le but de faire tomber la température?

Nous avons conclu plus haut d'expériences sérieuses que l'alcool aux doses modérées n'est pas, à proprement parler, un antipyrétique. Todd lui-même déclare que l'alcool élève légèrement la température, aux doses thérapeutiques.

L'observation clinique n'en démontre pas moins que par l'emploi méthodique de l'alcool dans les pneumonies ataxo-adynamiques avec hyperthermie, le tracé thermique est atténué dans son ensemble, la température est modifiée comme les autres symptômes généraux, sans qu'on soit pour cela en droit de conclure que l'alcool a agi directement sur la température.

« Si, dit M. le professeur Peter, il se produit un abaissement de la température *fébrile*, c'est qu'on a mis l'organisme du fébricitant dans un état plus voisin de la santé, et qu'on a ainsi ramené la température à un niveau plus voisin de la normale. Le lapin, bien portant avant l'expérience, a été jeté par elle dans la maladie ; et c'est en *le rendant malade*, très malade, qu'on a fait baisser sa température au-dessous du niveau physiologique. Au contraire, l'homme malade, convenablement traité, est mis dans un état meilleur, et c'est *en le faisant mieux aller* qu'on a diminué sa température. Il n'y a pas eu là d'action directe exercée sur la chaleur fébrile, mais une action très indirecte (1). » Si

____

(1) Peter, *Leçons de clinique médicale*, t. I, p. 784. Brauton, adoptant l'idée de la réfrigération, a émis une autre hypothèse. « En dilatant les vaisseaux de la peau, dit-il, l'alcool échauffe la surface du corps aux dépens des organes internes. » Cette hypothèse n'est pas soutenable, surtout pour Brauton, qui admet, quelques lignes plus haut, que l'alcool dilate les vaisseaux en général. Si les vaisseaux des organes internes se dilatent, comme ceux de la peau, on ne voit pas pourquoi ces

donc il faut donner l'alcool dans les pneumonies hyperpyrétiques, ce n'est pas avec l'intention d'agir directement sur la température, mais simplement, suivant l'idée de Todd, pour lutter contre la dépression et l'épuisement auxquels cette haute température ne peut manquer de conduire le malade.

Telles sont les principales indications de l'alcool dans la pneumonie de l'adulte et du vieillard. Sont-elles les mêmes chez l'enfant? On peut craindre ici *à priori* l'action des alcooliques sur la muqueuse stomacale des enfants, si susceptible dans certains cas. L'expérience a montré qu'il n'en est rien ; les observations de Mac Cormack et de Graily Hewitt, dans les pneumonies du premier âge, celles de M. Gingeot dans celles de la deuxième enfance, ont prouvé que l'alcool pouvait être donné sans accidents à doses assez élevées, mais toujours fractionnées, et qu'on en retirait souvent les plus merveilleux effets. Et c'est ici une nouvelle preuve de cette tolérance créée par la fièvre à l'égard de l'alcool, sur laquelle Todd et Anstie ont insisté à bon droit. Nous reviendrons plus loin sur le traitement de la pneumonie des enfants.

Les médecins allemands, nous avons déjà eu l'occasion de le dire, se préoccupent beaucoup dans le cours de la pneumonie du collapsus, accident qui semble plus fréquent en Allemagne, comme le délire semble plus fréquent en Angleterre. C'est sans doute ce qui explique jusqu'à un certain point pourquoi ils traitent systématiquement la pneumonie par les bains froids et la quinine, en associant à ce traitement la médication stimulante.

organes se refroidiraient, tandis que la peau se réchaufferait. (L. Brunton, *On the physiological action of alcohol, British. med. Journ.*, 1875, p. 800). — M. le professeur G. Sée, étudiant les effets physiologiques de l'alcool, conclut aussi à la réfrigération interne : « Sous l'influence de l'alcool, dit-il, il y a dilatation vas culaire et accélération de la circulation; le sang se trouve en contact avec le milieu ambiant dans une plus grande étendue ; il perd par le rayonnement, d'où réfrigération interne. » (G. Sée, *Union méd.*, 1873.) — On voit que la dilatation vasculaire, qui, pour Brunton, est cause d'échauffement, se trouve être, pour M. Sée, une cause de refroidissement. » Voy. la thèse de son élève, Godfrin, *De l'action physiologique et des applications thérapeutiques de l'alcool.* Paris, 1879.

Voici comment procède Jürgensen : Si le cœur faiblit quelque peu, il donne 150 gr. d'un fort vin (porto, madère, sherry, etc.). Si cette faiblesse cardiaque se manifeste par accès plus fréquent, il donne une émulsion camphrée (3 gr. sur 200 d'eau ; une cuillerée à potage chaque demi-heure) ; si cette faiblesse se prolonge d'une façon continue sans être trop inquiétante, il donne alternativement chaque heure ou demi-heure, une cuillerée de vin ou d'émulsion camphrée. S'il y a collapsus subit et intense, il donne du musc 5 à 15 centigr. par dose de 7 centigr., une ou plusieurs cuillerées à soupe de champagne, à prendre toutes les dix minutes jusqu'à amélioration.

Dans les cas graves avec accès répétés de faiblesse cardiaque, il associe le musc au champagne, ou bien prescrit un grog chaud, 1 ou 2 parties de cognac ou de rhum pour 1 partie d'eau ou d'infusion de café ou de thé ; une ou plusieurs cuillerées à soupe chaque dix minutes.

Une dernière remarque : sans doute les médecins français n'hésitent pas en général à se louer de la médication alcoolique dans les conditions spéciales qui viennent d'être mentionnées, mais il ne semble pas que l'enthousiasme ait été aussi vif, le succès aussi grand qu'en Angleterre. Ces différences ne tiennent pas sans doute à ce que les médecins anglais manient mieux la médication. N'y aurait-il pas là influence de race et d'habitudes ? Nous ne pouvons que poser la question.

Résumé. — La médication alcoolique convient lorsqu'il y a adynamie ou ataxie avec ou sans hyperthermie (pneumonies des vieillards, des alcooliques, pneumonies secondaires, etc.).

Nous arrivons maintenant à la manière d'administrer l'alcool. C'est là, d'après Todd, le point capital du traitement. « Le succès de l'emploi de l'alcool, dit-il expressément et en soulignant, dépend presque entièrement *de son mode d'administration.* » L'alcool doit être prescrit aux doses dont l'expérience a montré la facile assimilation. Ce n'est pas tant d'alcool *par jour* qu'il faut ordonner, mais tant *par demi-heure, par heure* ou par *deux ou trois heures,* suivant l'état du malade. Le fractionnement des doses est, pour Todd, la condition indispensable du succès. « Quand l'alcool est donné de cette manière, il calme le système nerveux, provoque un sommeil tranquille, prévient le délire. S'il est donné en excès, soit d'un seul coup en une forte dose, soit en plusieurs fois par doses trop fréquentes, il tend à produire le coma. Dans le premier cas la quantité est réglée de manière à s'approprier à la nutrition de la substance nerveuse d'une part, de l'autre à être brûlée et éliminée sous forme d'acide carbonique et d'eau. Dans l'autre cas, la dose étant plus que suffisante aux besoins normaux de l'économie, une forte proportion reste dans le sang à l'état d'alcool, ou passe dans certaines sécrétions, comme le liquide des ventricules cérébraux, agit comme poison sur les fibres et les cellules nerveuses, troublant leur nutrition au point de produire les phénomènes de l'ivresse ou du délire alcoolique, ou la paralysant jusqu'à déterminer le coma (1). »

Nous avons dit plus haut les doses que prescrivait habituellement Todd : une demi-once (14 grammes de brandy) donnée plus ou moins fréquemment suivant la gravité de la maladie ; toutes les deux ou trois heures dans les cas de moyenne intensité, soit 110 à 170 grammes, dans les vingt-quatre heures ; toutes les heures ou les demi-heures dans les cas où le danger est pressant, soit 300 à 600 gr., d'abord dans les vingt-quatre heures. Pour ce qui est de cette dose énorme d'une cuillerée toutes les demi-heures, nous avons vu l'explication que donnait Beale de la conduite de Todd dans ces cas. C'était seulement pendant un temps fort court et dans les cas désespérés qu'il employait ces moyens extrêmes.

En France, on n'a pas atteint ces doses élevées. Béhier ne paraît pas avoir dépassé 300 gr. d'eau-de-vie ordinaire dans les vingt-quatre heures. Voici comment il résume sa pratique : « 80

(1) Todd., *loc. cit.*, p. 485.

à 120 gr., ou même 150, 200, 300 gr. d'eau-de-vie ordinaire étaient étendus de 80 à 120 gr. d'eau édulcorée. Une cuillerée à bouche de cette potion était donnée toutes les deux heures aux malades. » Ces proportions sont aussi celles auxquelles se tenait Austin Flint en Amérique ; pourtant la moyenne est plus élevée : la dose habituelle était de 300 gr. dans les vingt-quatre heures, à prendre par cuillerée toutes les heures. Mais dans plusieurs cas il est allé aussi jusqu'à 600 gr. de sherry ou de brandy. Il est évident qu'il faut faire la part du milieu et de la manière de vivre des Anglais et des Américains pour s'expliquer ces hautes doses, et ne pas accuser Todd et Flint d'exagérer ou d'outrer la méthode d'une manière irréfléchie.

Au lieu de l'eau-de-vie, du brandy, du rhum, on peut prescrire aussi du vin ; les Anglais donnent le porto ; en France on donne en général du malaga, du xérès. C'est surtout aux enfants que l'alcool peut être administré sous cette forme. Mais on doit diluer le vin dans un peu d'eau. Pourtant il ne faut pas craindre de faire prendre même aux enfants à la mamelle quelques grammes de vieux cognac mélangé au lait maternel, comme le prescrit M. Barthez.

D'une façon générale, il faut se guider sur l'âge, le sexe, l'état des forces, les habitudes du malade.

ARTICLE V

DIGITALE

La saignée et le tartre stibié constituent le groupe des médications qui prétendaient *couper* la maladie, être à la pneumonie ce que le quinquina est à la fièvre intermittente. On a vu comment ces médications étaient tombées d'un si haut rang, et n'étaient plus que des agents thérapeutiques de second ordre.

Les médicaments dont il nous reste à parler n'ont jamais été proposés comme des sortes de spécifiques ; sans doute quelques-uns de ceux qui les ont patronnés ont avancé, surtout en ce qui concerne la digitale, qu'ils pouvaient diminuer la longueur de la maladie ; mais ils l'ont fait timidement, sans preuve convaincante à l'appui. Ces médicaments ont été présentés, à leur première apparition, dans un rôle plus modeste. L'heure était venue où l'on connaissait enfin l'évolution naturelle de la maladie ; d'autre part la physiologie déterminait avec précision les propriétés de certains agents thérapeutiques qui n'avaient jamais été employés qu'empiriquement. Il était donc indiqué d'appliquer à tel élément de la maladie tel médicament dont l'action physiologique était au moins capable de l'atténuer.

Ainsi puisqu'il était désormais de science certaine que la digitale ralentit le pouls et abaisse la température, il était rationnel de l'employer dans les cas de pneumonie où la fièvre s'accompagne d'une accélération particulière du pouls.

Ce fut ainsi qu'on raisonna pour la digitale et pour les autres médicaments du même ordre. Ces prévisions se sont justifiées jusqu'à un certain point dans la pratique ; mais il devint encore plus évident qu'on ne modifie guère que la superficie de la maladie, et que ces succès relatifs de la thérapeutique ne peuvent transformer foncièrement l'allure immuable du processus pneumonique.

Nous venons de dire que la digitale n'est entrée dans la thérapeutique de la pneumonie que sous le couvert de la physiologie. Toutefois quelques tentatives avaient déjà été faites antérieurement.

Déjà Rasori avait reconnu des propriétés contro-stimulantes à la digitale employée à haute dose ; mais il avait fini par abandonner, dans les cas graves, l'usage de la digitale comme contro-stimulant, parce qu'il avait noté que ce médicament donné à haute dose avait l'inconvénient de produire un trouble très grand dans le rhythme du pouls, de sorte que souvent il était impossible de distinguer les anomalies de la circulation causées par la digitale de celles qui dérivent de la condition morbide.

Il ne fut plus question de la digitale.

Le promoteur de l'emploi de la digitale dans les pyrexies, dans les phlegmasies en général, et en particulier dans la pneumonie, fut Traube qui, en 1850, publia une série d'observations favorables. Le docteur Duclos, de Tours, proposa aussi la digitale dans le traitement de la pneumonie ; mais le nouveau médicament trouva son plus ardent défenseur dans le professeur Hirtz qui, en 1862, exposait dans le *Bulletin de thérapeutique* des idées qu'il a depuis confirmées et commentées dans son article du *Dictionnaire de médecine et de chirurgie pratiques*. Le professeur Hirtz fut vaillamment aidé dans son œuvre par ses élèves, en particulier le docteur Kulp, à qui il avait fait partager ses convictions profondes.

A dire le vrai, il ne paraît pas que cette influence ait beaucoup dépassé, en France, le cercle où rayonna l'enseignement du savant clinicien.

Trousseau employait volontiers la poudre de digitale, mais à petites doses et associée au kermès. Grisolle, dans sa seconde édition, déclare qu'il est loin de contester toute utilité à la digitale ; mais qu'il lui a très rarement trouvé d'avantages. MM. Hardy et Béhier la mentionnent à peine dans leur Traité.

Cependant M. Gallard préconisait l'emploi de la digitale et M. Tony Saucerotte publiait dans la *Gazette hebdomadaire* deux mémoires, l'un en 1862, l'autre en 1875, où il se montre partisan enthousiaste de la médication digitalique.

Dans leurs leçons cliniques, MM. Jaccoud, Bucquoy et Bernheim précisent les indications de l'emploi de la digitale, et le professeur Lépine, dans son récent article du Dictionnaire, dit qu'à son sens ce médicament peut rendre des services. La digitale a donc aujourd'hui droit de cité dans le traitement de la pneumonie.

Nous n'avons pas à insister sur les propriétés physiologiques si connues de la digitale. On sait qu'elle ralentit, en les régularisant, les battements du cœur, augmente la tension vasculaire et abaisse la température. Nous n'avons pas à nous préoccuper ici de la question de savoir si elle agit sur le cœur en stimulant les filets cardiaques du pneumogastrique, comme le veut Traube, ou si elle a un effet direct sur la fibre musculaire, comme le pense le professeur Vulpian. Ce qu'il faut rappeler surtout c'est que l'action de la digitale sur la température est beaucoup plus nette, beaucoup plus marquée à l'état de fièvre qu'à l'état physiologique, en vertu d'ailleurs de ce principe général qu'il est plus facile d'abaisser la température fébrile que de faire baisser la température normale.

Il convient donc d'étudier spécialement les effets de la digitale dans les maladies fébriles et, s'il se peut, dans la pneumonie aiguë.

Or, l'étude thérapeutique de la digitale, dans ce dernier cas particulier, a été faite par des médecins habitués aux procédés physiologiques, et l'on trouve justement dans leurs travaux tous les documents nécessaires.

Comment donc, d'après eux, doit-on concevoir l'action de la digitale ?

Il faut d'abord distinguer les cas où la digitale est administrée à petites doses, de ceux où le médicament est donné à dose contro-stimulante.

On peut administrer en effet, et l'on administre tous les jours aux pneumoniques, la teinture de digitale à dose de dix à quinze ou vingt gouttes dans une potion ; fréquemment avec des préparations opiacées : sirop diacode, sirop thébaïque, etc., dans certains cas avec du cognac, dans une potion de Todd. Dans ces cas, la digitale peut avoir une action sédative, peut agir sur la fièvre et sur le pouls ; mais les résultats sont peu nets ; il n'y a pas, à proprement parler, d'effet contro-stimulant.

Il n'en est pas de même si la dose est plus considérable, si l'on administre la poudre de feuilles en infusion, par exemple à la dose de 1 gramme, 1^{gr},50 en infusion, comme le faisait Hirtz, à plus forte raison si les doses sont portées jusqu'à 2 grammes et plus, comme nous le voyons dans les observations de Traube et de ses élèves. Les effets sont alors beaucoup plus marqués ; on peut même observer, dans certains cas, des phénomènes d'intoxication.

Quand on administre la digitale de la manière que nous indiquons, dès la fin du deuxième jour, au plus tard le quatrième, à partir de l'administration du médicament, le pouls devient ondulant, puis se ralentit. Le ralentissement peut aller jusqu'à quarante pulsations par minute; il peut même être plus considérable encore. Mais le pouls devient en même temps plus fort et plus plein.

En même temps la température baisse et peut descendre au-dessous de la normale. C'est trente-six à soixante heures après la première dose de digitale que la température commence à tomber, dit M. Bernheim; elle est en général à son minimum au bout de soixante heures. Lorsque la température est tombée, elle ne tarde pas à remonter, quelquefois dès le lendemain, d'autres fois seulement au bout de deux ou trois jours; des sueurs peuvent accompagner la crise digitalienne comme la crise naturelle.

La digitale administrée comme nous l'avons indiqué, même en dehors de phénomènes marqués d'intoxication, peut déterminer et détermine assez souvent des vomissements.

Mais à dose moyenne, le vomissement manque souvent ou ne consiste que dans quelques régurgitations bilieuses. Le vomissement, quand il existe, est d'ailleurs peu durable et, dit Hirtz, trouble si peu les fonctions digestives, que la plupart des malades, à peine sortis de la fièvre, demandent à manger et digèrent très bien.

Après la défervescence, la température remonte un peu, mais le ralentissement du pouls persiste, en général, plus longtemps.

Si la dose du médicament est plus considérable, 2 grammes de digitale en substance ou en infusion, ou davantage, des phénomènes d'intoxication peuvent se produire; on observe alors des nausées, des vomissements, de la diarrhée, un malaise profond; la face est blême, les extrémités se refroidissent; il y a des vertiges, des troubles visuels; la pupille est dilatée; le pouls tombe à 40,

30 pulsations même, en même temps que la température s'abaisse.

Dans certains cas d'intoxication, on a observé, au contraire, l'accélération du pouls ; il résulterait d'ailleurs des expériences de Traube, qu'à doses thérapeutiques la digitale ralentit le cœur, et qu'à doses toxiques elle en accélère le mouvement.

Mais au lit du malade, dit Hirtz, le ralentissement est la règle pendant quelques heures seulement ; on peut observer des oscillations, quelques pulsations accélérées suivies d'intermittence. Une cause d'erreur, c'est que les mouvements du malade, les secousses de toux, etc., accélèrent le pouls ; mais au repos, le ralentissement est facilement appréciable. Le ralentissement du pouls varie d'ailleurs suivant les doses employées et suivant l'impressionnabilité du malade.

De plus, toujours d'après Hirtz, quand on administre la digitale dans la pneumonie, en même temps que le pouls tombe, en même temps que la température baisse, la dyspnée cesserait et la respiration deviendrait plus calme.

La convalescence serait rapide et la dépression beaucoup moins prolongée qu'après le traitement par le tartre stibié.

Si l'on s'en tient à ces données générales, à ces conclusions dogmatiques, on sera conduit à conclure que la digitale est en réalité un merveilleux agent dans les conditions morbides dont il s'agit ici. Mais la lecture attentive des observations fait naître des doutes sérieux.

Qu'on parcourre entre autres les mémoires de M. Tony Saucerotte.

Dans son premier mémoire publié en 1868 dans la *Gazette hebdomadaire*, sur 96 cas traités par l'infusion de poudre de digitale, il note 96 guérisons. En vérité, le plus puissant des médicaments n'obtient de si bons résultats que contre des affections bénignes. Dans un second mémoire publié dans le même journal, en 1875 et 1877, le même auteur a réuni 95 observations ; sur ces 95 nouveaux cas, il y eut seulement 17 décès ; mais tous dans des cas compliqués. « Je n'ai point constaté chez l'homme adulte, dit le docteur Saucerotte, une seule pneumonie, quelque étendue qu'elle fût, qui ait été mortelle quand la maladie a été unilatérale, exempte de complications, et traitée dès le début par la digitale. » Mais est-il donc besoin de la digitale pour guérir les pneumonies exemptes de complications ?

Le docteur Coblentz résume ainsi dans sa thèse l'action de la digitale dans les phlegmasies fébriles et en particulier dans la pneumonie :

« 1° La digitale employée à la dose de 75 cent. d'herbe par jour, dans le cours d'une inflammation accompagnée de fièvre possède la propriété de diminuer la fréquence du pouls et d'abaisser la température du corps.

« 2° Le pouls et la température peuvent, sous l'influence de la digitale administrée dans les conditions énoncées plus haut, descendre au-dessous de la normale.

« 3° L'effet de la digitale se produit le plus souvent d'abord sur le pouls, ou au moins en même temps sur le pouls que sur la température.

« 4° La diminution de la fréquence du pouls commence de 24 à 48 heures, l'abaissement de la température de 36 à 60 heures après l'administration de la digitale.

« 5° La fréquence du pouls et la température continuent à baisser lors même que l'on suspend l'usage du médicament.

« 6° Dès que la digitale produit son effet sur le pouls et la température, on remarque un arrêt dans la marche de l'affection locale, suivi d'une rapide convalescence. »

Ici encore il est impossible de partager l'admiration de l'auteur pour la digitale, lorsqu'on lit avec soin ses observations. Souvent la crise digitalique s'observe à l'époque même où la défervescence spontanée se produit habituellement et rien ne démontre cet arrêt dans la marche de l'affection locale dont parle l'auteur qui ne se préocupe pas assez de l'évolution naturelle de la maladie et de l'existence des pneumonies abortives.

Voici, par exemple, une des observations de Traube rappelées par M. Coblentz dans sa thèse :

Un homme de constitution robuste, de tempérament sanguin, entre au deuxième jour de la maladie. La fièvre continue jusqu'au septième jour. Mais dès le sixième jour, c'est-à-dire 36 heures après l'administation de la digitale, elle va déjà en diminuant, du septième au neuvième jour, la température atteint son mini-mum qui est 36"5. A partir de ce moment, le pouls et la tempé-rature remontent malgré la continuation de la diète antiphlogis-tique. La convalescence fut rapide. Mais en dehors du ralentis-sement du pouls, les mêmes résultats se produisent spontané-ment, sans l'action de la digitale.

Les autres observations ne sont guère plus concluantes; la convalescence y est survenue ordinairement le septième jour, rarement le neuvième, quelquefois le huitième.

D'ailleurs, les partisans aussi ardents de la digitale sont de-venus de plus en plus rares, et l'on n'a pas gardé une si grande confiance dans cet agent antipyrétique assez banal.

Les médecins même qui le conseillent ne le font qu'avec une certaine réserve, en prévenant qu'il ne faut pas trop en attendre, ni trop s'y fier.

Ainsi pour M. Jaccoud, la digitale est un antifébrile et pas autre chose; il abaisse le pouls et la température plus rapidement que l'émétique et détermine comme ce dernier un état nauséeux qui est toutefois moins marqué « Avec la digitale, dit-il, comme avec le tartre stibié, vous atténuez, vous supprimez même parfois l'élément le plus pénible de la maladie, à savoir la fièvre, de sorte que votre malade porte plus légèrement à terme sa lésion pneumonique, mais avec l'un comme avec l'autre de ces agents, si vous oubliez dans votre dépression artificielle la mesure com-patible avec les forces de l'individu, vous produirez l'épuisement du système nerveux : épuisement primitif avec l'émétique qui agit d'emblée comme hyposténisant ; épuisement secondaire avec la digitale qui exerce d'abord une action excitante sur certains départements de l'encéphale, et vous passez, avec une rapidité souvent terrifiante, de la détente au collapsus. Le mode d'action étant le même, les avantages et les dangers des médicaments sont identiques. »

D'autres partisans se sont complu à circonscrire l'emploi de la digitale à des cas déterminés. Ainsi Duclos, de Tours, la regarde comme étant surtout efficace dans la pneumonie du jeune âge. M. Bucquoy l'emploie de préférence dans les formes catarrhales de la pneumonie; M. Lépine dans les cas où le pouls est particulièrement fréquent.

Pour M. Gallard, le médicament est indiqué dans les cas où la réaction fébrile intense semble commander l'emploi des antiphlogistiques, alors que la débilité du sujet, et surtout l'état de dépression dans lequel il est tombé depuis le début de la maladie, sembleraient au contraire réclamer l'usage des stimulants et des toniques. En un mot, la digitale est indiquée d'après l'auteur, dans les cas qui correspondent à ceux qu'on a décrits sous le nom de pneumonies typhoïdes.

Ici il faut s'entendre. Pour plusieurs auteurs, en effet, on ne doit pas user de la digitale quand on peut supposer la fibre cardiaque malade, quand on soupçonne le myocarde altéré ou graisseux. La digitale peut bien être considérée comme le tonique du cœur; mais cette action ne s'exerce qu'à la condition d'avoir affaire à une fibre cardiaque saine et contractile. Si le cœur est graisseux, le myocarde en mauvais état, une syncope qui emportera le malade pourra survenir. Il faut donc n'employer la digitale qu'avec une grande prudence chez les vieillards, chez les cachectiques, dans la plupart des pneumonies secondaires.

Néanmoins dans ces derniers temps quelques médecins, Jürgensen entre autres, ont vu une indication pressante de la digitale dans ces congestions œdémateuses, passives, qui se développent parfois consécutivement à une insuffisance cardiaque due elle-même aux modifications que l'hyperthermie fait subir au myocarde. Il conviendrait d'admettre, dans ces cas favorables à l'emploi de la digitale, que le muscle n'est pas assez altéré pour rendre le médicament inutile sinon nuisible.

C'est encore surtout à propos de la digitale qu'on a fait cette objection qui s'adresse d'ailleurs à tous les antipyrétiques. On a dit qu'en abaissant la température, en ralentissant l'allure de la maladie, on favorisait son passage à l'état chronique. L'observation clinique a fait justice de cette allégation. On n'allonge pas plus le cycle pneumonique qu'on ne le raccourcit. Traube, Wunderlich, Thomas, Liebermeister n'ont jamais vu l'action antipyrétique retarder la convalescence. Et les observations de Hirtz et de ses élèves démontrent que la défervescence dans les pneumonies traitées par la digitale ne s'est faite ni plus tôt ni plus tard. La crise vient au jour régulier.

Il en est donc pour la digitale, comme pour la saignée et le tartre stibié : elle n'attaque pas la maladie dans son essence, dans ses œuvres vives, mais seulement dans ses conditions secondaires.

Parmi les traces de traitement par la digitale que j'ai sous les yeux, il en est un qui semble à première vue des plus démonstratifs. Il provient du service du savant médecin de Lariboissière, M. Siredey, et nous a été communiqué par son interne, M. Legendre.

Une femme âgée de 23 ans entre à l'hôpital le 26 janvier 1880. Elle est dans le septième jour d'une pneumonie (point de côté et frissons le 19 janvier). Elle est enceinte et le soir de son entrée elle accouche d'un enfant qui paraît avoir huit mois. Pas d'accidents pendant l'accouchement ni pendant la délivrance. Le lendemain on constate un souffle tubaire dans les deux tiers supérieurs du poumon droit en arrière bronchophonie, crachats marmelade d'abricots. Les conditions particulières dues à l'accouchement, l'étendue considérable de la lésion encore à la période d'hépatisation donnent à craindre que la résolution régulière ne se fasse point.—Vésicatoire, potion de Todd, 2 grammes de teinture de digitale. On continue la teinture de digitale le lendemain et le surlendemain. Le surlendemain, la résolution est complète; le souffle est remplacé par des râles sous-crépitants, la température et à 37°,4. Sans doute, dans les circonstances spéciales, c'est là un résultat très heureux et on peut en gratifier la médication suivie. Mais on objectera même ici que la défervescence et la convalescence sont survenues le dixième jour de la maladie, et qu'il est commun de voir à cette époque les pneumonies les plus étendues se résoudre en quelques heures dans une crise naturelle. Ici encore, d'ailleurs, la médication a été mixte toujours. Ce sont donc toujours les mêmes difficultés d'interprétation.

Dans un autre tracé recueilli dans le service de M. Jaccoud et qui m'a été communiqué par M. Albert Robin, la température a commencé à baisser aussitôt l'administration de la digitale, mais la défervescence n'a cependant eu lieu que du septième au huitième jour.

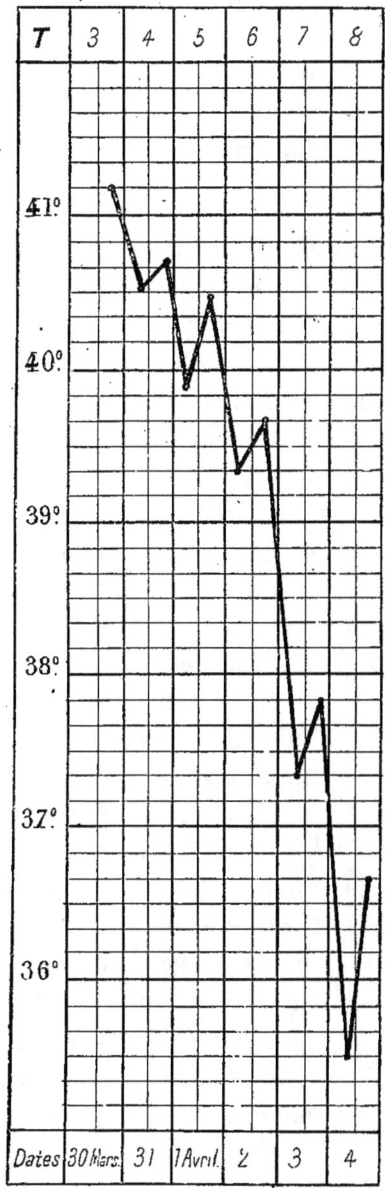

Quelques mots maintenant sur le mode d'administration de la digitale.

Dans les cas où l'on veut agir énergiquement, la meilleure préparation est l'infusion de poudre de feuilles, en laissant ou non la poudre dans le véhicule. On peut chez un adulte donner de 75 centigrammes à 1 gramme 1^{gr},50 même de poudre de digitale en infusion dans 100 grammes d'eau avec 50 grammes de sirop.

Le médicament peut être administré pendant trois à quatre jours consécutifs ; on cesse son emploi dès que l'action sur le pouls et la température est produite. M. Jaccoud emploie aussi la poudre à la dose de 1 gramme à 1^{gr},50 en infusion.

Le professeur Hirtz employait la poudre de feuilles de seconde année, qui contiennent une plus grande quantité de principe actif.

La teinture peut être prescrite à la dose de 10 à 20 gouttes par jour ; mais avec cette préparation l'action sur le pouls, sur la température, est beaucoup moins accentuée. M. Bucquoy élève la dose jusqu'à 2 grammes, qui peuvent être continués sans inconvénient pendant plusieurs jours.

Trousseau donnait le kermès associé à la digitale, et prescrivait des pilules contenant 10 centigrammes de kermès pour 1 centigramme d'extrait de digitale. Le malade peut en prendre 10, 20 et même 25 dans la journée.

M. J. Bergeron, à l'hôpital Sainte-Eugénie, a administré l'extrait hydroalcoolique et l'infusion de poudre depuis 5 centigrammes d'extrait hydroalcoolique et de poudre infusé, jusqu'à 15 centigrammes, dans un julep gommeux de 125 grammes.

La digitaline paraît mériter ici l'abandon où elle est aujourd'hui. M. Bernheim, qui professe les mêmes idées que M. Hirtz, emploie également l'infusion de poudre, et préfère ce mode d'administration à la digitaline et à toute autre préparation. « Je n'ai jamais vu la digitaline agir, dit-il, là où l'infusion simple avait échoué, tandis que j'ai vu celle-ci agir là où la digitaline avait échoué. »

Résumé. — La digitale administrée dans la pneumonie à dose élevée (par exemple, 1 gramme de poudre en infusion) produit les effets suivants :

Dans la majorité des cas, elle est parfaitement tolérée, ne produit ni troubles digestifs, ni troubles nerveux. Vers la fin du second jour, au plus tard le quatrième, à partir du début de l'administration du médicament, le pouls se ralentit jusqu'à ne plus battre parfois que 60 fois par minute ; en même temps, il devient plus fort et plus plein. La température baisse de 2 à 3 degrés. Dans la moitié des cas, elle arrive à la normale, elle peut même descendre au-dessous. Mais elle ne tarde pas à remonter, et souvent, en dix heures, elle a atteint de nouveau le degré antérieur.

La digitale ne jugule pas la pneumonie puisque l'effet total du médicament exige soixante heures environ. Il faut prendre garde de rapporter à l'action de la digitale une défervescence qui se fait simplement en vertu de l'évolution naturelle de la maladie. Si, comme il arrive souvent, on ne voit le malade qu'au second ou troisième jour de la maladie, l'effet total coïncide avec la défervescence spontanée, et celle-ci ne peut être attribuée à coup sûr à la médication. Cette remarque est d'autant mieux fondée qu'on aura pu justement avoir affaire à une pneumonie abortive.

Quoi qu'il en soit, lorsque la fièvre est très vive, le pouls faible et très accéléré, la digitale pourra être utile.

En modérant la fièvre, elle atténue ou supprime le danger des complications qui entraînent l'hyperthermie ; en soutenant l'activité cardiaque, elle peut s'opposer au collapsus qui est parfois cause de terminaison fatale.

Comme la digitale ne doit être employée que pendant fort peu de temps, il n'y a guère à redouter ici les effets cumulatifs. Il est vrai que si elle est employée peu longtemps, c'est que l'évolution morbide est courte elle-même et que, partant, l'hyperthermie ne sera pas assez prolongée en général pour créer les lésions qu'elle crée dans les pyrexies à longue échéance.

Toutefois, s'il est vrai que le collapsus dangereux est rare après l'emploi de la digitale, l'épuisement du système nerveux peut cependant se produire, et, remarque des plus importantes et sur laquelle insiste le professeur Jaccoud, cet épuisement se fait parfois tout à coup et passe avec une rapidité terrifiante de la détente au collapsus. Il est loisible d'admettre qu'en pareils cas, l'organe cardiaque était déjà notablement altéré, que la résistance cérébrale était déjà défaillante de par quelque état pathologique antérieur, ou simplement en vertu peut-être d'une idiosyncrasie.

Ainsi donc, la digitale ne saurait convenir que lorsque la température est très élevée, et lorsque l'activité cardiaque demande à être soutenue. Son influence sur l'état anatomique du poumon est nulle ; elle n'est même pas décongestive, sauf dans les cas exceptionnels où elle le devient indirectement, en diminuant les œdèmes passifs par son action tonique sur le muscle cardiaque.

En face de ces avantages relativement restreints, se dresse le péril d'un collapsus qui présente cette particularité de pouvoir survenir avec une rapidité inouïe, souvent sans que rien l'explique, sans qu'aucun signe l'annonce et permette de le prévenir.

ARTICLE VI.

SULFATE DE QUININE

Il sembla tout naturel d'appliquer au traitement de la pneumonie le sulfate de quinine, dès qu'on eut reconnu qu'il n'agit pas seulement contre la fièvre intermittente, mais contre la fièvre en général, dès qu'on eut reconnu qu'il est antipyrétique.

Dès 1853, M. Briquet, ayant injecté dans les veines jugulaires du sulfate de quinine, reconnut qu'il ralentit le pouls, abaisse la tension artérielle ; il l'employa à hautes doses dans les pyrexies. La même année, Jochmann signala ce fait très intéressant, que dans les maladies chroniques fébriles le sulfate de quinine maintient la température abaissée pendant un temps assez long.

En 1859, Vogt le prescrit contre la pneumonie ; puis successivement Wachsmuth, Thau, Liebermeister, Jürgensen l'employèrent comme antipyrétique dans leur pratique journalière. Les médecins allemands s'en servent à ce titre peut-être plus que de la digitale. Ils l'administrent à hautes doses dans le traitement de la pneumonie, et ils ont fait cette remarque que dans les maladies fébriles en général, le sulfate de quinine détermine à un degré beaucoup moins élevé les troubles qu'il produit chez l'individu non fébricitant : céphalalgie, bourdonnements d'oreilles, etc.

L'action du sulfate de quinine serait très complexe.

Premier fait incontestable : il diminue la température. Pourquoi et comment ? C'est ce qu'il est moins facile de dire : sur ce point les opinions abondent autant qu'elles divergent. D'après Binz, le sulfate de quinine agit sur le globule rouge qui se fixe en quelque sorte, absorbe moins d'oxygène et produit moins d'acide carbonique, d'où il résulte que les transformations nutritives sont ralenties et que leur expression physique, la fièvre, diminue.

La plupart des physiologistes et des médecins, se fondant sur la précision avec laquelle se manifeste l'action du sulfate de quinine et la rapidité avec laquelle cette action cesse, admettent qu'il exerce une influence directe sur les centres nerveux qui président à la calorification.

Non seulement le sulfate de quinine abaisse la température, mais encore il ralentit les battements du cœur, probablement aussi par action directe, soit sur le muscle, soit sur les ganglions, puisque Eulenburg et Levitzki ont constaté qu'après les sections du nerf vague le sulfate de quinine continue à ralentir les battements et à diminuer la tension artérielle.

Le sulfate de quinine serait encore un médicament d'épargne : d'après Ranke, Kerner, Jürgensen, Boek, le sulfate de quinine diminue, d'une façon très notable, la quantité d'urée et d'acide urique excrétés dans les vingt-quatre heures.

Enfin le sulfate de quinine jouirait, d'après Binz, d'une propriété qui, à elle seule, si elle était démontrée, en ferait le médicament le plus précieux dans la pneumonie. Il paralyserait les globules blancs et, leur enlèvant leur activité amiboïde, les empêcherait de passer à travers les parois des vasculaires et d'aller émigrer dans l'intimité des tissus. Le sulfate de quinine préviendrait donc la suppuration.

Le sulfate de quinine pourra donc être employé dans les cas où la température dépasse les limites moyennes et s'accompagne d'agitation, de délire, qui ne sauraient être rattachés à des causes qu'on atteindrait plus sûrement par d'autres procédés (congestion cérébrale, alcoolisme, etc.). Il conviendrait surtout peut-être dans l'hyperthermie liée à l'adynamie. Il a au moins cet avantage incontestable sur la digitale et d'autres antipyrétiques, nous ne dirons pas de pouvoir être longtemps prolongé, ce qui est ici un avantage inutile, mais de ne pas produire le collapsus, accident trop commun de certaines méthodes antipyrétiques.

Comptera-t-on qu'il préviendra la suppuration? Rien ne justifie une si souriante hypothèse. Toutefois M. le professeur Lépine croit qu'elle est vraisemblable. « Il est possible, dit-il, que le sulfate de quinine agisse aussi d'une autre manière, et qu'il mette, dans une certaine mesure, obstacle à la tendance à la suppuration qui existe, ainsi que je l'ai déjà dit, chez beaucoup de pneumonies même communes; si cette action était bien démontrée, elle donnerait à la quinine une valeur qu'on ne saurait estimer trop haut. Mon expérience actuelle me porte à l'admettre comme vraisemblable. »

On a vu que le sulfate de quinine dans la pneumonie est administré à hautes doses par les médecins allemands.

Liebermeister donne $1^{gr},50$ ou $2^{gr},50$ en une demi-heure ou une heure au plus, dans le but de ramener la température au-dessous de 38 degrés; si ce résultat n'est pas atteint, il augmente la dose.

Dans les cas où la fièvre est très élevée et résiste aux doses habituelles, Jürgensen donne jusqu'à 5 grammes d'un coup ; il administre le médicament le soir entre 6 et 8 heures en une ou deux fois. La température baisse de 1 1/2 à 2 1/2 ; ce maxi∷ mum d'abaissement a lieu cinq à sept heures après l'ingestion du médicament. L'action persiste pendant vingt-quatre à quarante-huit heures. Ce n'est là qu'une pseudo-crise ; la température remonte au chiffre antérieur et il faut administrer une nouvelle dose. Le pouls s'abaisse et remonte avec la température.

ARTICLE VII

VÉRATRINE

C'est Aran qui employa le premier la vératrine contre la pneumonie ; il la présente comme un précieux hyposténisant.

Fournier en France, Vogt en Suisse, avaient depuis longtemps employé l'alcaloïde que l'on retire de l'ellébore blanc (*Veratrum album*) et la cévadille (*V. sabadilla*). En Amérique, le *Veratrum viride* était considéré comme un véritable spécifique dont l'action sur la pneumonie était comparable à celle du sulfate de quinine sur la fièvre intermittente. Lorsqu'il fut introduit en Europe, il donna lieu à un grand nombre de travaux parmi lesquels nous citerons ceux de Kiemann, de Roth, de Uhle, de Drasche en Allemagne, de Kocher en Suisse, et plus tard ceux de Tibirtz, d'Oulmont, de Léon Labbé en France.

Les préparations médicamenteuses au moyen desquelles on administre le vératrum et la vératrine sont peu nombreuses. Les médecins américains emploient généralement une teinture qui s'obtient en faisant macérer pendant 15 à 20 jours 250 grammes de racines sèches dans 500 grammes d'alcool. La dose est de 4, 5, 6 gouttes pour un adulte : on augmente par goutte jusqu'à la production des nausées et au ralentissement du pouls, et l'on diminue alors de moitié. On associe généralement cette teinture à d'autres substances, à la scille par exemple, comme le fait

Norwood. Kocher ayant remarqué que la teinture de vératrum renferme des quantités très variables d'alcaloïde, conseille d'employer la vératrine à la dose de 0^{gr},003 ou l'extrait à la dose de 0^{gr},01 qu'on administre toutes les deux heures jusqu'à effet sur le pouls et la température. Bernheïm conseille des doses plus massives : une pilule de 0^{gr},005 à prendre toutes les heures jusqu'à ce que le malade en ait absorbé de 0^{gr},020 à 0^{gr},030. Pour obtenir la tolérance du tube digestif, il est bon de fractionner les doses en se servant de pilules de 0^{gr},001 et de ne pas en admettre plus de 0^{gr},010.

Tous les observateurs s'accordent pour attribuer à la vératrine ou à l'extrait résineux une action marquée sur le pouls. Le pouls diminue rapidement de fréquence, et le nombre des pulsations peut diminuer de moitié. L'action de la vératrine sur les battements cardiaques commence fort peu de temps après l'ingestion du médicament (une heure dans un cas de Thibirtz rapporté par Linon) et atteint son maximum après 13 heures environ. Kocher a vu qu'il s'écoulait en moyenne 8 heures et demie entre l'ingestion de la première dose et le retour du pouls à l'état normal. Mais ce ralentissement ne dure pas longtemps et ne se maintient guère que de 12 à 18 heures (Thibirtz), après quoi la tension faiblit, le pouls devient plus fort et plus dépressible. Dans un relevé de 60 cas, Alt a vu sur sept fois le pouls rester normal jusqu'à la crise dont deux fois à partir du deuxième jour, une fois du troisième, trois fois du quatrième et une fois du cinquième.

L'action sur la température est beaucoup moins marquée et moins constante ; elle ne se produit que dans un peu plus de la moitié des cas. Elle commence deux ou trois heures seulement après l'absorption du médicament et n'amène le plus souvent qu'une chute de 1 degré à $1°$,5 ; parfois cependant en 4 ou 5 heures la température reviendrait à la normale. Kocher a trouvé qu'en moyenne l'abaissement de la température durait six heures et demie.

D'après lui, l'action favorable de la vératrine se manifeste beaucoup plus efficacement après une saignée ; Dessauer, qui se loue beaucoup de ce médicament, ne croit pas que cet adjuvant soit bien nécessaire, et il estime même que la vératrine remplace avantageusement la saignée : elle calmerait le délire, et la diarrhée qu'elle détermine n'aurait rien de redoutable.

Quant à l'action sur la lésion locale du poumon elle a été diversement interprétée. Drasche considère le vératrum comme retardant le processus de résolution, tandis que Kocher et Wilson Fox admettent qu'il diminue sa durée.

Malgré la dépression qu'elle détermine et qui d'ailleurs n'est pas aussi considéreble que celle du tartre stibié, la vératrine trouverait son application dans le cas où il est nécessaire d'agir rapidement sur le pouls. Grisolle ne semble pas d'avis que cet avantage compense les inconvénients et les dangers de son emploi ; Sturges, Bernheim, etc., expriment la même opinion, et Th. Sidlo, qui a traité soixante cas de pneumonie par le *veratrum album* et le *veratrum viride* dans le service de Duchek (de Vienne), est arrivé aux conclusions suivantes : 1° Dans la majorité des cas il y a une réduction temporaire ou permanente de la température et de la fréquence du pouls, mais dans tous les autres le vératrum n'eut pas le moindre effet ; 2° la fièvre ne fut nullement réduite dans sa durée et le type ordinaire de la pneumonie franche ne fut pas altéré par le traitement ; il devint au contraire plus caractérisé ; 3° les moindres variations observées dépendaient non de l'action de la vératrine mais du caractère et du degré d'inflammation du poumon : en somme, le médicament ne produisit aucune action appréciable sur la maladie qui augmenta, diminua et se termina comme si rien n'avait été fait ; 4° les vomissements, le collapsus, etc., suivent plus souvent l'emploi du *veratrum album* que du *veratrum virride* : dans aucun cas d'ailleurs ils ne semblèrent modifier la fièvre ou l'état physique du poumon enflammé.

On s'explique, en lisant ces conclusions, que la vératine soit généralement peu employée par les médecins dans le traitement de la pneumonie.

ARTICLE VIII

RÉFRIGÉRATION

Le froid, employé comme moyen antiphlogistique dans certaines phlegmasies et en particulier dans la pneumonie, n'est pas un remède nouveau.

Bartholin, il y a plus de deux cents ans, dit M. Labadie-Lagrave (Th. d'ag.), Haneveck, Sarcone, Brandis, administraient le froid à l'état d'eau froide, de neige ou de glace, dans le traitement des affections inflammatoires de la poitrine et vantaient les bons résultats obtenus. Grisolle cite les faits exposés par le docteur Campagnano, de Naples (*Observatore medico di Napoli*, 1837), et qui tendaient à prouver la favorable influence des boissons glacées et des bains froids sur la marche des pneumonies aiguës ; mais, comme le fait remarquer justement le clinicien de l'Hôtel-Dieu, ces observations perdent énormément de leur valeur par le fait de l'association de la saignée, des vésicatoires, et même de l'émétique à haute dose, à la thérapeutique par le froid.

C'est surtout en Allemagne et en Suisse que la réfrigération trouva des partisans convaincus. Le professeur Vogel, à Berne, dès 1850, emploie méthodiquement les bains froids dans le traitement de la pneumonie ; Liebermeister, à la clinique de Bâle, a recours à cette méthode, et il établit ainsi la statistique des faits observés avant et depuis l'emploi du froid :

	Pneumonies.	Morts.	Moyenne.
1839-1867	692	175	24,4 0/0
1867-1871	330	38	8,8 0/0

Le professeur Lebert (de Breslau) proclame que la médication par les bains froids constitue le meilleur mode de traitement de la pneumonie fibrineuse ; il n'a jamais vu survenir d'accidents sous l'influence de cette thérapeutique, mais il est obligé de convenir qu'on n'en tire pas de bénéfice réel, que la défervescence n'est pas hâtée, et que la température qui baisse à la suite d'un bain à 25 ou 30 degrés regagne sa hauteur primitive au bout d'une heure ou deux au plus.

Mayer (1870) annonce que la mortalité des pneumonies, qui était de 24 0/0, est tombée, grâce à l'usage des bains froids, au chiffre, un peu surprenant, de 8,8 0/0 ; le docteur Fismer (de Bâle) obtient également par la même méthode une diminution de la mortalité de 8,7 0/0, et la moyenne est alors établie à 16 0/0 ; Niemeyer fait également le plus grand éloge de la médication.

Enfin Jürgensen (de Kiel) recommande vivement l'emploi des bains froids dans le traitement de la pneumonie, mais il réglemente d'une façon très minutieuse cette méthode, car il ne méconnaît pas les dangers auxquels elle expose le malade, et en particulier le collapsus produit par une paralysie du muscle cardiaque surmené. En se soumettant aux règles qn'il établit, il n'y aurait pas d'accidents à craindre.

Si la température rectale est de 40°, ou si la température axillaire dépasse 39°, le malade est plongé dans un bain à 22 degrés qui est refroidi successivement jusqu'à 16°. On l'y laisse de sept à vingt-cinq minutes suivant ses forces. Ordinairement la température baisse ; mais cet abaissement est passager, et au bout d'une ou deux heures, le thermomètre est monté au niveau primitif. Alors on redonne un second bain et l'on est allé ainsi jusqu'à douze bains en vingt-quatre heures. « Il y a quelques années, ma propre fille, agée de dix-neuf mois, était atteinte, pour la troisième fois, d'une pneumonie grave. La température dépassait 41° et remontait si rapidement après les bains de 16°, que je me vis obligé d'abaisser la chaleur du bain à 3°,60, et de fixer à dix minutes la durée de ces bains. Mon enfant guérit. Pas une seule fois, pendant plusieurs jours que j'eus recours à ces soustractions excessives de calorique, elle n'eut le moindre signe de collapsus. Depuis, j'eus encore plus d'une fois l'occasion de procéder ainsi, jamais je n'eus à le regretter. » (Jürgensen.)

Nous tenons de notre maître et ami le Dr Legroux, professeur agrégé de la Faculté, qu'il soigna par les bains froids un jeune enfant atteint d'une pneumonie grave et déjà presque asphyxié ; l'enfant guérit.

Chez les personnes âgées, grasses ou faibles, Jurgensen préfère, en général, les bains tièdes de 20° à 24° Réaumur, donnés le matin de bonne heure, de quatre à sept heures ; le malade y reste vingt à trente minutes, et sa température baisse pour un temps notable (Bernheim).

Fismer (de Bâle) applique la méthode de la façon suivante :

Il donne des bains de 20° à 24° Réaumur qu'il renouvelle, mais avec une température plus basse de 18° à 16°. La durée est de dix minutes jusqu'à l'apparition des premiers frissons. D'ailleurs, le clinicien emploie concurremment, suivant les cas, la quinine, la digitale, la vératrine.

Thomas est aussi plus modéré que Jürgensen : non seulement il ne refroidit pas beaucoup le bain, mais il n'y laisse le malade que cinq minutes. Le refroidissement immédiat n'est pas considérable, mais il y a un refroidissement consécutif une demi-heure après le bain. D'ailleurs, il le renouvelle aussi souvent qu'il est nécessaire ; dès que la température est à 39°,3, il conseille l'emploi de compresses froides pour retarder la marche ascendante de la température.

D'après lui, chez l'enfant, le bain froid est le meilleur des antipyrétiques, sans convenir d'ailleurs à tous les cas.

Que faut-il donc penser de la réfrigération appliquée au traitement de la pneumonie ?

Il est incontestable que cette pratique modère la fièvre du pneumonique, et d'autant plus sûrement que le fiévreux soumis à l'immersion dans l'eau froide, subit un abaissement de température bien plus notable (0°,9) que l'homme sain (0°,2) placé dans les mêmes conditions.

Mais cet abaissement de la température constitue-t-il un sérieux avantage? Il est certain qu'il n'a pas ici la même utilité que dans la fièvre typhoïde où la prolongation d'un état fébrile peut faire de la seule hyperthermie une cause des plus graves complications. D'autre, part cette rémittence fébrile passagère peut se payer au prix des plus graves accidents. Grisolle s'élevait déjà avec énergie contre ce traitement, et s'étonne qu'il y ait des médecins assez osés pour traiter la pneumonie par le froid. On sait que, par contre, il conseillait les bains tièdes : « Depuis vingt-cinq ans, j'ai bien souvent donné des bains tièdes à des malades atteints de pneumonie, et si je n'ai pas toujours obtenu les effets que j'espérais, presque jamais je n'ai eu à me repentir de les avoir administrés. » Béhier déclarait aussi qu'on doit beaucoup hésiter à imiter l'exemple des cliniciens allemands.

Les partisans eux-mêmes de la médication soulignent les contre-indications. « L'extension du processus pneumonique, dit Fismer, à la plus grande partie des deux poumons, l'existence d'un état très prononcé d'adynamie, la fréquence extrême de la respiration et aussi, bien qu'à un degré moindre, l'alcoolisme et un âge très avancé, ont paru contre-indiquer le traitement par l'eau froide. » D'où il semble résulter que la réfrigération ne peut guère s'appliquer qu'aux pneumonies régulières qui se passent aisément de ce médicament au moins pénible. Nous disons au moins pénible, car Fismer ajoute que les bains ont souvent pour effet d'accélérer outre mesure les mouvements respiratoires et de provoquer la cyanose, et qu'on a dû y renoncer dans un cas où le malade était pris de syncope chaque fois qu'on le plongeait dans l'eau.

Il n'entrera jamais dans la pratique journalière de courir les chances d'une syncope pour abaisser la température dans une maladie très pyrétique par nature et qui ne dure que quelques jours, à moins toutefois que l'hyperthermie atteigne un degré réellement exceptionnel.

Il est vrai que Jürgensen recommande de faire prendre au malade, avant et après les bains, suivant la faiblesse plus ou moins grande du pouls, une ou trois grandes cuillerées de vin rouge, de madère, de porto ou de champagne, afin d'éviter le collapsus et les syncopes. Ce traitement mixte au vin et à l'eau n'inspire encore qu'une médiocre confiance.

Ainsi donc les bains froids employés dans la pneumonie abaissent la température d'une façon passagère; par contre, il est toujours à craindre qu'en contractant les vaisseaux périphériques, en refoulant le sang vers le poumon, ils n'augmentent la congestion de l'organe et, ajoutant à l'obstacle que le cœur doit surmonter, ne mènent à la syncope. On conclura, avec M. Bernheim, qu'ils ne doivent être employés qu'exceptionnellement, lorsqu'on a affaire à des pneumonies à forme typhoïde, à température très élevée, avec délire, agitation et délire dans lesquels la dyspnée n'est pas excessive et les contractions du cœur pas trop faibles.

Les compresses d'eau froide appliquées sur le thorax sont parfois utiles et n'ont pas d'aussi graves inconvénients. Elles sont fort employées en Allemagne, dans la pneumonie aiguë, pour combattre le point de côté; d'autre part, elles détermineraient une soustraction de calorique aussi considérable que les bains froids répétés (Riegel, de Wurzbourg). Niemeyer affirme que les applications froides continues sous forme de vessie de glace appliquées sur la poitrine, lui ont donné des résultats satisfaisants.

Sans doute il ne convient pas d'abuser de l'aphorisme d'Hippocrate : *Frigida veluti nix, glacies, pectori inimica, tusses movent, sanguinis eruptiones ac catarrhos inducunt.* Mais on ne doit pas oublier que l'hyperpyréxie est exceptionnelle dans la pneumonie, qu'il y a d'autres moyens pour la combattre, qu'il y a aussi d'autres remèdes aussi efficaces, moins périlleux contre la douleur de côté.

ARTICLE IX

IPÉCACUANHA

C'est surtout l'école de Montpellier qui a mis l'ipéca en
en usage pour combattre la pneumonie. Le professeur Brousson-
net l'a vivement préconisé. Son élève, Resseguier (Montpellier,
1850), a rendu compte dans une Revue des résultats obtenus
par son maître à l'Hôpital général. Le professeur Dupré (*Montpellier médic.*, 1860) insiste également sur les bons effets de
ce médicament, et l'on trouve encore (Montpellier, 1874) plusieurs
observations de M. Grasset, où la pneumonie traitée de cette
façon aurait pris assez rapidement une allure favorable.
M. Grasset pense que, sous le climat de Montpellier, l'indication de l'ipécacuanha se présente beaucoup plus souvent que
celle du tartre stibié.

Mais la cause de l'ipéca a trouvé peu de partisans à l'école de
Paris. Grisolle (*Traité de la pneumonie*) ne lui reconnaît que
peu de valeur ; c'est, dit-il, un faible adjuvant, et il n'est guère
approprié que quand la pneumonie semble *avoir de la tendance
à se juger favorablement ;* Trousseau et Pidoux ne le mentionnent pas à ce sujet dans leur *Traité de thérapcutique,* et les ouvrages classiques de pathologie interne le passent sous silence.
Cependant, au point de vue de la médecine des indications, l'ipécacuanha peut rendre des services : après Stoll, Béhier (Clinique
de la Pitié) et les professeurs Jaccoud et Peter, en recommandent
l'emploi dans la forme dite *bilieuse* de la fluxion de poitrine.

Nous y reviendrons d'ailleurs à propos du traitement de la
pneumonie bilieuse.

Mais avant d'énoncer les circonstances qui peuvent nécessiter
l'usage de l'ipéca dans le cours de la pneumonie, rappelons en
peu de mots son mode d'action au point de vue particulier qui
nous occupe, c'est-à-dire sur la respiration, sur les sécrétions
et sur le système nerveux central.

L'action sur la respiration peut se résumer ainsi : 1° Un premier effet est un effet négatif; il n'y a pas d'excitation du centre respiratoire et, partant de là, pas d'accélération de la respiration.

2° Un deuxième effet est dû à la parésie et ensuite à la paralysie progressive des muscles respiratoires (Hamack) : de là un ralentissement de la respiration

3° Enfin, les doses faibles (nauséeuses et vomitives) détermineraient l'anémie des poumons (Pécholier, Grasset), tandis que les doses toxiques produiraient l'hyperhémie, l'hépatisation.

L'ipécacuanha agit sur les glandes bronchiques, et détermine une expectoration plus abondante, plus facile.

Par son action sur le système nerveux il produit une période d'excitation peu intense et généralement très courte (Pécholier, d'Ornellas, Chouppe), puis très rapidement une période de dépression.

Ainsi donc l'ipéca à doses modérées, en dehors de son action vomitive, ralentit les mouvements respiratoires, excite la sécrétion bronchique et produit une dépression du système nerveux. Comme vomitif, il a une rapidité d'action plus grande que celle du tartre stibié, mais son action est moins durable, les effets sont moins violents, moins intenses, n'exigent que des efforts modérés de la part du malade.

Tout cela n'indique pas que l'ipéca soit un médicament héroïque dans la pneumonie, mais n'indique pas non plus qu'il y soit sans aucune application.

Il est évident qu'il sera utile lorsque la pneumonie se compliquera de catarrhe gastro-intestinal, d'état bilieux. En élaguant ces éléments additionnels, il peut aider la maladie à ne pas trop s'éloigner de son orbe régulier. On trouve dans les cliniques du professeur Jaccoud à la Charité, et dans celles du professeur Peter, deux observations remarquables à ce point de vue : dans la première, la pneumonie à forme bilieuse était entrée en résolution le cinquième jour et continuait sa marche rapide jusqu'au septième; mais à ce moment on constata un temps d'arrêt, les râles crépitants de retour persistaient, l'état général restait le même; au dixième jour, il n'y avait pas d'amélioration : l'ipéca à dose vomitive fut administré, et le lendemain les râles devenaient plus gros, la respiration était plus libre, un vésicatoire enfin compléta la résolution tardive. C'est, dit M. Jaccoud, le moyen par excellence dans ces conditions déterminées. Dans l'observation de M. Peter un pneumonique au huitième jour se présente avec un état bilieux très accusé; anorexie, langue sale recouverte d'un enduit limoneux, céphalalgie continuelle, vive douleur à l'épigastre, teinte subictérique de la face; la peau est chaude et sèche. L'ipéca est administré à la dose de 1 gr. additionné de 10 centigr. de tartre stibié. Le lendemain, le malade avait passé une très bonne nuit, sa peau était couverte d'une sueur abondante, sa figure était souriante, la langue nettoyée, l'appétit était revenu.

L'ipécacuanha n'est pas indiqué seulement lorsque la pneumonie coexiste avec un catarrhe gastro-intestinal ou un état bilieux. Il pourra rendre encore service quand les bronches se remplissent de moules fibrineux ou de mucosités, comme il arrive quelquefois dans des circonstances qui ont déjà été indiquées au chapitre des indications rationnelles.

On a vu que l'ipéca détermine un état nauséeux, une dépression du système cérébro-spinal moindre sans doute que celle qu'entraîne le tartre stibié mais encore assez accusée. Il semblerait donc rationnel de l'employer comme contro-stimulant succédané du tartre stibié, lorsqu'on rencontre d'importantes contre-indications à l'emploi de ce dernier médicament.

Ainsi ferait-on chez les individus débiles, lymphatiques (Grisolle), les enfants, les vieillards, les individus dont l'intestin ne tolérerait point le tartre stibié, dans certaines constitutions médicales caractérisées par des diarrhées cholériformes ou de la la dysentérie, dans les pays où la dysentérie est endémique.

Mais encore une fois, la véritable et pour ainsi dire unique indication de l'ipéca dans la dysentérie est le catarrhe gastro-intestinal avec ou sans état bilieux.

Comment doit-on donner l'ipéca ? Il est d'usage de fractionner le remède et d'administrer 1 g^{me} 50, 2 grammes en trois paquets que l'on fait prendre à dix minutes d'intervalle : l'effet vomitif ne tarde pas à se produire. On peut associer à l'ipéca le tartre stibié à la dose de 5 10 centigrammes. Après les secousses du vomissement, il est bien de donner le quinquina, les toniques, de relever les forces.

A Montpellier, où le climat fait préférer l'ipécacuanha au tartre stibié (Grasset), on emploie à la Clinique l'infusion d'ipéca. On fait infuser 1 g^{me}, 50 à 3 grammes d'ipécacuanha concassé dans 100 à 180 grammes d'eau ; et cette boisson est donnée aux malades par cuillerées à bouche, d'heure en heure, en augmentant ou en diminuant la dose suivant l'intensité des effets produits. En général, il survient d'abord quelques vomissements, puis une certaine tolérance s'établit.

ARTICLE X

RÉVULSIFS

Vésicatoires.

Les révulsifs employés contre la pneumonie ne comprennent guère que les vésicatoires ; puis viennent les ventouses scarifiées qui ne sont pas de purs et simples révulsifs.

Le traitement de la pneumonie par les révulsifs est déjà signalé dans Celse. En parlant de la péripneumonie, il dit : « Il est utile aussi d'appliquer sur la poitrine du sel bien écrasé et mêlé avec du cérat, parce qu'il en résulte une légère érosion de la peau qui sert à provoquer sur ce point l'afflux de la matière dont le poumon est accablé. »

On sait que c'est à Arétée qu'on doit l'invention du vésicatoire fait avec les cantharides. Il l'appliquait sur la peau, chaque fois qu'il croyait utile d'attirer au dehors les humeurs putrides, cause des maladies.

Lorsque le système de Brown eut dominé la médecine, lorsque les maladies se divisèrent en sthéniques ou asthéniques, les révulsifs devinrent les agents les plus employés de la thérapeutique; on pensait qu'ils réveillent les forces du malade et le mettent en état de résister à la lésion.

La théorie des fluxions de l'école de Montpellier fut très favorable aussi à la médication révulsive. Les révulsifs déplaçaient les fluxions et par eux le médecin était en possession de les appeler là où il jugeait préférable qu'elles se développassent. Broussais prôna les révulsifs; il ne s'agissait plus, comme dans l'humorisme, de rien attirer au dehors, comme dans le brownisme, de réveiller les forces; il s'agissait pour Broussais de provoquer une fluxion en sens inverse de la fluxion pathologique, ou, pour employer son langage, d'établir une contre-irritation qui combatte, amoindrisse ou annihile le travail irritatif spontané.

Sous le couvert de ces diverses doctrines, les vésicatoires furent communément employés contre l'inflammation des poumons.

Il s'en faut qu'il y eut assentiment unanime : en vérité l'emploi des vésicatoires dans la pneumonie fut diversement jugé.

Laennec accusait les vésicatoires d'être nuisibles, de gêner l'action des muscles inspirateurs et d'augmenter la congestion pulmonaire. Rasori admettait qu'ils sont absolument inutiles dans la pneumonie, et Louis prétendait qu'ils n'ont aucune influence appréciable ni sur la durée, ni sur les symptômes de la maladie. Rilliet et Barthez se louent des vésicatoires dans la bronchite et la broncho-pneumonie, et les considèrent comme inutiles et nuisibles dans la pneumonie légitime, en ce qu'ils peuvent augmenter la fièvre sans diminuer un seul symptôme.

D'autres maîtres employaient les vésicatoires, mais leur confiance était médiocre ; ils faisaient précéder leur application par des saignées générales ou locales, et même par une administration de tartre stibié à dose contro-stimulante, afin, disaient-ils, d'éviter l'excitation que les cantharides peuvent produire (Cullen, Monro, Guersant).

Par contre, c'était purement l'action des cantharides que M. Gendrin recherchait dans l'application des vésicatoires.

En 1852, dans un mémoire publié dans le *Bulletin de thérapeutique*, il admet que si les forces du malade sont prostrées, alors l'action stimulante du principe absorbé des cantharides, active la circulation, donne de l'amplitude au pouls, fait reparaître la chaleur aux extrémités, relève les forces à ce point que l'on a vu « à un état de prostration quelquefois extrême, succéder pour le malade comme un sentiment de retour à l'existence. »

Singulière idée que de faire du vésicatoire un médicament tonique !

Quoi qu'il en soit, le vésicatoire fut surtout conseillé contre la pneumonie adynamique des vieillards par Hourmann et Dechambre, Cruveilhier, Durand-Fardel. Ces auteurs recommandent que les vésicatoires soient mis sur une large surface.

Grisolle, dans sa première édition, se montre fort hésitant : « Il résulterait de l'analyse rigoureuse des faits qui précèdent que le vésicatoire, appliqué sur la paroi thoracique des sujets atteints de pneumonie, n'aurait pas l'heureuse influence qu'on lui attribue généralement... Je déclare que dans aucun cas les symptômes de la pneumonie n'ont été sensiblement modifiés par la révulsion ou le vésicatoire... Il semblerait donc qu'on peut, sans trop d'inconvénient, supprimer le vésicatoire du traitement de la pneumonie ». Dans sa seconde édition, le savant médecin est comme effrayé de son radicalisme à l'endroit du vésicatoire. « Une pratique si universellement acceptée doit avoir quelque raison d'être, et puis, il n'est pas un de nous qui n'ait vu maintes fois l'application du vésicatoire coïncider avec une amélioration considérable dans l'état local et l'état général. »

Et il établit ainsi les indications du vésicatoire. « Ils conviennent surtout dans les cas où la résolution est lente à se faire ;

une vive révulsion à la peau est souvent, en effet, la cause déter-
minante d'une amélioration rapide dans l'état local. » Il va plus
loin : « Je dis que le vésicatoire peut être appliqué dans la période
la plus aiguë de la maladie, lorsque celle-ci est même encore dans
sa période ascendante ; quelques médecins en ont pourtant proscrit l'usage dans ce cas, sous prétexte que les cantharides stimulent
et que l'inflammation cutanée doit avoir pour effet d'augmenter
l'état fébrile. Il n'en est rien ; les vésicatoires n'ont pas cet effet,
et si, appliqués au début d'une phlegmasie grave, on voit parfois
la fièvre augmenter, il est aisé de reconnaître que cette aggrava
tion est la conséquence de la marche naturellement progressive de
la maladie.

» Les vésicatoires n'agissent que par l'acte révulsif, peut-être
aussi un peu par la spoliation du sang, mais nullement comme
le suppose l'école contro-stimulante italienne, par l'action dépressive exercée consécutivement à l'absorption du principe actif.

» Pour obtenir du vésicatoire quelque effet avantageux, il faut
qu'il occupe une très large surface ; chez l'adulte il ne devra pas
avoir communément moins de 20 à 25 centimètres de longueur,
sur 14 à 15 de largeur. Il faudra parfois le renouveler après
quelques jours, si les accidents se sont aggravés ou s'ils sont
restés stationnaires. »

Aujourd'hui encore les avis sont partagés : les uns proscrivent
absolument le vésicatoire, lui refusant toute utilité et mettant en
relief ses inconvénients ; les autres le considèrent comme un
agent très efficace.

Il est certain toutefois que l'immense majorité des médecins le
placent sur un rang inférieur dans la série des médicaments
actifs.

Comment peut-on expliquer l'action du vésicatoire contre la
pneumonie?

On a vu que les humoristes attribuaient le rôle principal à l'exsudation séreuse qui soustrayait à l'économie ses principes mor-

bides ; Broussais l'attribuait à l'inflammation thérapeutique, artificielle, assez violente pour faire taire les manifestations de la phlegmasie spontanée. D'autres enfin ont supposé que le vésicatoire agissait par l'absorption de la cantharide déterminant sur d'autres organes une sorte de révulsion interne, ou, d'une façon générale, une action excitante et tonique.

On n'est guère plus avancé aujourd'hui.

Il semble rationnel d'admettre que le vésicatoire doive une partie de son influence favorable à la saignée séreuse qu'il produit.

A la théorie du déplacement du travail phlegmasique on a substitué la théorie de la résolution par action réflexe, appuyée sur de nombreuses expériences. Halmann, par exemple, excita la peau du dos d'une grenouille au moyen du collodion cantharidisé, et examina au microscope la membrane interdigitale. Il remarqua qu'avec une excitation énergique il se produisait d'abord une accélération du cours du sang et un rétrécissement très marqué du calibre des vaisseaux, mais que ces premiers phénomènes faisaient rapidement place au ralentissement de la circulation avec dilatation des artérioles, des veinules et des capillaires. En vérité, rien n'empêche de supposer qu'une vive irritation de la peau détermine, par action réflexe, des phénomènes analogues dans la circulation pulmonaire. D'autant que l'expérience clinique démontre surabondamment que le vésicatoire agit ainsi à l'égard des épanchements pleurétiques qu'il diminue et même peut faire disparaître : à la suite de l'irritation cutanée, les vaisseaux de la plèvre se dilatent, s'ouvrent pour ainsi dire, facilitant le travail de résorption.

Le poumon n'est pas si loin de la plèvre ; le même arc diastaltique s'étend entre la peau d'une part et d'autre part la plèvre et le poumon. Une excitation suffisante produite à la peau produira donc un relâchement des vaisseaux pulmonaires, un abaissement de tension éminemment favorable à la résorption de l'exsudat. Tout cela est parfaitement déduit et doit être en réalité ; malheureusement, la démonstration directe fait défaut.

Personne ne subordonne plus aujourd'hui l'action du vésicatoire à l'absorption de la cantharide. Toutefois, le professeur Gubler dit qu'il ne faut pas négliger cet élément : « Quant aux effets thérapeutiques du vésicatoire, dit-il, ils découlent naturellement des modifications anatomiques et fonctionnelles produites directement ou indirectement par les cantharides agissant localement pour produire une vésication, ou faisant sentir leurs effets à distance, sur les reins ou autres organes, après diffusion de leur principe actif par le moyen de la circulation sanguine. »

L'action thérapeutique du vésicatoire aurait donc une double origine : une saignée séreuse, une excitation cutanée déterminant aussi, mais indirectement, par action réflexe, la diminution de la tension vasculaire intra-pulmonaire, diminution qui favoriserait la résorption de l'exsudat.

Les médecins qui condamnent l'emploi du vésicatoire allèguent plusieurs motifs de leur aversion.

Chez un sujet sain l'application d'un large vésicatoire, en donnant lieu à une inflammation aiguë sur une large surface, détermine des phénomènes fébriles, et par conséquent l'augmentation de la chaleur centrale et du nombre des pulsations. Le vésicatoire aggrave donc la fièvre du pneumonique. Il est incontestable qu'il en est souvent ainsi. Nous pourrions rapporter ici plusieurs observations où se voit nettement cette élévation du tracé de la pneumonie après l'application d'un large vésicatoire. Cette action sur la température varierait aux différentes périodes de la maladie. « Dans la pneumonie, dit M. Laugée, quand l'inflammation est très accentuée, quand la fièvre est vive, la température élevée, l'excitation générale très prononcée, le vésicatoire n'est d'aucune utilité ; il peut même devenir dangereux en augmentant l'éréthisme général. Quand, au contraire, la fièvre a diminué et qu'il ne reste plus qu'une fréquence relative du pouls et une excitation modérée, alors le vésicatoire a l'avantage de faire cesser tous les phénomènes en abaissant la température. »

La fièvre du vésicatoire n'est pas le seul grief. Nous n'avons pas besoin de rappeler ici l'action de cantharides résorbées sur la vessie et même sur le rein. La cystite cantharidienne est rarement sans doute un accident sérieux; il en est de même de la néphrite catarrhale de même nature. Mais la néphrite cantharidienne peut se transformer en véritable maladie de Bright, témoin l'observation du professeur Potain, relatée dans la thèse d'agrégation de M. Cornil.

D'autre part, le vésicatoire produit quelquefois une éruption furonculeuse des plus pénibles, et même chez les individus débilités des phlegmasies plus ou moins graves. On sait que cette complication est surtout à redouter chez les diabétiques, où l'on a vu de véritables phlegmons diffus se développer consécutivement à l'application des vésicatoires. Enfin, dans les hôpitaux, surtout les hôpitaux d'enfants, la plaie du vésicatoire peut devenir la porte d'entrée de la diphthérie; aussi le vésicatoire doit-il être formellement interdit dans ce milieu, surtout en temps d'épidémie.

En résumé, il semble au moins probable que les vésicatoires hâtent la résorption de l'exsudat. Et, à cet égard, il doit être préférable de s'en servir vers la fin de l'évolution morbide. On a vu que c'était le moment conseillé par Grisolle, d'ailleurs on évite ainsi d'aggraver les phénomènes fébriles. Selon le conseil de Grisolle, de Hourmann et Dechambre le vésicatoire convient mieux lorsqu'il s'agit de malades faibles, débilités, déjà épuisés par une maladie antérieure, principalement dans la pneumonie des vieillards, et d'une façon générale dans les pneumonies adynamiques.

Quoi qu'il en soit, il est accepté et démontré que le vésicatoire est utile contre certains éléments de la pneumonie. Ainsi on l'applique avec succès *loco dolenti* pour diminuer la douleur; il sera alors de peu d'étendue, laissé seulement en place pendant quelques heures, de telle sorte que la réaction inflammatoire soit très légère et l'effet local prépondérant.

Enfin, le vésicatoire est indispensable lorsque la pneumonie se complique de pleurésie. Même alors son emploi restera subordonné aux contre-indications et aux réserves signalées plus haut.

Ventouses scarifiées.

Les ventouses scarifiées n'agissent pas seulement par révulsion, mais aussi par la saignée locale, surtout probablement par la saignée locale, car l'excitation cutanée qu'elles produisent est habituellement de courte durée. Quoi qu'il en soit, cette combinaison de l'action déplétive et de l'action révulsive explique peut-être l'efficacité incontestable des ventouses scarifiées qui diminuent la douleur et la dyspnée et souvent aussi les phénomènes physiques de la congestion. Elles ont sur le vésicatoire l'avantage de ne pas élever la température ; M. Lépine a même noté un abaissement de température d'un degré dans le rectum après l'application de ventouses ; elles ne sont pas non plus passibles des autres complications que celui-ci entraîne parfois. Aussi sont-elles préférées par beaucoup de médecins qui les appliquent surtout dans les premiers temps de la maladie.

Les *ventouses sèches* n'ont pas ici une bien grande action. Répétées et placées en nombre suffisant, elles peuvent amoindrir dans une certaine mesure les phénomènes congestifs. Elles ont cet avantage indiscutable de pouvoir être employées en toutes circonstances et de ne reconnaître aucune contre-indication.

Marteau de Mayor.

Aran (*Bulletin de thérap.*, 1859) cite un heureux résultat obtenu par le marteau de Mayor au septième jour d'une pneumonie, au moment où le malade paraissait être sur le point de succomber. Se basant sur cette observation, il développe, dans un chaleureux plaidoyer, cette idée que le marteau de Mayor doit trouver son application dans les cas de pneumonie avec accidents asphyxiques.

L'expérience ne semble point avoir ratifié l'opinion d'Aran ;

celui-ci reconnaît du reste lui-même que le procédé thérapeutique qu'il préconise est loin de donner toujours un résultat aussi favorable. Peu-têtré même faut-il voir, dans l'heureux succès qu'il a obtenu, un de ces brusques revirements dont les pneumoniques sont coutumiers, quelquefois même sans qu'on les ait sollicités par une intervention quelconque.

Quoi qu'il en soit, le marteau de Mayor peut être appliqué dans les cas désespérés, sans qu'on doive toutefois trop compter sur l'efficacité de son action.

— Dans ces derniers temps, d'autres révulsifs ont été préconisés à l'étranger, surtout contre la pneumonie. C'est la médication externe qui tend à se substituer à la médication interne. Nous ne faisons que signaler ces nouveautés avec toutes réserves à l'endroit de l'enthousiasme des inventeurs.

Essence de térébenthine.

L'essence de térébenthine a été reconnue depuis longtemps comme un agent d'une grande valeur thérapeutique dans les maladies aiguës de la poitrine. Dans la pneumonie, Power l'emploie presque à l'exclusion de tous les autres remèdes. Depuis plusieurs années il a adopté le mode suivant de traitement : D'abord une fomentation térébenthinée chaude est appliquée jusqu'à ce que la peau soit bien rouge ; puis quelques gouttes d'essence de térébenthine sont projetées sur la partie affectée, finalement une compresse trempée dans l'eau chaude et tordue est appliquée recouverte d'une compresse sèche. Power aurait vu des malades délirants, presque asphyxiants, avec des fuliginosités sur les lèvres, s'endormir lorsque la dernière compresse était posée et se réveiller hors de danger ! Les remèdes internes employés plus tard furent la quinine et le perchlorure de fer. Comme régime il donnait de l'eau et du lait, du bouillon, de la limonade, parfois du vin. L'application de térébenthine chez l'enfant doit naturellement être modifiée suivant l'âge. De toutes façons, le docteur Power laisse l'application trois ou quatre jours et même plus sans interruption. En règle

générale le traitement n'a pas été continué longtemps, le malade
étant généralement hors de danger au bout de vingt-quatre à
quarante-huit heures !!! Les suites de la pneumonie seraient beaucoup modifiées et fréquemment évitées.

(Power, in *Treatment of acute pneumonia by terebenthina
Brit. Medical Journal*, vol. XI, 1877.)

Bains sinapisés.

Dans les cas de bronchite capillaire et de pneumonie, le docteur Weber dit avoir employé avec succès les bains chauds de
moutarde lorsque les malades étaient au plus mal, et il aurait
réussi à diminuer la congestion pulmonaire et la surcharge du
cœur après que tous les autres remèdes avaient été reconnus
impuissants..... « Deux agents, dit-il, agissent dans ce cas : la
moutarde, irritant puissant qui rompt la peau, c'est-à-dire
attire le sang au tégument, et l'eau chaude qui dilatant les
vaisseaux attire le sang à la périphérie ; d'où diminution considérable de l'obstruction pulmonaire, et le cœur n'étant pas plus
gêné bat librement et fortement..... De plus ce bain est un excitant puissant et un stimulant des centres nerveux respiratoires
par action réflexe des nerfs excités à la périphérie..... Le camphre et le carbonate d'ammoniaque, malgré les propriétés qu'on
leur attribue, n'ont pas sorti mes malades de leur état comateux,
tandis que tous les symptômes cérébraux ont été rapidement
amendés dès le premier bain...... Enfin le bain peut favoriser
les échanges gazeux par les capillaires cutanés, la physiologie
montrant que, chez les enfants, la peau peut dans une certaine mesure remplir un *rôle vicariant* pour l'organe respiratoire en abandonnant le carbone et absorbant de l'oxygène.....
Le bain sinapisé est facile à préparer, son action prompte est sans
danger. »

(Weber, *Value of the Mustard-Baths in Pneumonia in chil-
dren*, in *American Journal of obstetrics*, vol. XI, 1878.)

A ne s'en tenir qu'aux résultats qui sont à peu près incontestables, on pourrait comparer ainsi entre eux les principaux médicaments employés contre la pneumonie.

La saignée diminue surtout la dyspnée et le point de côté; le tartre stibié produit les mêmes effets. Et c'est sans doute ce qui explique le succès de ces deux médicaments à des époques où l'on ne pouvait juger de l'effet de la médication que par les modifications apportées aux symptômes fonctionnels.

La saignée et le tartre stibié abaissent encore la température.

La saignée se distingue par la rapidité de son action, mais aussi par la rapidité avec laquelle l'évolution morbide reprend sa physionomie antérieure. Cela est surtout vrai pour la température, qui peut remonter au même degré deux heures après la saignée; par contre, il se peut que la dyspnée et le point de côté, comme aussi les phénomènes de congestion cérébrale, soient définitivement amendés après une ou deux saignées modérées (200 à 300 grammes).

L'action du tartre stibié se fait beaucoup plus lentement; elle met de douze à quarante-huit heures à se produire, et ne s'obtient qu'à des doses assez fortes pour que, continuées ainsi, elles donnent lieu de craindre les plus graves accidents toxiques. La saignée, au contraire, si on ne la pratique pas dans des proportions exagérées, chez un individu vigoureux, n'a pas d'inconvénients appréciables, la réparation sanguine se faisant vite et facilement.

La saignée a donc, sur le tartre stibié, l'avantage d'agir rapidement, d'être moins dangereuse d'une façon générale. Par contre, la saignée est contre-indiquée chez les individus débilités, qu'elle débilite encore, non pas seulement par la spoliation sanguine elle-même, mais parce que chez eux la réparation se fait difficilement, incomplètement. Le tartre stibié débilite moins que la saignée dans les cas où la tolérance s'établit vite, c'est-à-dire

quand il ne détermine que peu ou pas de diarrhée et de vomissement. Il est absolument contre-indiqué lorsqu'il y a des complications gastro-intestinales.

Le tartre stibié n'a pas d'indication absolument positive;
la saignée en a une. Il n'est pas un médecin qui hésitera à saigner quand il constatera une oppression violente, la cyanose, la
dilatation des veines du cou, des symptômes de stase veineuse
cérébrale : étourdissement, coma, paralysies passagères, délire, etc.

En général, l'abaissement de la température ne doit pas être
recherché quand même et à tout prix. Non pas qu'il y ait lieu de
craindre, en agissant ainsi, de diminuer, comme on l'a dit, les
chances d'une révolution rapide, mais parce qu'il ne faut pas
oublier que l'évolution de la pneumonie est courte et que les
dangers de l'hyperthermie sont en raison, non seulement de la
haute élévation de la température, mais encore du temps pendant
lequel cette hyperthermie se prolonge. Aussi les médicaments,
comme la vératrine, qui n'agissent que contre l'élévation de la
température et qui produisent facilement des effets toxiques, devront être proscrits.

Dans les cas où l'hyperthermie sera telle, que les antipyrétiques
paraîtront nettement indiqués, le sulfate de quinine pourra être
employé. Il a du moins cet avantage de n'être point un médicament dangereux aux doses ordinaires.

Dans ces mêmes cas devra-t-on, selon la méthode allemande,
recourir aux bains froids? Il semble certain qu'on en a obtenu de
bons résultats ; mais cette médication n'est pas jugée chez nous,
et il est difficile de ne pas craindre à priori qu'elle n'aggrave les
phénomènes de congestion pulmonaire.

Il n'est pas d'une saine pratique de courir le risque du collapsus digitalique pour diminuer une température élevée qui ne
doit peut-être pas durer plus de trois ou quatre jours, si l'on n'a
pas été appelé dès le début de la maladie. Toutefois, il est une
indication absolue de la digitale. Si l'on constate les symptômes

d'une dyspnée intense, de catarrhe bronchique généralisé avec congestion aux deux bases pulmonaires, si le choc du cœur est faible, si le pouls est fréquent, petit, dépressible et irrégulier, en un mot, s'il y a insuffisance cardiaque, on recourra à la digitale.

L'alcool a des indications précises; l'adynamie, en général, et le délire alcoolique.

Les ventouses scarifiées sont efficaces contre la douleur de côté; elles agissent aussi en tant qu'émission sanguine, abaissent la température et diminuent la dyspnée, moins promptement, il est vrai, que la saignée. Mais c'est un moyen plus pratique que l'ouverture de la veine, qui ne présente aucun danger et est facilement accepté.

Les vésicatoires agissent contre la douleur du côté en tant que révulsifs; ils sont surtout indiqués quand la pneumonie se complique de pleurésie. On admet généralement qu'ils servent à hâter la résolution qui tarde.

Les vomitifs, l'ipécacuanha surtout, doivent être employés contre les complications gastro-intestinales ou bronchitiques.

Il faut tenir grand compte dans l'application de ces diverses médications de la période de la maladie.

La saignée et les ventouses scarifiées conviennent surtout au début, dès que la dyspnée et les douleurs de côté ont pris une intensité considérable. Le tartre stibié est administré soit au début soit pendant la période d'hépatisation. A partir du cinquième ou du sixième jour, la défervescence est proche et, dans la majorité des cas, on devra cesser et surtout ne pas commencer les médications actives. Par contre, les vésicatoires seront surtout appliqués à la période de résolution.

L'emploi des antipyrétiques se règle sur la courbe thermique. L'alcool convient à n'importe quelle période, dès que se présentent les indications de son emploi.

COMPARAISON DES STATISTIQUES DES DIFFÉRENTS AUTEURS.

(Lebeuf, thèse de Paris, 1870)

Traitement par la saignée.

	Mortalité p. 100
Leroux (1826).	21
Louis (1828).	30,3
Charité.	33,3
Pitié.	14
Broussais (1838).	62
Rasori.	24
Andral.	56
Bouillaud (1831-1836, à la Charité). Saignées coup sur coup.	11
Grisolle. 1re période de la pneumonie.	10
2e période.	16
Réunion des observations.	15,8
Brera (Italie). Deux ou trois saignées.	19
De trois à neuf saignées.	22
Plus de neuf saignées.	68
Rambeau (Lyon). Hôpital militaire.	0
Balfour. Infirmerie royale d'Édimbourg (1839-1844).	39,5
Hôpitaux écossais (Thompson, Orr).	25 à 33
Bennett. Infirmerie royale d'Édimbourg, de 1839 à 1848 (Reid, Peacock, Bennett et Macdougall).	34
Infirmerie royale d'Édimbourg, de 1812 à 1837 (Thorburn).	38
Dietl (Vienne, 1849).	20,7
Routh (Londres, 1855). Statistiques comparées.	14 à 20
Bordes (Amsterdam, 1855).	18
Wunderlinch (Leipzig, 1856).	6,6
Magnus Huss (Stockholm, 1840-1847).	13,93

Traitement mixte.

|Mortalité p. 100.

Laennec (1826), à la Charité. Saignée et tartre
    stibié.   3,5
Louis (1828). Même traitement.   15
Andral (Charité). Même traitement.   23
Rasori. Saignée et tartre stibié. Hôpital militaire.   14
        Même traitement. Hôpital civil.   22
Lebert (Zurich). Traitement de Laennec.   0
Grisolle. Saignée et tartre stibié.   10
      Saignée et oxyde blanc d'antimoine.   23

Traitement par le tartre stibié employé seul.

Laennec (1826).   3
Rasori (Milan).   10
Dietl (Vienne, 1849).   20,7
Bang (Copenhague).   3
Routh (Londres, 1855). Statistiques comparées.   13 à 20

Traitements par des moyens variés. Exclusion de la saignée.

Bennett (Édimbourg). Alimentation et toniques (1857) :
      65 cas, 3 morts.   4,6
     De 1856 à 1862, 105 cas, 3 morts.   2,8
     De 1856 à 1864, 550 cas, 71 morts.   13
Magnus Huss (Stockholm). De 1848 à 1855, tartre
    stibié et calomel.   13,77
Baumgartner et Warrentrap. Chloroforme en in-
    spirations.   10

Mortalité p. 100.

Vogt (Berne). Vératrine.   10,18

Klingel (1863). Compare la défervescence de la
   pneumonie traitée par l'expectation
   (7ᵉ et 9ᵉ jour) et traitée par la vératrine
   (5ᵉ et 6ᵉ jour).

Béhier. Alcool.   8,20

Eclectisme.

Brandes (Copenhague, 1858). Pendant deux
   années même traitement, résultat bien ⎧   5
   différent.   ⎨ 31

Roy, de Lyon (1842-1852). Oxyde blanc d'antimoine, sangsues.   10

Raimann, de Vienne (1854). Expectation, saignée
   rarement.   23,4

Grisolle (1865). Tartre stibié, ventouses scarifiées,
   révulsifs, saignée.   5,5

Traitement par l'expectation.

Skoda (Vienne, 1843-1846).   13,7
Dietl (Vienne, 1849).   7,4
Brera (Italie).   14
Teissier (Paris, 1850). Homœopathe.   7
Timbart (Paris, 1850). Homœopathe.   7,7
Grandmottet (Paris 1852). Homœopathe.   12,5
Dilet (Vienne, 1852).   9,2
Dworzak (Ofen en Hongrie, 1852).   23,2
Magnus Huss (Stockholm, 1852).   6,5
Magnus Huss (1848-1855).   13,77
Laboulbène (Paris, 1852). 5 cas.   0
Schmidt (Hollande, 1851-1854).   23,2

Mortalité p. 100.

Routh (Londres, 1855). Comparaison de statistiques.	7 à 12
Metcalfe (New-York, 1855).	0
Bordes (Amsterdam, 1855).	23,3
Peyraud (Lyon).	15
Marrotte (Paris, 1855). 10 cas, 1 saignée.	0
Wunderlich (Leipzig, 1856).	23,4
Dietl (Vienne, 1854). Document officiel.	20,7
Mittchell (Hôpital de Vienne de 1847 à 1856). 1,000 cas d'expectation.	14
Bourgeois, d'Etampes (1860).	10
Barthez (Paris, 1862). Enfants. Un sixième des malades traités un peu activement.	0,94
Santiard (Paris 1862). 10 cas.	10

Nous avons déjà eu plusieurs fois l'occasion de dire que les statistiques, telles qu'elles ont été établies par les divers auteurs, ne peuvent fournir des arguments définitifs. Le tableau qui précède démontre surabondamment le peu de lumière qu'apportent les chiffres en pareille matière. Nous pensons, avec M. Lebeuf, « qu'il » est impossible d'en tirer une conclusion thérapeutique absolue. »

CHAPITRE IV

MÉDICAMENTS DIVERS

Un mouvement assez curieux se fait depuis quelque temps dans la thérapeutique de la pneumonie aiguë. Tandis que la foi dans les médications classiques, consacrées par le patronage des plus illustres médecins, a été diminuant de plus en plus, on a vu des médecins prôner avec ardeur d'autres médicaments qui, en vertu de propriétés physiologiques connues, sont susceptibles d'agir sur tel ou tel élément de la maladie, comme si modifier plus ou moins passagèrement la température, la congestion dans la pneumonie, était triompher de la maladie elle-même.

Nous avons déjà rangé parmi les médicaments les plus connus, quelques-uns de ces agents, qui, à défaut d'avantages incontestables, ont du moins pour eux une ancienneté relative et l'appui de hautes autorités.

D'autres médicaments ont été proposés sans qu'on puisse savoir encore, faute de documents suffisants, comment on doit les apprécier.

Nous résumerons ici les quelques données que la science possède sur ces agents que la pratique n'a pas placés dans les premiers rangs.

Ergot de seigle. — L'emploi de l'ergot de seigle contre la pneumonie est de date assez récente : aussi trouve-t-on peu de documents à ce sujet dans la littérature médicale. Wycisk employa l'ergot de seigle dans 5 cas de pneumonie ; il dit qu'aucune n'eut une terminaison fatale, ne devint chronique ou ne laissa après elle de lésion appréciable; dans tous les cas, le processus exsudatif fut certainement diminué. Scearce fit ensuite quelques recherches qui lui donnèrent des résultats favorables.

Il emploie l'ergot à la période congestive et l'administre par doses de 1/2 drachme (2 grammes environ) qu'il répète jusqu'à amélioration ou jusqu'à production des phénomènes d'ergotisme: dilatation des pupilles, vertiges, hébétude, sensation de plénitude cardiaque, etc.

Voici d'ailleurs comment il s'exprime : « Pour étudier exactement son action, je m'abstenais de tout autre remède, local ou constitutionnel, et je surveillais avec soin les résultats. En vingt-quatre ou trente-six heures, la douleur était calmée, la température, le pouls rapide, la dyspnée, revenaient à l'état normal, l'expectoration diminuait de quantité et cessait d'être teintée de sang. Enfin, au lieu d'attendre de 7 à 9 jours pour l'évolution de la maladie, comme cela a lieu avec le traitement habituel, nos malades étaient entièrement guéris dans la moitié de ce temps. »

Yeaman aurait également employé l'ergot de seigle avec le plus grand succès dans un cas où les phénomènes généraux étaient très marqués, la température à 104°,1/2 F. (40°,2 C.), le pouls à 108. La température s'éleva encore après l'administration de l'ergot, mais le lendemain, bien qu'il y eût encore 40 degrés et 104 pulsations, la dyspnée était moins pénible, le point de côté moins vif, les crachats moins sanguinolents, la toux moins douloureuse et moins fréquente. Le quatrième jour, Yeaman trouva son malade levé et déjeunant : la convalescence se fit sans accident. T. Wells se félicite aussi beaucoup de l'emploi de l'ergot, qui, dans sa pratique, lui a donné de bien meilleurs résultats que tous les autres traitements. Il rapporte dix cas dans lesquels les crachats sanglants furent rapidement arrêtés d'une façon permanente; l'attaque pneumonique avorta dans la moitié des cas, et dans les autres, la durée fut seulement de six à sept jours sans qu'aucun accident vînt entraver la guérison. Le traitement employé par Wells est d'ailleurs assez complexe : tantôt il emploie simplement des injections sous-cutanées d'ergotine, tantôt il donne l'ergot sous forme d'extrait fluide associé à la digitale et à l'acétate de plomb ; de toute façon il commence par administrer une dose massive de quinine (de 40 à 50 grains) qui, agissant en même temps que l'ergot, régulariserait, d'après lui, la circulation pulmonaire, diminuerait la congestion et l'inflammation, et réduirait de moitié la durée de la maladie.

Plus récemment encore Boggs, dans un cas de pleuro-pneumonie avec épanchement notable qu'il soignait avec M. le professeur G. Sée, a cru pouvoir attribuer à l'ergot de seigle la disparition rapide des signes de la pneumonie et de l'épanchement. Handfield Jones aurait également vu l'ergot arrêter l'hémorrhagie dans un cas de pneumonie franche qui s'accompagnait d'une hémoptysie très abondante, et il ne doute pas qu'il n'ait été avantageux dans ce cas particulier ; cependant, ajoute-t-il, bien que théoriquement le seigle ergoté semble, par ses propriétés bien connues sur le système vasculaire, le remède par excellence non seulement de l'inflammation du poumon, mais aussi de toutes les inflammations, ses résultats pratiques ne sont pas merveilleux et ont généralement trompé l'attente des observateurs (H. Jones).

L'*aconit* a été très préconisé comme antipyrétique. Phillips ne croit pas qu'il empêche la consolidation du poumon, mais lui attribue la propriété de modérer la tendance envahissante de la congestion. W. Dobie a, tout récemment encore, rapporté quatre cas de pneumonie grave, aux âges respectifs de quarante-deux, vingt, soixante-huit et quatre ans, qui furent, dit-il, très rapidement améliorés par l'emploi de l'aconit. Dans tous ces cas, c'est vingt-quatre heures environ après le début de la maladie qu'il vit les malades, et c'est ex moment qu'il juge le plus favorable à l'administration du remède et à son action. Mais ici encore il existe des recherches contradictoires : W. Foc dans les quelques cas où il a employé l'aconit, n'a pas obtenu de résultats permettant de lui attribuer une action véritablement efficace, et Anstie de son côté en fait uniquement un diaphorétique.

Les *alcalins* ont été très vantés aussi dans la pneumonie. D'après Rabuteau, on peut rapporter leurs effets à leur action antiphlogistique lorsqu'ils sont administrés à doses suffisamment élevées et à leur action sur les sécrétions et les mouvements des cils vibratiles, la rapidité des mouvements de ces appendices rendant beaucoup plus facile l'expectoration des mucosités. Mascagni avait depuis longtemps employé le sous-carbonate de potasse ; Lemaire reprit ce traitement et nota principalement la diminution de la fièvre et la chute très notable du pouls. Popham, de Cork, a employé le bicarbonate de potasse qu'il conseillait d'administrer dans des potions mucilagineuses. La quantité varie de 5 grains (0,325) chez l'enfant, à une demi-drachme (1^{gr},94) chez l'adulte, dose qu'il répète quatre, six et même huit fois en vingt-quatre heures. On doit procéder par augmentation nécessaire jusqu'à l'acmé, diminuer ensuite progressivement et continuer un peu après la convalescence. Les 28 cas que Popham traita de cette manière, étaient tous bien caractérisés : matité, crépitation, souffle tubaire, crachats rouillés, herpès dans la moitié des cas. Dans quelques cas il ne se produisit pas d'effet appréciable, mais dans la majorité, un phénomène frappant aurait été observé : le changement de l'expectoration. Après deux ou trois jours, les crachats visqueux se résolvent, la couleur rouillée devient blanche ; l'adhérence aux ramuscules bronchiques diminue, l'expectoration est de plus en plus facile. La toux devient humide, douce, expulsive, de sèche, rude, irritante qu'elle était. Les alcalins agiraient dans ce cas comme de véritables sédatifs. L'effet sur les premières voies digestives serait peut-être encore plus rapide : l'épaisse couche qui recouvre la langue et qui, lorsque la maladie prend un caractère typhique, devient sèche, brune, fuligineuse, semble se dissoudre dans un flot de salive ; les gencives deviennent rouges et turgides ; toute la surface buccale est nette en quelques jours.

Dans les poumons, il se produirait une amélioration locale coïncidant avec la diminution du pouls et la chute de la température. Enfin, les urines éprouvent de notables modifications ; l'acidité de l'urine est à son maximum dans la pneumonie ; mais après l'emploi de l'alcalin, elle fait place à une réaction alcaline neutre ou très légèrement acide. Ce changement survient vers le troisième jour et persiste quelques jours après la cessation du médicament. En même temps l'urine augmente de quantité et perd sa coloration foncée, indice d'une inflammation intense. C'est surtout au début de la pneumonie qu'agit ce traitement qui est d'ailleurs contre-indiqué lorsqu'il existe de l'irritation de l'estomac ou du tube digestif. Macnaugton Jones, qui emploie le nitrate de potasse, a remarqué que ses effets sur le pouls et la température ne sont pas parallèles : la température tombe sans que la décroissance du pouls soit en rapport avec la chute thermométrique ; le pouls diminue très lentement, et si l'administration du nitre est prolongée trop longtemps, il devient lui-même lent et irrégulier. Macn. Jones croit que la résorption de produits pneumoniques qu'il détermine est due non seulement à son action directe sur la fibrine et les corpuscules sanguins, mais aussi à l'influence secondaire de la réduction de fièvre et de la diminution dans la force d'impulsion et la fréquence des battements cardiaques.

Nombre de praticiens emploient couramment les alcalins dans la pneumonie en les associant à d'autres médicaments. Nous citerons seulement les faits publiés par Waters qui a donné, avec le carbonate de potasse, l'éther chlorhydrique ou le carbonate d'ammoniaque comme stimulants, et celle de Grimshaw et Moore qui font prendre 1 gramme de nitrate de potasse et 30 centigrammes de sulfate de quinine toutes les trois heures. Il va sans dire que les alcalins sont loin de donner toujours des succès : Sturges n'a jamais observé les bons résultats annoncés par Popham, et Lebert a dû renoncer à l'emploi de l'azotate de potasse à cause des troubles gastriques qu'il détermine.

Les *sels d'ammoniaque*, chlorhydrate, sesquicarbonate et acé-

tate ou esprit de Mindererus, ont été employés depuis fort longtemps dans les affections des poumons, la pneumonie, la bronchite
capillaire, la bronchite chronique, etc., à cause des propriétés
stimulantes qu'on leur attribue, soit pour combattre la prostration, soit pour donner un peu de *ton* et de vigueur aux
organes respiratoires. Patton qui a étudié très soigneusement
l'action du carbonate d'ammoniaque étend beaucoup son domaine et croit que sa valeur comme stimulant n'est que la
moindre partie de ses propriétés thérapeutiques. C'est en 1862
qu'il fit ses premières recherches : treize cas de pneumonie bien
marquée avec excitation fébrile très accusée, douleur de côté
aiguë, crachats adhérents et très colorés, râles crépitants, dyspnée intense (dans 10 cas) ; parfois même inflammation des
deux poumons (2 cas), furent traités dès le premier jour par
le carbonate d'ammoniaque à l'exclusion de tout autre médicament. L'excitation fébrile et la chaleur de la surface cutanée
furent promptement diminuées, le pouls devint moins fréquent,
mais plein et fort, la température baissa, la peau devint moite
et la douleur s'amenda d'une façon très notable. Mais l'amélioration la plus remarquable se manifesta dans le caractère et la
fréquence de la respiration : la dyspnée cessa, les respirations
devinrent pleines, aisées, régulières, de moins en moins fréquentes. La guérison fut complète dans les 13 cas après neuf
jours en moyenne. Depuis lors Patton a employé exclusivement
le carbonate d'ammoniaque dans 96 cas bien authentiques de
pneumonie grave et il n'eut que deux morts à déplorer. Il engagea
quelques-uns de ses confrères à employer sa méthode et ils
obtinrent des résultats analogues : le docteur Witherspoon, par
exemple, n'eut que 1 mort sur 72 cas, le docteur Stevens, 1 mort
sur 35 cas, sévères pour la plupart, auxquels il ne donna que
le carbonate d'ammoniaque, tandis qu'il eut 4 morts sur 43 cas
plus favorables auxquels il avait prescrit d'autres médicaments,
tels que le veratrum, le chlorate de potasse, l'aconit, l'alcool, etc.
En somme Patton a réuni un total de 309 cas, tous graves, dans

lesquels la mortalité ne fut que de 1 sur 38, tandis que dans les mêmes localités, les mêmes méthodes ordinaires de traitement donnent une mortalité de 1 sur 11. Sans vouloir entrer dans la physiologie pathologique de la pneumonie et le *modus faciendi* du carbonate d'ammoniaque, Patton est tout disposé à admettre qu'il agit en diminuant l'hypérinose et, comme conséquence, en rendant les crachats moins visqueux, facilitant l'expectoration, empêchant les embolies et excitant l'oxygénation du sang. Enfin, si le médicament est donné de bonne heure et régulièrement, il arrête le processus ensudatif, diminue le degré d'hépatisation et l'empêche même de se produire, assure une prompte résorption.

Certains auteurs prétendant que le carbonate d'ammoniaque se transforme dans l'estomac en chlorhydrate, préfèrent donner ce dernier sel qui diminue la toux et rend l'expectoration plus facile.

C'est surtout dans les cas où la résorption est très lente qu'il conviendrait d'administrer le chlorure d'ammonium, et encore mieux la *térébenthine*. Aucun autre remède, dit Patton, n'est plus sûr, plus prompt, plus efficace dans les pneumonies lentes. Jürgensen est du même avis et, lorsque la résorption se fait mal, que l'exsudat montre des tendances à devenir purulent, il recommande fortement l'emploi de l'essence de térébenthine à la dose de 12 gouttes dans du lait ou dans une capsule, six fois par jour.

L'*acide phénique* a été employé avec succès par Greenway ; c'est en traitant des syphilitiques atteints de bronchite qu'il fut amené à se servir de l'acide phénique dans la bronchite et dans la pneumonie. Il l'administre de la façon suivante : glycérine phéniquée, 8 grammes ; extrait d'opium liquide, 30 gouttes ; eau de camphre, 209 grammes. Une cuillérée à bouche dans trois cuillerées d'eau toutes les 4 ou 6 heures. Greenway n'a pas perdu un seul des cas de pneumonie franche : certaines complications, comme les maladies du cœur ou des reins, même avec suppression d'urine, ne sont pas une contre-indication. Les injections sous-cutanées d'acide phénique au 1/100 rendraient des services dans les cas où l'exsudat tend vers la purulence et lorsqu'il existe un certain degré d'hecticité.

L'acide salicylique (James, *American Journal*, 7 novembre 1877) a été employé dans le même but et comme antipyrétique.

Les *mercuriaux* et en particulier le *calomel* à doses fractionnées ont été employés autrefois par un certain nombre de médecins anglais et allemands. Wittich rapporte 23 cas qu'il a ainsi traités sans un seul cas de mort. Salvator Avigo préfère à l'ingestion par la bouche la méthode des injections hypodermiques. Dans 87 pneumonies à toutes les périodes et dans les formes les plus graves, dont 50 n'eurent aucun autre traitement, il fit au bras deux, trois ou plus rarement quatre injections de 15 centigr. Cinq ou six heures après, la température s'abaisse de 1° ou 1°,5, le pouls devient plus mou et moins fréquent, la peau plus humide, la respiration moins courte. En 36 ou 48 heures le souffle est remplacé par le râle crépitant de retour.

Grisolle, tout en ne proscrivant pas absolument les mercuriaux, ne se croyait pas autorisé à croire que ce médicament agisse réellement. Wilson Fox fait remarquer avec raison que le scepticisme est permis à l'égard d'un médicament qui trouble aussi profondément la nutrition.

L'acétate de plomb a été préconisé en France par Strohl et par M. le professeur Leudet. Brandes de Copenhague l'a également employé. Leudet l'a administré à 40 malades, dont 31 hommes et 9 femmes, à la dose de 10 à 80 centigrammes. Le ralentissement du pouls fut observé presque immédiatement et le nombre des pulsations tomba même au-dessous de la normale (Strohl). La durée ne fut que de 12 à 13 jours, alors qu'à Rouen elle est beaucoup plus longue par toutes les autres méthodes. La convalescence fut prompte, le retour des forces rapide et la mortalité de 7 pour 100 seulement. Malgré ces résultats, l'acétate de plomb est peu employé et Lebert ne lui reconnaît même aucune action thérapeutique.

L'*acétate de cuivre* était employé par Kissel avec une mortalité de 4 pour 100 seulement ; d'ailleurs le traitement employé par l'auteur était mixte.

La *belladone*, l'*iodure de potassium*, l'*acide cyanhydrique* méritent à peine une mention.

Les *inhalations de chloroforme* furent employées il y a longtemps déjà par Wucherer, Baumgartner, Uebing, puis par Warentrapp et Clement ; Smoler (de Prague), Skoda, Valentini en auraient obtenu de bons résultats. D'après Jansen, on doit appliquer sur le nez et la bouche du malade un tampon d'ouate renfermant de 20 à 30 gouttes de chloroforme, jusqu'à ce que la somnolence se produise, puis recommencer deux ou trois heures plus tard quand le malade se réveille. Le chloroforme ainsi employé diminue la douleur, calme la respiration, excite d'abord la toux puis la fait cesser, amende les symptômes cérébraux et facilite l'expectoration. Valentini conseille de ne pas employer le chloroforme ni chez les vieillards ni chez les enfants.

Nous devons aussi signaler l'emploi qui a été fait par Mendini des *cantharides* à l'intérieur comme contre-stimulant. Elles sont indiquées, dit-il, lorsque la pneumonie est réellement inflammatoire, le malade pléthorique, la réaction bien marquée. L'irritibilité gastro-intestinale est une contre-indication. Il faisait prendre, en 24 heures, une décoction de 80 centigrammes à 1 gramme de mouches dans 250 grammes d'eau à laquelle il ajoutait 500 grammes d'émulsion d'amandes et 180 grammes de gomme arabique.

Enfin, nous citerons encore à titre de curiosité le traitement qu'a employé le docteur Fihn pendant la guerre russo-turque en Asie Mineure. Finn a trouvé que, dans les pneumonies bilatérales avec commencement d'œdème des poumons, l'aspiration directe du sang des poumons avec un appareil de Dieulafoy donnait plus de soulagement au malade que les applications de sangsues, ventouses scarifiées, etc.

CHAPITRE V

**TRAITEMENT DES VARIÉTÉS ET DES INDICATIONS SPÉCIALES
DE LA PNEUMONIE**

Les considérations que nous venons d'exposer sur les traitements de la pneumonie aiguë et les conclusions générales qui en découlent ne sauraient suffire sur le terrain pratique. Là il faut préciser davantage, abandonner les grandes lignes pour les détails et adapter étroitement les principes aux faits.

Le moment est venu de reprendre une à une les indications rationnelles qui ont été signalées en commençant et d'établir en regard l'ensemble des moyens qui permettent d'y satisfaire. Il y a sans doute dans cette dissociation quelque chose d'artificiel, mais nous avons cru que ce procédé était le moins défectueux et mettait le mieux en lumière la multiplicité des conditions du problème thérapeutique.

I. — *Traitement des symptômes exagérés.*

Douleur de côté. — Le meilleur remède sans contredit à opposer à la douleur de côté est l'application de ventouses scarifiées *loco dolenti*. On se guidera dans cette application sur l'intensité de la douleur et sur la constitution du sujet. Il s'agit là en effet d'une émission sanguine, mais il faut bien le dire, d'une émission sanguine mitigée. Aussi pourra-t-on les employer même chez les vieillards, les enfants et les sujets affaiblis. Il suffira de n'enlever à chaque application qu'une quantité relativement minime de sang, 100 gr. au plus et de répéter plusieurs fois l'opération à des intervalles assez éloignés (12 heures environ). « Les saignées locales, dit Grisolle, sont également les seules qu'on doive se permettre chez les sujets affaiblis par l'âge, ou débilités par les maladies antérieures, par la misère et par les privations. Chez les enfants de deux à quatre ans, il est peut-être prudent de ne pratiquer que des saignées locales. » Les saignées locales peuvent en même temps diminuer la congestion et la dyspnée. « Un cas que j'ai observé récemment avec soin , dit M. Lépine, me permet. même d'affirmer qu'une application de ventouses exerce une action positive sur la phlegmasie du poumon. En effet, dans le cas auquel je fais allusion, chacune des applications de ventouses qui ont été répétées à plusieurs reprises soit le matin, soit le soir, a amené une diminution de la température dans le rectum d'un degré environ. Le même résultat s'est reproduit constamment chaque fois; aussi ne peut-il y avoir de doute sur l'action des ventouses scarifiées dans ces cas. » (*Nouveau Dict. de méd. et de chir.*, p. 504.)

Les ventouses sèches ne produisent que peu d'effet. Quant aux ventouses scarifiées, elles seront toujours préférées aux sangsues avec lesquelles il est impossible de mesurer exactement la quantité de sang enlevé; or, la détermination de cette mesure a ici une haute importance.

Lorsque l'auscultation fera reconnaître qu'une pleurésie coïncide avec la douleur de côté, on est en présence d'une des indications les plus précises du vésicatoire qu'on appliquera alors aussitôt que possible, en tenant compte toutefois des contre-indications qui ont été indiquées plus haut et avec les précautions habituelles.

Il est une remarque faite par Grisolle et dont le professeur Parisot a eu plus d'une fois l'occasion de reconnaître la justesse : il est commun de voir la douleur de côté, même dans les cas où un traitement actif est commencé, augmenter dans les deux ou trois premiers jours de la maladie. Il ne faudrait donc pas arguer de ce que l'action du vésicatoire n'est pas rapide pour ne pas le prescrire contre le point de côté.

Il est vrai, d'autre part, que l'évolution naturelle de la douleur de côté qui augmente jusqu'au troisième jour environ s'amendant souvent alors spontanément, impose certaines réserves sur les résultats favorables de telle ou telle médication employée. D'ailleurs on ne combattra cette complication que lorsqu'elle devient véritablement pénible.

Lorsque la douleur de côté persiste opiniâtrement pendant la convalescence, accident dû ordinairement à la pleurésie sèche concomitante qui persiste, on la combattra par des vésicatoires *loco dolenti* qu'on pansera avec 1 ou 2 centigrammes de chlorhydrate de morphine.

Dyspnée. — La majorité des auteurs sont d'avis que la saignée soulage merveilleusement (Jaccoud) ce symptôme le plus insupportable de la maladie. La question délicate est de savoir s'il convient d'acheter ce soulagement au prix des inconvniients que peut entraîner parfois une saignée. L'âge de l'individu, sa constitution, son état habituel de santé, les conditions dans lesquelles s'est développée la pneumonie, faciliteront ordinairement la solution du problème.

C'est surtout au début, à la période de congestion, que la saignée fait merveille.

Une saignée de 300 grammes pratiquée le premier ou le second jour suffit souvent pour produire une détente définitive de l'oppression. On peut au besoin répéter la saignée dans la même journée. Lorsque la maladie a atteint l'acmé, lorsque la dyspnée relève surtout de l'hyperthermie, lorsqu'elle est liée à l'étendue de la portion hépatisée, la saignée est généralement sans action.

Il va sans dire qu'on ne traitera par la saignée la dyspnée du début que lorsqu'elle constituera un symptôme intolérable. Il est des cas, d'ailleurs, où elle est tellement violente qu'elle devient un véritable péril. Alors toute hésitation cesse et la saignée, une large saignée jusqu'à 600 grammes, doit être pratiquée sans retard.

On aura toujours grand soin de tenir compte du degré de susceptibilité nerveuse du malade. Une femme nerveuse hystérique pourra être prise d'une dyspnée extrême à l'occasion d'un foyer pneumonique très limité sans congestion périphérique importante. Nous voyons en ce moment dans le service de notre cher maître, le professeur Lasègue, une jeune femme qui à l'occasion d'une bronchite simple est entrée dans une dyspnée formidable ; cette dyspnée dure depuis trois semaines et a survécu à la fièvre, et l'on pourrait dire aussi à la bronchite, laquelle a presque complètement disparu aujourd'hui. En pareille circonstance la saignée ne peut être utile et les antispasmodiques la remplacent avantageusement.

La médication stibié a aussi pour effet de diminuer la dyspnée, mais moins promptement et moins profondément que la saignée.

Délire. — Le délire dans la pneumonie est lié à des causes très diverses et partant est justiciable de traitements différents.

Il y a un délire simple, délire nerveux, ordinairement peu intense, dû à une susceptibilité spéciale de l'individu (femme, enfant, etc.), et qui cesse bientôt, en quelque sorte, de lui-même. Toutefois chez les individus pléthoriques, si l'agitation est vive, s'il n'y a aucune contre-indication (alcoolisme, etc.), la saignée, d'après quelques médecins, diminue l'intensité de la manifestation cérébrale. Le même résultat est habituellement obtenu lorsqu'on a tout lieu de supposer que le délire est dû à une congestion veineuse passive de l'encéphale, suite d'une gêne respiratoire considérable ou d'une diminution de l'action du muscle cardiaque.

Si le délire est de nature alcoolique, on emploiera la médication de la pneumonie alcoolique.

En dehors du délire nerveux, du délire des pléthoriques, du délire par congestion nerveuse passive, du délire par alcoolisme, il est des cas où l'excitation cérébrale est une manifestation de l'hyperthermie agissant sur les centres nerveux. Le plus souvent d'ailleurs le délire n'est alors qu'un élément de l'état typhoïde et appelle le traitement de l'état typhoïde. « Je n'aime pas en général, dit M. Bernheim, donner des bains froids dans la pneumonie, je ne les donne qu'en présence d'accidents nerveux graves, délire, agitation vive liée à une température de 41 degrés et plus. Alors l'indication est immédiate ; il faut soustraire immédiatement du calorique au malade et je le fais mettre non dans un bain froid, mais dans un bain tiède à 30 degrés, qui est rafraichi progressivement pendant une demi-heure jusqu'à 20° ou plus bas même ; je fais répéter ce bain au bout de deux heures si la température est remontée, jusqu'à ce que les accidents nerveux soient dissipés. »

Trousseau recommande beaucoup le musc dans les pneumonies qu'il appelle ataxiques, c'est-à-dire « caractérisées par un défaut d'harmonie entre les désordres locaux et les désordres généraux, et aussi par un défaut d'harmonie entre les divers troubles fonctionnels qui marchent d'ordinaire parallèlement. » Trousseau administre le musc « qu'il prescrit jusqu'à 1 gramme et plus par jour, en distribuant cette dose en dix pilules dont une est donnée toutes les heures, et en continuant ainsi jusqu'à ce qu'on obtienne une rémission des accidents, ce qui a lieu ordinairement au bout de huit à dix heures au plus ; après quoi, d'après Récamier, il ne faut pas compter sur les effets qui sont prompts ou nuls. »

Inutile d'ajouter qu'il n'y a rien à tenter contre le délire qui survient à une période avancée de la maladie, lorsque l'ensemble des phénomènes locaux et généraux doit faire soupçonner la suppuration du parenchyme pulmonaire.

Hyperthermie. — On a vu que la saignée et le tartre stibié abaissent la température, mais que l'abaissement thermique produit par la saignée est très passager et que l'action du tartre stibié exige des doses relativement élevées et une administration prolongée. Leur action antipyrétique est donc imparfaite, et c'est ailleurs qu'il faut chercher lorsque s'impose l'indication de l'hyperthermie. Si l'hyperthermie est liée à un état typhoïde et à l'adynamie, la saignée et le tartre stibié ne sauraient être employés.

Les médecins allemands, comme on l'a vu, traitent l'hyperthermie par les bains froids. Nous venons de dire dans quelles conditions les bains peuvent alors rendre service.

Sans doute les bains froids sont utiles dans la fièvre typhoïde où la température élevée dure plusieurs semaines, mais ils sont loin d'être indispensables contre une fièvre même intense qui, ne durant que quelques jours, ne peut avoir une influence aussi pernicieuse sur les organes.

Pour M. Bernheim, l'antipyrétique par excellence est le sulfate de quinine ; il le donne à la dose de 1 gramme, à prendre en deux fois à une demi-heure d'intervalle ; si l'effet est nul il donne le lendemain 1ᵍʳ,50. Le médicament est répété toutes les quarante-huit heures pour maintenir l'abaissement de la température, car l'action du sulfate de quinine ne persiste que vingt-quatre heures au plus.

Pneumonie typhoïde. — Il s'agit de ces pneumonies dans lesquelles les signes physiques classiques de la pneumonie coïncident avec un véritable état typhoïde : stupeur, prostration des forces, accablement, insomnie, vertiges, état fuligineux de la langue et des dents. Quelquefois aussi s'ajoutent du ballonnement du ventre et de la diarrhée.

On doit s'abstenir ici de la saignée et du tartre stibié, et recourir surtout à l'alcool et au quinquina. Le sulfate de quinine est également indiqué. On emploiera la digitale contre les signes de l'insuffisance cardiaque.

Une variété des pneumonies typhoïdes est représentée par ces pneumonies malignes sur lesquelles plusieurs auteurs ont récemment appelé l'attention. Ces pneumonies coïncident avec la grippe, l'érysipèle, l'infection purulente, la fièvre puerpérale.

Elles doivent être traitées par les toniques (quinquina, café), par l'alcool, les sulfites (Polli), les phénates, le chloral (Bonnemaison). Toute médication antiphlogistique et dépressive (saignée, émétique) doit être formellement proscrite. D'après M. Bonnemaison, les malades doivent être tenus avec la plus excessive propreté, disséminés même au besoin, puisqu'il n'est pas impossible que ce soit là une maladie non seulement épidémique, mais même contagieuse.

Près de la pneumonie typhoïde et des pneumonies malignes on a placé encore les pneumonies miasmatiques.

Elles se rapprochent beaucoup de la forme thoracique de la fièvre typhoïde, se produisent surtout en été (pneumonie d'été de quelques auteurs), s'accompagnent souvent de symptômes abdominaux, et offrent plutôt le caractère adynamique que le caractère inflammatoire.

On a surtout préconisé contre elles l'acide phénique, le sulfate de quinine (Barella, *Bulletin Acad.*, sep. 1853). Morère (*Gaz. des hôp.*, 1854) aurait obtenu un très beau succès par le tannate de quinine, alors que le sulfate de quinine avait paru insuffisant.

Pneumonie bilieuse. —Le traitement de la pneumonie bilieuse a été nettement formulé pour la première fois par Stoll. Il vit que c'est sur l'appareil gastro-hépatique que doit porter surtout la médication et la résuma dans cette formule qui depuis a toujours été acceptée : pas de saignées, diète sévère, éméto-cathartiques.

Il est certain que ces pneumonies bilieuses se rapprochent surtout le plus souvent des pneumonies adynamiques, et qu'il faut donc d'ordinaire s'abstenir des médications débilitantes.

Toutefois dans certains cas, Klotz (thèse, 1859) pense que l'éréthisme du tube digestif s'oppose à l'action des vomitifs et qu'il faut alors, au préalable, faire une saignée et administrer des antispasmodiques. N'est-ce pas là une vue quelque peu théorique ?

Il faudrait aussi, selon lui, examiner si c'est la muqueuse gastrique ou la muqueuse intestinale qui est surtout en cause. Dans le premier cas, s'il y a des nausées, de la tension à l'épigastre; si la langue est large, chargée, on aurait recours à un vomitif (le tartre stibié plutôt que l'ipéca). Dans le second cas, s'il y a du gargouillement abdominal, de la tension et du tympanisme des hypochondres, de la diarrhée commençante, c'est un purgatif qu'on prescrirait.

II. — *Traitement des complications anatomiques.*

Pneumonie du sommet. — Cette forme spéciale, lot des gens débilités, des ivrognes, des vieillards, comme le fait remarquer M. le professeur Peter, n'a point de thérapeutique particulière. « Il n'y a pas de formule inflexible ; c'est affaire d'indication. » C'est ainsi qu'une malade, âgée de cinquante-trois ans, prostrée, avec un aspect typhoïde et des signes non douteux de pneumonie du sommet, est traitée par des toniques pour relever son organisme, tandis qu'on combattait la lésion locale par quelques ventouses et un vésicatoire. Mais au préalable il fallut combattre l'intolérance du tube digestif, et l'on prescrivit 1 gramme d'ipéca (Peter, *Clininique médicale*, I, 730).

Toutefois par cela même que la pneumonie est surtout une pneumonie à type adynamique ou ataxo-adynamique, la médication tonique est surtout employée d'une façon générale ; les méthodes débilitantes y sont contre-indiquées.

Pneumonie double. — La pneumonie double, en diminuant considérablement le champ de l'organe respiratoire, détermine souvent une dyspnée extrême avec phénomènes asphyxiques qu'une saignée amende d'autant plus aisément qu'il n'est pas rare que la congestion constitue la plus grande partie du processus anatomique, surtout dans l'un des deux poumons. D'autre part, ces pneumonies se développent surtout chez les individus débilités, de telle façon qu'il faut n'employer les émissions sanguines qu'à bon escient, et ne pas négliger la médication tonique.

Les ventouses scarifiées appliquées sur les deux côtés du thorax pourront rendre service.

Bronchite. — Comme on l'a vu plus haut, l'encombrement pulmonaire peut résulter d'une bronchite concomitante ; l'indication est alors de faire expectorer. Il s'en faut qu'on y réussisse toujours. Tantôt le mucus bronchique est trop épais, tantôt le contenu des bronches est constitué par des bouchons fibrineux ; tantôt les efforts utiles de la toux font défaut.

Beaucoup de médecins admettent que le tartre stibié à dose rasorienne, en même temps qu'il détermine des nausées, favorise l'expectoration. On le donnera donc chez des sujets jeunes et robustes chez qui on n'a pas à redouter la dépression nerveuse que produit le médicament.

Quand le défaut d'expectoration tient à l'absence de la toux on emploiera les médicaments dits incisifs, capables de réveiller les actions réflexes : chlorhydrate d'ammoniaque, esprit de Mindererus, racine de polygala, etc. Les ventouses sèches, les applications térébenthinées, les vésicatoires, remplissent le même office.

Pleurésie. — La pleurésie concomitante est l'indication la plus nette de l'application des vésicatoires. Les ventouses scarifiées seront également utiles surtout par leur action révulsive, et contre le point de côté. D'ailleurs la, pleuro-pneumonie, d'une façon générale, n'est souvent déjà plus une maladie aussi franche que la pneumonie simple, et l'on s'y montrera encore plus circonspect à l'endroit des émissions sanguines copieuses.

Péricardite. — On appliquera les ventouses scarifiées à la région précordiale. L'usage des mercuriaux paraît indiqué ici : on sait qu'ils ont été préconisés contre la péricardite, et qu'ils ont été employés contre la pneumonie elle-même. La digitale pourra rendre service aussi, en s'opposant à l'insuffisance cardiaque qui complique aisément la péricardite. Il est bien entendu qu'on agira surtout ainsi dans le cas de pneumonie franchement inflammatoire, et que les indications seront moins précises si la péricardite survient dans le cours d'une pneumonie typhoïde adynamique.

Insuffisance cardiaque. — Nous avons indiqué plus haut le traitement classique de cette complication en Allemagne.

Dès que la faiblesse cardiaque se manifeste, Jurgensen donne 150 grammes de fort vin (madère, sherry). Si la faiblesse se manifeste par accès plus fréquents, il donne une émulsion camphrée (3 grammes sur 200 grammes d'eau, 4 cuillerées à soupe chaque deux heures). Si les accidents se prolongent et deviennent inquiétants, il donne alternativement, chaque heure ou demi-heure, 1 cuillerée de vin ou d'émulsion camphrée. S'il y a collapsus subit et intense, il donne 5 à 15 centigrammes par dose, il y associe une ou plusieurs cuillerées de champagne à prendre toutes les dix minutes, jusqu'à amélioration.

La digitale peut trouver son emploi en pareil cas, lorsque l'insuffisance n'est pas due à un cœur gras et lorsque les signes de cette insuffisance se manifestent déjà dès les premiers jours de la pneumonie, car la digitale exige trois jours pour que son action pharmacodynamique se révèle ; elle n'a pas le temps d'intervenir efficacement quand la maladie est avancée ou que les phénomènes d'asystolie se précipitent (Berheim). Alcooliques et stimulants, tels sont donc ici les meilleurs moyens d'action.

Méningite. — On a proposé contre cette complication : les sangsues aux apophyses mastoïdes, les ventouses scarifiées le long de la nuque, l'application de froid sur la tête, ou bien un large vésicatoire sur la calotte crânienne, le calomel à doses réfractées, le tartre stibié en lavage.

On recherche ici avec soin s'il n'existe pas quelque complication absolue à l'un ou l'autre de ces traitements.

La médication devra être faite sans préjudice de la thérapeutique spéciale que commande la pneumonie.

Congestion rénale. — Nous avons vu qu'au moment de la défervescence il se fait une polyurie critique qui débarrasse probablement l'organisme des résidus du processus anatomique. Cette polyurie est donc favorable, et tout ce qui l'entrave est nuisible. Or, il peut arriver justement que sous l'influence de la fièvre, le rein se congestionne notablement et que cette congestion s'oppose à la polyurie critique.

Les boissons délayantes, les diurétiques en général, pourront rendre le rein plus perméable. On pourra aussi suppléer à l'élimination rénale au moyen des diaphorétiques et des purgatifs. H. Bennett fait entrer cette indication dans son traitement de la pneumonie : « Lorsque la période critique approche, dit-il, j'administre un diurétique, dans le but de favoriser l'excrétion des urines. »

III. — *Traitement suivant la marche de la maladie.*

Si l'on doit à la pneumonie abortive l'expectation absolue, les *pneumonies à marche foudroyante* réclament au contraire une thérapeutique énergique qui encore est souvent sans effet.

En raison du terrain sur lequel se développent le plus souvent ces pneumonies, on ne peut songer à recourir à la méthode antiphlogistique. Il faut s'adresser aux révulsifs, aux stimulants diffusibles ; l'on appliquera un large vésicatoire et on administrera de fortes doses d'alcool. Dans quelques cas le sulfate de quinine pourra être utile comme tonique et antipyrétique.

Dans les *pneumonies à marche prolongée* on s'adressera le plus souvent à un traitement analogue. M. Lépine dit qu'il n'y a rien d'étonnant à cela, parce que c'est surtout affaire de terrain si la phlegmasie se prolonge. « Plus encore que dans les pneumonies à marche foudroyante, dit Lépine, le sulfate de quinine à très hautes doses sera indiqué, à cause de son action antipyogénique. »

Pneumonie intermittente. — En présence d'une pneumonie franchement intermittente, comme en face de toute fièvre intermittente pernicieuse, c'est au sulfate de quinine, administré à haute dose, 2 à 3 grammes, qu'il faut recourir (Grisolle), sans attendre la période d'apyrexie ; celle-ci, en effet, est parfois fort courte ; l'accès peut même être subintrant.

Ici l'élément intermittent domine toute la thérapeutique ; la lésion pulmonaire n'est qu'un effet de l'intoxication palustre, dit Grisolle ; c'est·donc le sulfate de quinine qui est indiqué avant tout autre mode de traitement.

Les anciens médecins faisaient précéder l'administration du quinquina d'une ou plusieurs saignées (Morton, Senac, Jean-Pierre Frank, J. Frank, Michel Sarcone). Cette pratique est abandonnée.

Cependant, il existe incontestablement des faits (Laennec, Grisolle) où les symptômes pulmonaires (dyspnée, point de côté, suffocation) acquièrent une intensité telle qu'il est urgent de recourir aux émissions sanguines.

En toutes circonstances, il est de règle d'agir vite, car la pneumonie intermittente a une marche rapide et, de toutes les formes de pneumonie, c'est à coup sûr l'une des plus insidieuses et des plus graves. Le danger une fois conjuré, on se gardera bien d'interrompre brusquement l'emploi du médicament. On en diminuera la dose chaque jour et peu à peu, jusqu'à cessation complète des phénomènes morbides.

IV. — *Traitement suivant l'état antérieur du pneumonique.*

Pneumonie des enfants. — On s'accorde généralement à considérer la pneumonie des enfants comme très bénigne. Toutefois un certain nombre d'auteurs ont excepté les enfants au-dessous de deux ans, chez qui la pneumonie serait grave.

« Il y aurait cependant lieu de savoir si, dans les nombreux cas de mort qui ont été cités (Valleix, Vernois, Bouchut, Barrier, Rilliet et Barthez, etc.), une erreur n'a pas été commise, et si les prétendues pneumonies franches des enfants âgés de moins de deux ans ne sont pas des broncho-pneumonies pseudo-lobaires, à marche très rapide. » (Cadet de Gassicourt.)

Ziemsen, sur 201 pneumonies, n'a perdu que 7 enfants, Barthez, sur 212 (*Mémoire sur l'expectation dans la pneumonie des enfants*), n'en a perdu que deux.

Quoi qu'il en soit, chez les enfants, « la pneumonie franche est une maladie très bénigne qui se termine presque toujours par la guérison. Celle-ci sera d'autant plus probable que l'enfant sera plus avancé en âge, et d'une santé antérieure meilleure. » (Damaschino.)

« Elle guérit presque toujours, quand elle est simple, limitée à un seul poumon, et quand elle n'est pas soumise à une médication hyposthénisante. » (Picot, d'Espine, *Maladies de l'enfance.*)

Quand on pense à cette bénignité de la pneumonie de l'enfant, on comprend aisément que la théorie de l'expectation ait trouvé là immédiatement un terrain favorable.

« De 1854 à 1861, dit M. Barthez, pour beaucoup de mes malades, la seule thérapeutique a consisté en une médication peu active, telle qu'un purgatif ou un vomitif, ou un bain : un sixième de mes malades a été soumis à un traitement ayant quelque activité ; la seule variété de pneumonie que j'ai vu aboutir à la mort, est la pneumonie double, dans la proportion de deux sur treize. Les malades étaient âgés de deux à quinze ans. » Tous les cas dont il s'agit (et l'auteur insiste sur ce point) sont des cas de pneumonie franche, non pas de broncho-pneumonie. Étudiant la marche de la maladie, M. Barthez démontre que le traitement ne la modifie en rien, quand le traitement est très actif ; ce serait plutôt un ralentissement de la marche qu'une impulsion vers la guérison que cet auteur aurait cru remarquer. Quant à la convalescence, celle des pneumonies non traitées ne dépasse jamais quinze jours ; le plus souvent, elle dure cinq jours environ ; tandis que celle des pneumonies traitées avec activité durent de quinze à trente jours. A côté de ces faits, on pourrait signaler les dangers que peut faire courir aux petits malades la prescription intempestive des émissions sanguines et du tartre stibié (obs. III du Mém. de Legendre, et obs. V de la thèse de M. Damaschino). On concluera donc, avec M. Barthez : *Il n'est presque jamais utile, il n'est jamais nécessaire de traiter activement la pneumonie lobaire de l'enfance.*

« Je ne traite pas plus la pneumonie franche régulière que la rougeole et la scarlatine régulières, dit M. Cadet de Gassicourt ; je me borne, comme le conseille Barthez dans son mémoire, à l'emploi d'une bonne hygiène, c'est-à-dire que, loin de mettre l'enfant à la diète absolue, je lui donne du bouillon de bœuf et du lait à discrétion. J'entends à la discrétion de l'enfant, que l'instinct seul dirige, mais non à celle des parents, qui raisonnent et que souvent les préjugés dominent. Quand le point de côté existe, je fais appliquer *loco dolenti* deux ou trois ventouses scarifiées, que je préfère de beaucoup aux sangsues : je règle mieux la quantité de sang à tirer. La dyspnée pourra être diminuée par un vomitif. La digitale amène souvent une sédation marquée ; j'administre habituellement l'infusion de poudre de feuilles, à la dose de 20 à 40 centigr. selon l'âge de l'enfant, dans un julep de 60 grammes ; j'ai soin de faire filtrer l'infusion avant de l'introduire dans la potion, pour éviter que l'enfant n'ingère la poudre. J'emploie aussi la teinture alcoolique à la dose de 25 centigrammes à 1 gramme dans 60 grammes de véhicule. Je fais en un mot la médecine des symptômes, et je n'agis que pour soulager le malade.

Quant aux complications, elles sont de trois ordres, comme vous savez : adynamiques (forme typhoïde), comateuses et délirantes (forme méningée), convulsives (forme éclamptique). Dans le premier cas, j'insiste sur les toniques : le bouillon, le lait, et j'y ajoute un peu de vin ou d'alcool, de 10 à 30 grammes d'eau-de-vie selon les âges. Dans les autres, j'ai recours aux antispasmodiques et aux calmants : le musc m'a rarement rendu des services ; mais le bromure de potassium, à la dose de 1 à 2 grammes selon l'âge de l'enfant, m'a paru avoir une véritable efficacité. J'ai également employé avec quelque succès, dans la forme délirante, l'ergot de seigle à la dose de 30 à 50 centigrammes, tandis que les convulsions ont été plus efficacement combattues par le chloral, que les enfants supportent à des doses fort élevées, 1, 2 et même 3 grammes par jour, même chez ceux qui n'ont pas dépassé sept ans. Mais il ne faut pas oublier que les formes mêmes les plus graves en apparence guérissent presque toujours, et que nous devons mesurer l'énergie du traitement au danger couru. »
(Cadet de Gassicourt.)

Pneumonie des vieillards. — Les diverses médications peuvent avoir leur raison d'être; mais il est de la plus haute importance d'en préciser ici les diverses indications.

Émissions sanguines. — « L'âge, dit Grisolle, ne peut être une contre-indication absolue à l'emploi de la saignée. Cette considération doit seulement engager le médecin à moins la prodiguer. »

Beaucoup de maîtres, qui se sont occupés des maladies des vieillards, ont reconnu à la saignée une place légitime dans le traitement de la pneumonie à cet âge. Les uns en ont fait la base de leur thérapeutique, les autres la réservaient pour la période congestive de la pneumonie. Aujourd'hui on n'en fait usage qu'avec les précautions les plus minutieuses et on ne l'admet que dans un nombre de cas relativement restreint. (Grisolle, Hourmann et Dechambre, Durand-Fardel, Hardy et Béhier, etc.)

C'est cette dernière pratique qui rallie aujourd'hui le plus grand nombre de suffrages.

D'ailleurs il y a vieillards et vieillards : « Vieillards doués d'embonpoint, à peau lisse, ayant conservé quelque vitalité, susceptibles d'un peu de transpiration par l'exercice, offrant ordinairement une légère coloration des joues, ayant les facultés intellectuelles assez bien conservées et présentant une certaine disposition aux affections expansives; ou bien au contraire, vieillards amaigris, au cou décharné, à la peau ridée, sèche et parcheminée, au visage décoloré, ayant leurs facultés détériorées et ayant une disposition d'esprit triste et concentrée ou un caractère acariâtre. Pour les premiers, le traitement tendra à se rapprocher de celui de la pneumonie chez l'adulte, et pour les seconds, il s'en éloignera au contraire, *surtout en ce qui concerne les émissions sanguines.* » (Hourmann et Dechambre.)

« Il ne faut pas, dit M. Durand-Fardel, toujours se laisser guider par la seule force des battements du cœur; cette force peut tenir à une hypertrophie; or, celle-ci suppose presque toujours une lésion du cœur ou des gros vaisseaux que nous devons rechercher ». Cette lésion, sans être une contre-indication formelle de la saignée, ne permet plus au moins de considérer l'énergie des battements cardiaques comme autorisant la saignée, ainsi qu'on l'a admis longtemps.

Enfin, chez les vieillards plus qu'à tout autre âge, la fréquence de la rigidité des parois artérielles doit entrer en ligne de compte. Il faut se garder d'attribuer à un état inflammatoire intense la dureté du pouls qui appartient à cet état des artères. (Grisolle.)

L'état des bronches peut fournir des contre-indications à la saignée. Elle est, en effet, d'autant moins indiquée que les bronches contiennent plus de mucosités, car le premier effet de l'affaiblissement qui suit l'évacuation sanguine est un arrêt de l'expectoration, phénomène des plus graves qui peut amener rapidement l'asphyxie. (Hourmann et Dechambre.)

Indépendamment de ces cas, en dehors de tout état adynamique, la distinction entre les deux types de vieillards mentionnée plus haut, ayant été bien établie préalablement, s'il s'agit d'une pneumonie franche, avec pouls fort, plein, résistant, face congestionnée, sans complications du côté du tube digestif ou des bronches, ou encore d'une pneumonie « à marche latente dont une congestion passive a été le point de départ, où l'évacuation sanguine aura le triple effet de soustraire une part de son élément à cette congestion, de combattre l'inflammation congestive, de diminuer notablement l'état asphyxique » (Hourmann et Dechambre), alors les émissions sanguines pourront être utiles chez les vieillards.

A quel moment de la maladie la saignée est-elle indiquée?

« La saignée est le principal remède de la pneumonie chez le vieillard quand elle est employée dans les vingt-quatre heures. » (Cruveilhier).

« Quand quarante-huit heures se sont écoulées depuis l'apparition du frisson et du point de côté, on hésitera, toutes choses

égales d'ailleurs, à pratiquer une saignée qui se fût trouvée indiquée vingt-quatre heures auparavant.

« L'hépatisation rouge une fois établie, il est bon d'abandonner la saignée. » (Durand-Fardel.)

La quantité de sang à soustraire est variable. Durand-Fardel
conseille de ne pas dépasser 300 grammes d'une seule fois.

Pour cette question de la quantité de sang à soustraire, comme
aussi pour celle de la répétition des saignées, le meilleur critérium se tire de l'état général.

Les *émissions sanguines locales* s'adresseront surtout au point
de côté violent et persistant avec dyspnée ; ce sont les ventouses
scarifiées qui seront mises en usage. On pourra dans certains
cas, où l'on ne voudra pas saigner, placer quelques ventouses
scarifiées sur la poitrine.

En terminant, nous indiquerons quelques difficultés pratiques
de la saignée chez le vieillard. Quaud on saignait beaucoup, on
n'arrivait qu'à grand'peine à faire subir au malade un traitement antiphlogistique *régulier*.

Le sang noir et épais ne coule qu'en bavant, s'arrête avec une
grande facilité et la saignée est rarement copieuse ; quelquefois
même elle donne à peine.

Sans doute on peut la renouveler, mais on a perdu du temps
et la maladie a marché. On rencontrera de semblables difficultés
dans l'application des sangsues : elles prennent difficilement
sur une peau sèche, écailleuse ; leurs piqûres ne fourniront
qu'une faible quantité de sang et leur application est presque
toujours sans effet.

En résumé, si l'on veut tenir compte des contre-indications
nombreuses à la saignée chez le vieillard, des difficultés pratiques, de la période fort limitée de la maladie à laquelle elle
peut convenir, enfin des accidents qu'elle peut entraîner, on
concluera qu'on ne doit user qu'exceptionnellement des émissions sanguines chez le vieillard.

Vomitifs. — Les vomitifs jouent un rôle important dans le traitement de la pneumonie des vieillards. L'engouement des bronches, les complications gastro-intestinales si fréquentes, indiquent cette médication de la façon la plus nette.

L'ipéca est à cet âge le vomitif par excellence. Il est surtout le médicament de la première période de la pneumonie (Durand-Fardel), mais on l'administre encore aux époques plus avancées.

Les vomitifs pourraient trouver « une contre-indication du côté de la tête et du cœur » (Durand-Fardel). Il faut évidemment en tenir compte.

Tartre stibié. — Grisolle s'exprime ainsi « son opportunité chez les vieillards est la même que pour les adultes ; seulement il faut, chez les premiers, surveiller le remède, tâter le degré de susceptibilité de chaque malade. » Sans imiter la hardiesse de Rasori, Grisolle ne craignait pas d'augmenter la dose du médicament pendant plusieurs jours, sans cependant dépasser 10 décigrammes ou 20 centigrammes au plus dans les 24 heures. Selon Durand-Fardel, « le tartre stibié à petite dose se trouve indiqué dans la pneumonie primitive des vieillards arrivé à l'état d'hépatisation. On ne dépassera pas 20 à 40 centigrammes par jour ; on ne prolongera pas cette médication au delà de deux ou trois jours. » Malgré la grande autorité qui s'attache au nom de ces auteurs, on se méfie généralement de l'émétique chez les vieillards. (Hourmann et Dechambre, Prus, Gillette, Roccas, Rayer, etc.) Certains accidents qui peuvent résulter de son administration, surtout la diminution de l'action cardiaque, la dépression du système nerveux, collapsus, détournent de le donner aux vieillards.

Révulsifs. — Il paraît incontestable que les vésicatoires peuvent rendre des services. La plupart des auteurs s'accordent à vanter leur efficacité contre la pneumonie des vieillards.

Toniques et stimulants. — Ces agents constituent la médication des états adynamiques ; ils devaient donc prendre une place de premier ordre dans la thérapeutique de la vieillesse.

« Dans les hospices de vieillards, on a toujours reconnu l'influence heureuse des toniques contre les symptômes adynamiques de la pneumonie. » (Grisolle.) « On ne peut pas faire la médecine des vieillards, sans avoir présent à l'esprit un pareil ordre d'idées. (Durand-Fardel.)

Quelques-uns réservent les toniques pour la fin de la maladie. (Durand-Fardel.) Beaucoup les prescrivent dès le début. Si l'on est pénétré de cette idée qu'il ne peut y avoir aucun inconvénient à recourir à ces agents de bonne heure, mais au contraire un réel danger à attendre trop tard, que d'ailleurs cette médication se combine parfaitement avec la médication antiphlogistique, si l'on voulait tenter cette dernière, on comprendra le peu d'importance qu'on doive attacher à la précision du moment exact où les toniques sont indiqués.

C'est à l'alcool que revient le rôle principal dans cette médication. (Todd, Béhier.) On le prescrit, par exemple, sous forme de potion : 80 à 100 gr. d'eau-de-vie ordinaire dans une potion de 120 gr. par cuillerée à bouche, toutes les heures, ou bien sous forme de limonade vineuse.

Pneumonie dans la grossesse. — Les anciens médecins, persuadés que la pneumonie, comme toutes les maladies aiguës, est mortelle chez la femme enceinte, ne traitaient pas la maladie. Plus tard, cette opinion changea, et du temps de Mauriceau on saignait largement les femmes enceintes atteintes de pneumonie. Aujourd'hui, on traite la pneumonie de la femme enceinte en se conformant aux diverses indications spéciales qui peuvent se présenter.

La saignée a été fort discutée. — Hippocrate la considérait comme un puissant abortif. Beaucoup d'accoucheurs ont partagé cette opinion ; mais les plus grandes autorités, Mauriceau, De Lamotte, Velpeau, Désormeaux, Chailly-Honoré, ont enseigné que la grossesse n'est point une contre-indication. De Lamotte cite une femme qu'on se crut obligé de saigner 87 fois dans les cinq derniers mois de sa grossesse et qui n'accoucha point avant terme. « Le professeur Depaul est partisan de la saignée dans la pneumonie aiguë des femmes enceintes. Dans une leçon qu'il fit en juin 1874, l'éminent professeur déclare qu'il avait vu dans sa pratique des femmes grosses atteintes de pneumonie même double, guéries par les émissions sanguines, et cela sans faire de fausses couches. (Ricau.)

Le professeur Peter, se fondant sur la part considérable que prennent souvent dans ces pneumonies les phénomènes congestifs sous l'influence d'une « impuissance fonctionnelle du cœur qui est obligé de fournir à la circulation fœtale ». M. le professeur Peter est aussi partisan de la saignée.

On emploiera surtout la saignée lorsqu'il s'agira d'une femme forte et vigoureuse, lorsque la suffocation est intense. On apportera la plus grande réserve si la femme est anémique et débile, si l'état du cœur peut faire craindre une syncope.

L'émétique a été surtout préconisé dans la pneumonie de la grossesse par MM. Mazade, Habrand, Watelle. Grisolle ne pensait pas non plus qu'il y fut contre-indiqué. — Mais il résulterait de recherches faites par MM. Young, Ales, Parker, Ganti, que l'émétique est un abortif. D'après ces auteurs :

1° Il excite la contractilité des fibres musculaires de l'utérus ;

2° Les contractions qu'il détermine ne sont pas tétaniformes comme celles produites par l'ergot de seigle ; elles sont temporaires, intermittentes, semblables aux douleurs normales ;

3° Il relâche les muscles tant volontaires qu'involontaires et détruit la rigidité du col de la matrice et celle du périnée ;

4° Il excite la sécrétion des mucosités du vagin, lubrifie sa surface, la ramollit ainsi que le col. En voilà assez pour rendre très réservé sur l'emploi du tartre stibié dans la pneumonie de la grossesse. S'il est vrai que la congestion extrême qui accompagne parfois la pneumonie de la grossesse soit due en partie à la faiblesse du muscle cardiaque, la digitale pourrait être employée avec fruit.

Il est inutile d'ajouter que si la pneumonie détermine des contractions utérines, on administrera, comme dans le cas ordinaire, des lavements laudanisés ou chloralisés.

Comme il est admis que dans les trois derniers mois de la grossesse, la mort de la femme et celle de l'enfant sont souvent la conséquence de la pneumonie, et que parfois il se produit une amélioration considérable immédiatement après l'expulsion du fœtus, un certain nombre de médecins conseillent de pratiquer l'accouchement artificiel ; nous n'avons pas ici à juger cette question, mais lorsqu'il paraît indispensable de le faire, on pourrait, selon le conseil de M. Ricau, employer de préférence « le tartre stibié à dose raisonnée, afin d'activer et d'achever l'avortement qui tuera l'enfant, mais peut-être sauvera la mère. »

Pneumonie rhumatismale. — Il faut se rappeler ici que le malade est affaibli, anémique de par son atteinte rhumatismale (*febris pallida* des anciens), et il est indiqué, par conséquent, de proscrire les saignées et de n'employer les antiphlogistiques qu'avec la plus extrême réserve. Les sudorifiques, les diurétiques trouvent ici leur indication ; Marmonier (*Lyon médical*, 1873) s'est bien trouvé de la digitale et du sulfate de quinine.

Une autre indication qui résulte de la nature même de la maladie, de sa grande mobilité et de la facilité avec laquelle elle peut passer des manifestations pulmonaires aux manifestations articulaires, est de faire le possible pour rappeler la fluxion au niveau des articulations par des frictions irritantes, et de l'y maintenir lorsqu'elle s'y est portée. A ce propos, les larges vésicatoires ont paru efficaces. Le salicylate de soude n'a pas été suffisamment employé dans les cas de pneumonie rhumatismale pour qu'on puisse juger définitivement de son action.

Pneumonie des alcooliques. — La pneumonie des buveurs s'accompagne d'agitation, de délire, d'un véritable *delirium tremens* spécial, qu'il faut par conséquent traiter par la méthode qui réussit dans ce cas. (Grisolle, *Pneumonie.*)

L'accord est unanime sur ce point que cette pneumonie doit être traitée par l'opium et l'alcool.

On prescrit l'opium dès les premiers phénomènes ataxiques, et l'on porte rapidement la dose assez haute sans dépasser pourtant 20 à 30 centigrammes. Comme il est le plus souvent difficile de faire boire le malade, on fait administrer un lavement avec 20 ou 30 gouttes de laudanum, qu'on répète au besoin, ou encore on emploie les injections sous-cutanées de morphine.

Quant à l'alcool, il est de règle de l'ordonner danstoute affection aiguë des buveurs, et en particulier dans la pneumonie. (Behier Todd.) Chomel avait beaucoup aussi contribué à répandre cette sage mesure. D'ailleurs, de tout temps on avait signalé le danger qu'il y avait à interrompre l'usage de l'alcool chez les alcooliques. On administrera donc l'alcool même avant l'apparition du délire, quand l'examen du malade, le tremblement des mains, auront fait soupçonner chez lui l'alcoolisme. (Grisolle.)

Pneumonie chez les tuberculeux. — Nous pensons avec les savants les plus autorisés, MM. Grancher, Thaon, Charcot, Rindfleisch, etc., que Laennec a raison contre Virchow et·Niemeyer, que la pneumonie caséeuse n'est pas une pneumonie, mais bien une infiltration tuberculeuse, selon l'expression de l'illustre médecin français. Nous n'avons donc pas à nous occuper ici du traitement de la prétendue pneumonie caséeuse.

Il n'en est pas moins vrai que la pneumonie aiguë se développe quelquefois chez des tuberculeux. Grisolle déclare, d'après quelques cas observés, que la pneumonie qui survient dans le cours de la phthisie confirmée, peut, il est vrai, accélérer beaucoup la marche de la maladie, mais que cela n'a lieu que dans le plus petit nombre des cas, que le plus souvent la pneumonie, limitée à une petite surface et au voisinage des tubercules, a une marche assez régulière, une durée moyenne de douze à quinze jours, et se termine toujours par la guérison, sans qu'elle ait paru avoir aggravé la maladie première. Louis professait la même opinion.

On trouve dans le livre de Lorain une observation de pneumonie chez un phthisique, laquelle évolue comme une pneumonie franche. « La maladie n'eut d'influence que sur la ligne d'ensemble du tracé à cause de la gêne de la respiration. » (Lorain, *Température du corps humain*.)

C'est dans la phthisie au début ou encore peu avancée, dans la phthisie à marche lente, avec conservation d'un assez bon état général, que la pneumonie est relativement bénigne. Elle peut, au contraire, précipiter la terminaison fatale si elle survient à une période avancée.

Comme la pneumonie qui se développe chez des phthisiques encore résistants ne s'accompagne pas ordinairement d'une symptomatologie tumultueuse, le traitement sera ordinairement des plus simples ; les révulsifs, vésicatoires, ventouses sèches, si la douleur de côté est intense ; le quinquina et le sulfate de quinine si la fièvre est vive et si les forces se dépriment, suffiront dans la majorité des cas.

Les émissions sanguines seront prescrites, sauf dans un des cas d'urgence dont nous avons parlé à propos de la saignée en général, ce qui sera absolument exceptionnel.

Grisolle, il est vrai, n'hésite pas cependant à recourir aux émissions sanguines modérées. « Sur 10 malades, dit-il, dont j'ai analysé les observations, 5 furent traités par les antiphlogistiques et les révulsifs ; tandis que chez les autres on employa simultanément quelques petites émissions sanguines et les préparations antimoniales qui furent suivies d'un soulagement rapide. Chez ces derniers, la convalescence fut plus prompte ; elle commença trois jours plus tôt que chez les malades du premier groupe, leurs forces se rétablirent aussi beaucoup plus vite, bien que la maladie eût été plus grave. » On sait ce qu'il faut penser de cette avance de trois jours dans la production de la guérison, ces différences

sont souvent du ressort de l'évolution naturelle de la maladie.
Toutefois, de l'enseignement de Grisolle, il reste acquis que si les
émissions sanguines abondantes chez les phthisiques sont plus
qu'un contre-sens, il ne serait pas sage de redonter outre
mesure les émissions sanguines pratiquées avec une certaine réserve. D'ailleurs, il n'est pas déraisonnable de supposer que le
processus pneumonique apporte un aliment favorable à l'évolution tuberculeuse et, à ce point de vue, les émissions sanguines
sous forme de ventouses scarifiées ne sont pas sans utilité réelle.

En tous cas, si l'on croyait devoir employer les antimoniaux,
on n'oubliera jamais que cette médication trouve une contre-indication absolue dans la diarrhée rebelle des phthisiques. Il en
sera de même, bien entendu, dans le cours de ces antérites
chroniques si communes chez les tuberculeux. C'est en enfrei-
gnant cette loi, qu'on a provoqué des accidents cholériformes
auxquels les malades ont succombé.

Pour ce qui est des pneumonies qui surviennent à une période
avancée de la maladie, il est certain que probablement en vertu
des conditions de terrain elles prennent l'aspect des pneumonies septiques, typhiques, adynamiques. C'est donc surtout à la
médication tonique et antiseptique qu'on devra recourir (quinquina, sulfate de quinine, alcool).

Pneumonie diabétique. — Le traitement de la pneumonie diabétique se déduit de l'état local et de l'état général.

Cette pneumonie s'accompagne facilement d'une congestion
intense, parfois généralisée, à laquelle Bouchardat et Seegen
attribuent la gravité de cette inflammation capable d'emporter
le malade en 24 ou 48 heures. Or les émissions sanguines et les
antimoniaux répondraient parfaitement, suivant M. Bouchardat,
à l'indication. Les diabétiques supporteraient facilement ce
mode de traitement.

Un autre danger à éviter, c'est la gangrène ; on sait la tendance
générale qu'ont les graves inflammations diabétiques à évoluer

vers ce mode de terminaison. Les toniques, l'alcool conviennent donc sans nul doute à cette forme de pneumonie.

N'oublions pas enfin que la moindre piqûre de la peau peut provoquer l'apparition d'un phlegmon. Ces faits sont aujourd'hui trop connus (Gimelle, Duncan, Landouzy, Dionis des Carrières, Pitcairn, Verneuil), la prédisposition des diabétiques aux érysipèles est trop évidente pour qu'on soit tenté d'appliquer des vésicatoires aux diabétiques. Le traitement général qu'on doit établir, n'est autre que celui du diabète. Et l'on verrait, sous l'influence de ce seul traitement, guérir des pneumonies survenues chez des sujets diabétiques. (Lécorché.) Mais alors même qu'il n'agirait que comme adjuvant, le traitement général est souvent indispensable à la réussite du traitement local. Les faits sont nombreux, qui démontrent qu'il en est de la pneumonie, comme de ces plaies qui, sous l'influence du traitement antidiabétique, se cicatrisent après avoir longtemps résisté à tout pansement, comme de ces tuberculoses pulmonaires qui, soumises à ce même traitement, se modifient et s'arrêtent, alors qu'on les avait en vain combattues par les moyens ordinaires. (Lécorché.)

Pneumonie brightique. — La pneumonie brightique, dont la marche est souvent latente, peut dans d'autres cas offrir la plupart des manifestations de la pneumonie franche : Rosenstein conseille pour la combattre le nitre, la digitale, le calomel et les révulsifs cutanés. Graves saignait sans hésitation les brightiques atteints de pneumonie aiguë. Si les émissions sanguines devenaient nécessaires, dit Rosenstein, on aurait soin de les proportionner à l'état général des forces, « et mieux vaudrait n'avoir recours qu'aux émissions locales. »

Quant à M. Lécorché, il les repousse absolument et les remplace par des antiphlogistiques qui, tels que l'aconit, la digitale, l'antimoine, n'ont pas sur l'état général du malade d'aussi fâcheux effets que les émissions sadguines. »

La susceptibilité des individus atteints de maladie de Bright a être pris de ptyalisme, devrait faire également rejeter le mercure. (Roberts.) Les révulsifs cutanés, emplâtres, ventouses sèches, quand l'état de la peau ne s'y opposera pas, rendront des services. Quant aux vésicatoires, « ils sont à éviter, sauf toute-« fois à certaines périodes avancées de la néphrite parenchyma-« teuse, alors que la cantharidine peut être absorbée sans danger et même avec avantage pour le malade. » (Lécorché, *Maladies des reins*, page 290.)

Convalescence. — On sait qu'il arrive souvent que pendant la convalescence les signes physiques persistent indiquant une résolution incomplète. Quelques médecins, se préoccupant outre mesure de cette irrégularité, appliquent des vésicatoires volants coup sur coup et même des cautères, comptant favoriser ainsi la résolution. Si la toux a disparu, si l'appétit et les forces reviennent, si l'apyrexie est complète, cette médication de la dernière heure est au moins inutile ; il faut laisser au temps, dit Grisolle, et à une bonne hygiène, le soin de faire disparaître les reliquats de la maladie.

Toutefois si la persistance des signes physiques coïncidait avec un rétablissement incomplet, les révulsifs, surtout les vésicatoires, rendraient service en hâtant la résolution. Une hygiène convenable, la médication tonique, concourront encore au même but.

Lorsque le malade éprouve une rechute, on se trouve en présence d'un individu déjà débilité par la première étreinte et le traitement devra être dirigé en conséquence. On adoptera d'autant plus aisément cette conduite qu'en général (1 fois sur 3 d'après Grisolle), ces retours de la maladie sont peu violents. L'expectation completée par les toniques suffit amplement.

CONCLUSIONS

La pneumonie aiguë est une maladie cyclique dont nulle médication ne peut suspendre le cours. Considérée dans son type le plus régulier, dans sa forme la plus favorable, abandonnée à sa seule impulsion, elle débute brusquement, finit de même, sans convalescence sérieuse, dans un espace de temps qui varie entre cinq et neuf jours. Il arrive même quelquefois qu'elle avorte spontanément avant le cinquième jour.

Il est bien certain que ce rapide retour à la santé a été attribué souvent à la médication employée et qu'il a fait plus pour l'émétique que Rasori et que Broussais pour la saignée. Il n'y a point de médication qui *jugule*, qui *coupe* la pneumonie aiguë, qui lui soit ce que la quinine est à la fièvre intermittente.

En vertu des lois ordinaires de la réaction, au dogme du traitement formulé succéda la doctrine nihiliste de Skoda et de Dietl; la pratique actuelle s'est placée entre ces deux extrêmes.

Elle sait qu'autour du type régulier et bénin se rangent des formes compliquées et aussi, pourrait-on dire, des formes malignes; que si l'expectation, l'expectation raisonnée, diététique, a souvent sa raison d'être, souvent aussi « la contemplation stérile est indigne du médecin ».

Les modifications du type créent de nombreuses indications qu'il faut s'efforcer de remplir dans la mesure du possible.

Le traitement de la pneumonie aiguë est un traitement des indications.

Le praticien trouvera d'utiles ressources dans les médications dont l'histoire vient d'être résumée, s'il subordonne habilement son intervention aux variantes des symptômes, aux complications anatomiques, à l'état général du sujet; s'il n'oublie jamais qu'il ne traite pas la pneumonie, mais des pneumoniques.

BIBLIOGRAPHIE

TRAITEMENT DE LA PNEUMONIE

Les traitements généraux de J. Frank, Grisolle, Hardy et Béhier, pathologie interne. Valleix, Guide du médecin praticien. Wunderlich. Handbuch der Pathol. und Therapie. Niemeyer, Jaccoud, Pathologie interne.

Bucquoy. Leçons sur la pneumonie (*France méd.*), 1879.

Les traités des maladies des enfants de Rilliet et Barthez, d'Espine et Picot, Cadet de Gassicourt.

Stokes. Diseases of the Chest. Dublin, 1837.

Grisolle. Traité de la pneumonie. Paris, 1841; 2ᵉ édit., 1864.

Williams. Cyclop. of pract. Medicine, vol. III.

Les cliniques médicales de Trousseau, Jaccoud, Peter, Bernheim.

Watson. Lectures on Medicine. London, 1847.

Magnus Huss. Die Behandlung der Lungenentzundung, traduit du suédois, par Anger. Leipzig, 1861.

Niemeyer (P.). Uebersicht der neuern Forschungen über die Pneumonie (Schmidt's Jahrbucher der gesammten Medicin. Leipzig, 1863.)

Gairdner. Clinical medicine. Edinburgh, 1862.

Ziemssen. Pleuritis and Pneumonie in Kindesalter Berlin, 1862.

Skoda. Therapie der Lungenentzundung (Allgemeine Wiener med. Zeitung, 1863).

Behier. Conférences de clinique médicale. Paris, 1864.

Chambers. Lectures chiefly clinical.

Bergeron (G.). De la pneumonie chez les vieillards, thèse de doctorat. Paris, 1867.

Damaschino. Pneumonie aiguë chez les enfants, thèse de doctorat. Paris, 186⁷

Charcot. Leçons sur les maladies des vieillards. Paris, 1868.

Jurgensen. Grundsatze fur die Behandlung der crouposen Pneumonie Sammlung klinischer Vorträge, 1877, nᵒ 45).

Waters (A. H. H.). Observations on the treatment of Pneumonia with an analysis of cases treated by the Authors. Royal med. and chirurg. Soc., november 1869 (British medical Journal 1869, vol. II, p. 568; Lancet, 1869. vol. II, p. 708).

Discussion sur le traitement de la pneumonie à la Soc. de méd. de Strasbourg (Gaz. méd. de Strasbourg, 1869, nos 13, 14 et 17).

Fox (William). In System of medicine edited by Russell Reynolds. London, 1871, vol. III.

Woillez. Traité des maladies aiguës des voies respiratoires. Paris, 1872.

Sée (G.). Des différents modes de traitement de la pneumonie (Union méd., avril-août, 1873).

Lebert. Klinik der Brustkrankheiten, 1874.

Sturges (O.). The natural History and Relations of Pneumonia. London, 1874.

Thomas. Handbuch der Kinderkrankheiten, 1878.

Jurgensen. Ziemssen's Handbuch der speciellen Pathologie und Therapie. Leipzig, 1874; 2e éd., 1877.

Lépine. Art. Pneumonie du nouveau Dictionn. de méd. ei de chirurgte pratiques, t. XXVIII. Paris, 1880.

EXPECTATION

Boerhaave. Van Swieten (§§ 850 à 853).

Louis. Recherches sur la saignée (Arch. gén. de méd., 1828).

Fuster. 1845.

Lobel. Canstatt's Jahresb Evicht, 1845.

Balfour. Edinburgh med. Journal, 1847.

Dietl. Der Aderlassen der Lungenent zundung. Wien, 1849. — Wiener medicinische Wochenscrift, 1852 (Archives générales de méd., 1853).

Malin. Schmidt's Jahrbücher, 1851. — Prager Zeitung, 1851.

Valleix. Union médicale, 1850.

Timbart. Les médecins statisticiens, 1850.

Magnus Huss. Schmidt's Jahrbücher, 1851. — Hygiæa, vol. XIV, 1852. — Die Behandlung der Lungenenzundung. Leipzig, 1861.

Grandmottet. Du traitement de la pneumonie, 1852 (Arch. gén., 1853).

Duhamel. Traité de la pneumonie par l'expectation (Bulletin de la Société médicale de Boulogne-sur-mer, 1853).

Vigla. Société méd. des hôp., 1852.

Laboulbène. Société méd. des hôp., 1852.

Schmidt. Medical Weekblad, 1854.

Bordes. Med. Week, 1855.

Gobée. Med. Weekbl., 1855.

Brandes. Arch. fur pathol. Anat. de Virchow, Band XV.

Marotte. Fièvre synoque péripneunomique (Archives génér. de méd., 1855).

Charcot. Thèse d'agrégation, 1857.

H. Bennett. Edinb. med. Journ. 1857.

Friedreich et Klinger. Canstatt's Jahresbericht, 1859.

Legendre. Arch. gén., 1859.

Bourgeois d'Étampes. Union méd., 1860.

Blache. Bulletin de thérap. 1864.

Fier. Thèse de Montpellier, 1864.

Bondet. De l'expectation dans la pneumonie (Soc. des sciences méd. de Lyon, 1863).

Faure. De l'expectation dans les maladies aiguës des enfants. Thèse, 1866.

Sautiard. De l'expectation dans la pneumonie, Thèse, 1863.

Morin. Thèse de Strasbourg, 1868.

Walsehe. De l'expectation dans la pneumonie. Thèse de Strasbourg, 1868.

Lebeuf. Étude critique sur l'expectation dans la pneumonie. Thèse, 1870.

Jaccoud. Clinique médic. de Lariboisière.

Peter. Leçons de clinique médicale, t. I.

SAIGNÉE.

Hippocrate. Œuvres, traduction Littré, t. II, p. 259.

Asclépiade in Aetius. De cognoscendis et curandis morbis, inséré par Henri Estienne dans les Artis medicæ principes.

Celse. De re medica.

Arétée. De morbis acutis, edente Boerrhaave Lugduni Batavorum, liber II.

Galien. De usu partium. De venæ sectione adversus Eristratum liber. De curandi ratione per venæ sectionem.

Brissot. Apologetica dissertatio. Parisiis, 1525.

Botal. De curatione per sanguinis missionem. Lugduni 1577.

Stahl (Ern.). Venæ sectionis patrocinium et de eus usu et abusu, Halæ 1698. — Dissertatio de sanguisugarum utilitate. Halæ, 1699, 1705. — Dissert. de venæ sectione in morbis acutis, ibid. 1703, in-4°. — Dissert. de venæ sectione in pede et aliis corporis partibus.

Hecquet (Ph.). Explication physique et mécanique des effets de la saignée et de la boisson dans la cure des maladies, etc. Chambéry, 1707, in-12. — Observations sur la saignée du pied et sur la purgation au commencement de la petite vérole, des fièvres malignes et des grandes maladies, Paris, 1724. — La médecine naturelle vue dans la pathologie vivante, dans l'usage des calmants et des différentes saignées des veines et des artères Paris, 1737, in-12.

SYDENHAM. Medicina practica. Genevæ, t. I.

STOLL. Aphorismi, traduit par Mahon. Paris, 1809.

MORGAGNI. De sedibus et causis morborum. Traduit en français par Destouet et Desormeaux. Paris, 1820.

SAUVAGES. Nosologia methodica, Amstelodami 1768.

VAN SWIETEN. Commentaria in Herm. Boerhaave Aphorismos, Parisiis 1769.

HUXHAM. Dissert. sur les pleurésies et les pneumonies in Opera medica. Lipsiæ 1829.

CULLEN. Médec. prat., traduit de [l'anglais, par Bosquillon, Paris 1789, t. I, chap. VI.

FRANK (J.-P.) Traité de médecine pratique, traduit par Goudareau. Paris, 1842.

SCHNEIDER. Die Hæmatomanie in der I^{ten} Viertel der XIX Jahrhundert, Tubingen, 1827.

LAENNEC. Traité de l'auscultation médiate. Paris 1836, 4e édition.

BROUSSAIS. Cours de pathologie et de thérapeutique générales, professé à la Faculté de médecine, Paris, 1825. — Hist. des phlegmasies ou inflammations chroniques, 5e édition, Paris 1838, tome II.

LOUIS. Recherches sur la saignée. (Arch. gén. de méd., 1828). Recherches sur les effets de la saignée. Paris 1835.

ANDRAL. Clinique médicale, 4e édition. Paris 1840.

BOUILLAUD. Clinique médicale de la Charité. Paris 1837. — Art. Pneumonie du Dict. de méd. et de chirurgie prat., Paris 1835, t. XIII.

TROUSSEAU. Thèse de concours pour l'agrégation. Paris 1833.

DUBOIS (d'Amiens). L'Expérience, Paris, 1838, p. 305, 356, 518.

BECQUEREL. (A.). Sur l'influence des émissions sanguines chez les enfants, Paris 1838.

GRISOLLE. Traité pratique de la pneumonie aux différents âges. Paris 1841 ; 2e édit. Paris, 1864.

TEISSIER. Journal méd. de Lyon, 1848.

STERN. De sanguinis missione quid veteres medici censuerint. Dissert Berolini 1849.

DIETL. Aderlass in der Lungenentzündung, Wien 1849.

RUEHLE. Gunzburg's Zeitschrift, 1852.

BORDES (de). Nederlandsche Weekblad voor Geneeskundigens, juin 1855 ; Canstatt's Jahresbericht in 1856. Wurzburg 1857. Band III, p. 159.

METCALFE. New-York med. Times, 1855.

ROUCH. Associat. méd. Journal, 1855.

WUNDERLICH. Arch. für physiol. Heilkunde, 1856.

WILSON. Edinb. med. Journ. 1856.

ALISON. Id.

BENNINGHAUS. Historia venœ sanguisus. Berolini 1856, diss. inaug.

CHAMBERS. Brit. and foreign med. chir. Review 1858.

BEAU (J.-H.). Cours cliniques faits à la Charité. (Gaz. des hôp. 1849).

GEIST. Klinik der Greisenkrankheiten. Nuremberg, 1857 et 1860.

EASTON, BALFOUR, CHRISTISON. Edinburgh méd. Journal, 1858.

BENNETT. British med. Journal, 1859.

FORGET. Gazette de méd. de Strasbourg, 1860.

BLEULER. Dissert. inaug. Zurich, 1865.

JACCOUD. Clinique médicale de Lariboisière.

BRUGHIÉRE. Revue médicale, 1866.

BRICHETEAU. Bulletin de thérapeutique, 1868.

KNOLL. Thèse de Strasbourg, 1869. — BILLET, thèse de Strasbourg, 1869.

BAUER. Geschichte der Aderlässe, Grekrönte Preisschrifl. München, 1870.

LEBERT. Berliner Wochensch., 1872.

DEUTSCHBEIN. Berl. klin. Wochenschrift, 1872.

LŒFLER. Dissertation, Berlin, 1874.

CHORAZEWSI, Dissert. Griefswald, 1874.

JOHNSON. Lancet, Jan. 1877.

FERRAND (A.). Société clinique, 1877, p. 226.

(Saignée directe du poumon), London med. Record, 1879, p. 220.

MARSHALL-HALL. Cyclopedia of practical Medicine, 1835.

LORAIN. Effets [physiologiques des hémorrhagies spontanées ou artificielles (saignées) (Journal de l'Anatomie et de la Physiologie), n° 4, juillet et août 1870).

RICHARDSON. Med. Times and Gazette, 1870.

BAUER. Archiv. fur Biologie, 1872.

CHORAZEWSKI. Unter suchungen uber den Einfluss des Aderlassen, Greifswald, 1874.

THOMAS. Archiv der Heilkunde, 1868.

MALASSEZ. Société de biologie, 1879.

HAYEM. France médicale, 1880.

FRESE. Virchow's Arch. fur pathologische Anatomie, Band, 4.

ANTIMONIAUX

RASORI. Sur l'emploi de l'émétique à haute dose dans le traitement de la péripneumonie inflammatoire, inséré par Bayle dans sa Bibliothèque thérapeutique. Paris, tome I.

GIACOMINI. Traité de matière médicale et de thérapeutique, trad. par Mosson et Rognetta, Paris, 1842.

STRAMBIO. Intorno il modo di agire della sostanze emetiche e purgative e principalmente del tartaro stibiato. Milano, 1826.

BLACHE. Observations pratiques recueillies à l'hôpital des Enfants malades (Arch. gén. de méd. 1827, t. XV.

RAYER (P.) Article Antimoine du Dictionnaire de médecine et de chirurgie pratiques, en 15 vol. Paris 1829, t. III.

RECAMIER. De l'oxyde blanc d'antimoine dans les inflammations. (Bull. de thérap. 1832, t. III, p. 98).

PATIN. De l'emploi des préparations antimoniales dans le traitement de la pneumonie (Bull. de thérap. 1833 t. IV, p. 325).

TROUSSEAU et BONNET. Essai thérapeutique sur l'antimoine (Journal hebdomadaire de médecine et de chirurgie pratique. Paris 1833, t X, p. 5.) — Dict. de méd. en 30 vol. Paris 1833, t. III.

HERPIN (de Genève). Etudes cliniques sur [l'emploi du kermés dans les maladies respiratoires. (Gazette médicale de Paris, 1845, p. 725.)

LANE. On the Effects of antimonial preparations on the Human Frame (the Lancet, 1846, vol. I. p. 346).

MILLON (E.) Sur la présence de l'antimoine dans les organes vivants. (Revue scientifique et industrielle, t. XXVI, p. 36 et Annuaire de chimie de Millon et de Reiset, Paris 1847, 877.

TEISSIER. De l'oxyde blanc d'antimoine dans la pneumonie. (Journal de médecine de Lyon, juillet 1848 et Bulletin de thérapeutique 1849, t. XXXV, p, 237).

JONES (Handfield). Antimony in Lectures, etc. (Med. Times and Gazette, new series, London 1852, vol. IV, p. 362).

DUMÉRIL (Aug.) DEMARQUAY et LECOINTE. Recherches expérimentales sur les modifications de la température animale par l'introduction, dans l'économie animale, de différents agents thérapeutiques. Art. Tartre stibié (Gazette médicale de Paris 1852, p. 671).

ACKERMANN (T.) Die Wirkung des Breckweinsteins auf des Herz (Virchow's Archiv fur patholog, Anatomie, 1862. Band. XXV.)

HIRTZ. Art. Antimoine in nouveau Diction. de médecine et de chirurgie pratiques. Paris 1865, t. II.

DELIOUX (de Savignac). Art. Antimoine du Dictionnaire encyclopédique des sciences médicales, Paris 1866, t. V, p. 357.

BINZ, Abrégé de matière médicale et de thérapeutique, traduction française.

NOTHNAGEL et ROSSBACH. Traité de matière médicale et de thérapeutique, trad. par Jules Alquier, Paris 1880.

ALCOOL.

Spielsbury. Wine in acute Bronchitis.

Parkes. Pneumonia treated by Wine and Ammonia (Lancet, 1855).

Brinton. Dubble Pleuresia and Pneumonia treated by Brandy (Lancet, 1857).

Todd (Bentley). Clinical Lectures on certain acute Diseases. London. 1867.

Gairdner. On the use of alcoholics stimulants (Edinburgh med. Journal, 1861).

Bennet (Hughes). The Treatment of Pneumonia by Restaurative (Lancet, 1865.)

Flint Austin. Clinical Reports on Pneumonia (American Journal 1861 et American medical Times 1861.)

Anstie. London med. Review, London, 1862.

Baele (L.) Bristish med. Journal, 1863.

Baudot. De l'alcool (Union médicale, 1863 et 1864).

Béhier. Clinique médicale de la Pitié, 1863 et art. Alcool du Dictionnaire encyclopédique des sciences médicales, et Bulletin de thérapeutie, 1875,

Legras. Thèse de doctorat, Paris, 1866

Gingeot. Thèse de doctorat, 1867.

Pécholier. Montpellier médical, 1867.

Lallemand. Perrin et Duroy. Du rôle de l'alcool. Paris, 1860.

Bidard. Thèse de doctorat. Paris, 1868.

Danet. Du rôle de l'alcool en thérapeutique. Paris, 1871.

Cazin. Thèse de doctorat. Paris, 1874.

Joffroy. Thèse de concours pour l'agrégation. Paris, 1875.

Renzi. Saluta, 1874 et 1875.

Brunton (Lauder). Brit. med. Journ. 1875.

Gardier. Thèse de doctorat. Paris, 1871.

Lachapelle. Union méd. du Canada, 1878.

Moore. Lancet, 1878.

Godfrin. De l'action physiologique et des applications thérapeutiques de l'alcool. Paris, 1879.

DIGITALE.

Traube. Mémoire sur les effets de la digitale dans les maladies fébriles. Deutsche Klinik et Annalen des Charités Klrankenkanses zu Berlin 1850. —

Canstalt's Jahresbericht über die Fortschritte in der gesammten Medicin Erlangen, 1853.

HEISE. De herbae digitalis febrilibus chronicis adhibitae vi antiphlogistica. Dissert inaug. Berolini, 1858.

KULP. De herb. dig. in febribus inflamm. usu. Thesis Berolini, 1852.

DUCLOS (de Tours). Recherches sur l'action centro-stimulante de la digitale dans la pneumomie aiguë. Tours, 1856.

COBLENTZ. De l'emploi de la digitale comme agent thérapeutique; thèse de doctorat. Strasbourg, 1862, n° 623.

HIRTZ. Étude clinique sur la digitale pourprée (Bulletin de thérapeutique 1862). — Article Digitale du nouveau Dict. de médecine et de chirurgie pratiques.

COQUENGNIOT. Du traitement de la pneumonie par la digitale; thèse de Strasbourg, 1864.

GALLARD. Emploi de la digitale à hautes doses dans le traitement de la pneumonie (Bulletin de thérapeutique, 1866).

LEGROUX. Essai sur la digitale et son mode d'action, thèse de doctorat Paris, 1867.

LEGROS. De la digitale dans le traitement de la pneumonie et de la pleurésie chez les enfants. Thèse de doctorat, Paris, 1867.

PAUL (Constantin). De l'influence de la digitale sur le pouls. (Bulletin de thérapeutique, 1868).

SAUCEROTTE. De l'emploi de la digitale dans le traitement de la pneumonie (Gaz. méd. de Paris, 1868-75-77).

JACCOUD. Traité de pathologie interne et Clinique de la Charité.

TROUSSEAU. Clinique méd. de l'Hôtel-Dieu, 5e édition.

GRISOLLE. Traité de la pneumonie, 2e éd., 1864.

HARDY et BÉHIER. Pathologie interne.

BERNHEIM. Leçons de clinique médicale. Paris, J.-B. Baillière, 1877.

SULFATE DE QUININE.

BRIQUET. Traité thérapeutique du quinquina. Paris, 1843.

JOCHMANN. Beobachtungen über die Korperwarme in chronischen fieberhaften Krankheiten, 1852.

VOGT. Uber die fieberunterdruckende Heilmethode, 1859.

WACHSMUTH. Archiv. fur Heilkunde, 1863, Band III.

THAU. Deutsche Archiv fur klinische Medicin, 1869, Band V.

BINZ. Experimentelle Untersuchungen über das Wesen der Chininwirkung (Berliner klinische wochenschrift, 1868, n°s 10, 13, 31). — Med. Centralblatt, n° 52. — Abrégé1867, de thérapeutique, traduction française.

LIEBERMEISTER. Deutsche Archiv fur klinische Medecin, 1867. Band IV ; 1868, Band IV.

BŒCK. Untersuchungen, über die Zersetzung des Eiweisses. Munchen 1871.

BAUER. Deutsches, Archiv fur klin. Medicin, Band XIII.

GERHARDT. Deutsche, Zeitschrift fur prakt Med 1874, n° 11.

RÉFRIGÉRATION

LIEBERMEISTER. Jahresbericht, 1869, Band II, p. 125.

JURGENSEN, Grundsätze fur die Behandlung der croupösen Pneumonie Volkmann, Sammlung klinsicher Vorträge, n° 45.

FISMER. Die Resultaten der Kaltwasserbehandlung bei der acuten crouposen Pneumonie von 1867 bis 1871. Deutsche Archiv für klinische Medicin, Band XI. Leipzig, 1875.

LEWIN, Compresses froides, Hygiæa, 1876.

SAMUEL JAMES. American Journal of med. Sciences, 1877, vol. II, p. 54.

DUNSBURG. (Hydriatische Behandlung), Wiener med. Presse,18 78, n° 2.

WINTERNITZ. Die Hydrotherapie and physiologische und klinischer Grund lage, Vorträge für praktische Aerzte und Studirende. Wien, 1877-79.

LABADIE-LAGRAVE. Du froid en thérapeutique, thèse de concours pour l'agrégation. Paris, 1878.

VÉRATRINE

ARAN. Bulletin de thérap., 1853.

FOURNIER (A). Union médicale, 1855.

NAWROSKI. Dissertation. Berlin, 1858.

KOCHER. Dissertation. Würzbourg, 1866.

NORWOOD. American medical Monthly Journal, 1861.

DRASCHE. Wiener med. Zeitung, 1861.

LINON. Thèse, Strasbourg, 1869.

ALT. DeutscheArchiv fur klin. Medicin, 1871.

IPÉCACUANHA

RESSÉGUIER. Montpellier, 1850.

DUPRÉ. Montpellier médical, 1860.

GRASSET. Thèse d'agrégation. Paris, 1875.

RÉVULSIFS.

GENDRIN. Larges vésicatoires (Bulletin de thérap.,1852).

ARAN. Marteau de Mayor (Bulletin de thérap., 1859).

RAYNAUD (Maurice). De la révulsion, thèse de concours d'agrégation 1866.

ERGOT DE SEIGLE

WYCISK. Alleg. med. Central Zeitung, 1875.
SCEARCE. Treatm. of Pneumonia by Ergot (British. med. Journal, 1877).
YEAMAN. Practitionner, 1878.
WELLS. New-York med. Record, 1879.
BOGGS. British. med. Journal, 1079.
H. JONES. British med. Journal, 1879.
AGONIT.
PHILLIPS. Materia medica.
WILLIAM DOBIE. Practitioner, 1877.

ALCALINS

LEMAIRE. Bulletin de thérapeutique, 1853.
POPHAM. British med. Journal, 1867.
WATERS. British med. Journal, 1867.
LEBERT. Berliner Klin. Wochenschrift, 1871.
GRIMSHAW AND MOORE. Dublin Journal of med. Science, 1875.

MERCURIAUX

KISSEL. Canstatt's Jahrbücher, 1852.
WUCHERER. Canstatt's Jahrbücher, 1860.
WITTICH. Canstatt's Jahrbücher, 1850.
AVIGO. Gaz méd. di Lombardia, 1874.
SCHUTZENBERGER. Fragments d'études cliniques et patholog., 1879.
STRIGO. Injections sous-cutanées de calomel (Gaz. med. di Lombardia, 1874).

ACÉTATE DE PLOMB

STROHL. Gaz méd. de Strasbourg, 1860.
LEUDET. Bulletin de thérapeutique, t. LVXIII.

SELS AMMONIACAUX

PATTON. Americal Journal of science, 1870.

CHLOROFORME

WARENTRAPP. Henle und Pleufer's Zeitschrift.
VALENTINI. Journal de Lyon, 1867.
BALFOUR. Lancet, 1869.

CANTHARIDES

Mendini. Med. Times and Gazette, 1846.
Finn. London med. Record, 1879.

ACIDE PHÉNIQUE

Kunze. Deutsche Zeitschrift, 1874.
Canerosi. Practitionner, 1877.
Greenway. British med. Journal, 1877.

ACIDE SALICYLIQUE

James. American Journal, 1877.

TÉRÉBENTHINE

Jurgensen. Volkmann's. Sammlung klin. Vorträge, no 45.

TABLE DES MATIÈRES

FIN DE LA TABLE.

PARIS. — IMPRIMERIE DE E. MARTINET, RUE MIGNON, 2.

FIN DE LA TABLE

— 315 —

NOUVEAUX ÉLÉMENTS
D'ANATOMIE PATHOLOGIQUE, DESCRIPTIVE et HISTOLOGIQUE
Par le docteur J.-A. LABOULBÈNE
Professeur agrégé de la Faculté de médecine, médecin de la Charité

Paris, 1879, in-8 de 1078 pages, avec 298 figures. Cartonné. — 20 fr.

LEÇONS D'ANATOMIE GÉNÉRALE
FAITES AU COLLÈGE DE FRANCE

Par L. RANVIER
Professeur au Collège de France.

ANNÉE 1877-1878

APPAREILS NERVEUX TERMINAUX DES MUSCLES DE LA VIE ORGANIQUE :
COEUR SANGUIN, COEURS LYMPHATIQUES, OESOPHAGE, MUSCLES LISSES
Leçons recueillies par MM. WEBER et LATASTE
REVUES PAR LE PROFESSEUR
Et accompagnées de figures et de tracés intercalés dans le texte.

Paris, 1880, 1 vol. in-8 de 550 pages avec 85 figures.................. 10 fr

LES ORGANES DES SENS
DANS LA SÉRIE ANIMALE
LEÇONS D'ANATOMIE ET DE PHYSIOLOGIE COMPARÉES
FAITES A LA SORBONNE

Par le docteur Joannès CHATIN
Maître de conférences à la Faculté des sciences de Paris,
Professeur agrégé à l'École supérieure de pharmacie.

Paris, 1880, 1 vol. in-8 de 740 pages avec 136 figures intercalées dans le texte. 12 fr.

TRAITÉ ÉLÉMENTAIRE D'HISTOLOGIE HUMAINE NORMALE ET PATHOLOGIQUE
PRÉCÉDÉ
D'UN EXPOSÉ DES MOYENS D'OBSERVER AU MICROSCOPE
Par le docteur C. MOREL
Professeur à la Faculté de médecine de Nancy,
Troisième édition, revue et augmentée

Paris, 1879, 1 vol. gr. in-8 de 420 pages, accompagné d'un atlas de 36 planches
dessinées d'après nature par le docteur A. VILLEMIN, et gravées.   16 fr.

PATHOLOGIE CLINIQUE DU GRAND SYMPATHIQUE
ÉTUDE BASÉE SUR L'ANATOMIE ET LA PHYSIOLOGIE
Par le docteur A. TRUMET de FONTARCE.

Paris, 1880, 1 vol. gr. in-8 de 375 pages, avec planches intercalées
dans le texte............................ 7 fr.

ENVOI FRANCO CONTRE UN MANDAT SUR LA POSTE.

LEÇONS SUR LES PHÉNOMÈNES DE LA VIE
COMMUNS AUX ANIMAUX ET AUX VÉGÉTAUX
COURS DU MUSÉUM D'HISTOIRE NATURELLE

Par Claude BERNARD

Membre de l'Institut de France (Académie des sciences),
Professeur de physiologie au Collège de France et au Muséum d'histoire naturelle

Paris, 1878-1879, 2 vol. in-8, avec fig. interc. dans le texte et 4 pl. gravées.   15 fr.

Séparément :

Tome II. Paris, 1879, 1 vol. in-8, de 550 pages, avec 3 pl. et fig. — 8 fr.

LEÇONS
DE PHYSIOLOGIE OPÉRATOIRE

Par Claude BERNARD

Paris, 1879, in-8 de 640 pages, avec 116 figures. — 8 fr.

LA SCIENCE EXPÉRIMENTALE

Par Claude BERNARD

Progrès des sciences physiologiques. — Problèmes de la physiologie générale.
La vie, les théories anciennes et la science moderne.
La chaleur animale. — La sensibilité. — Le curare. — Le cœur. — Le cerveau.
Discours de réception à l'Académie française.
Discours d'ouverture de la séance publique annuelle des cinq Académies.

Deuxième édition.

Paris, 1878, 1 vol. in-18 jésus de 449 pages, avec 24 figures. — 4 fr.

BERNARD (Claude). **Leçons de physiologie expérimentale** appliquée à la médecine, faites au Collège de France. Paris, 1855-1856, 2 vol. in-8, avec 100 fig. 14 fr.

— **Leçons sur les effets des substances toxiques et médicamenteuses.** Paris, 1857, 1 vol. in-8, avec 32 figures.   7 fr.

— **Leçons sur la physiologie et la pathologie du système nerveux.** Paris, 1858, 2 vol. in-8, avec 79 figures.   14 fr.

— **Leçons sur les propriétés physiologiques** et les altérations pathologiques des liquides de l'organisme. Paris, 1859, 2 vol. in-8, avec fig.   14 fr.

— **Introduction à l'étude de la médecine expérimentale.** Paris, 1865, in-8 de 400 pages, avec figures.   7 fr.

— **Leçons de pathologie expérimentale.** Paris, 1871, 1 vol. in-8 de 604 p. 7 fr.

— **Leçons sur les anesthésiques et sur l'asphyxie.** Paris, 1874, 1 vol. in-8 de 520 pages, avec figures.   7 fr.

— **Leçons sur la chaleur animale,** sur les effets de la chaleur et sur la fièvre. Paris, 1876, 1 vol. in-8 de 471 pages, avec figures.   7 fr.

— **Leçons sur le diabète et la glycogenèse animale.** Paris, 1877, 1 vol. in-8 de 576 pages.   7 fr.

— **Précis iconographique de médecine opératoire et d'anatomie chirurgicale.** *Nouveau tirage.* Paris, 1873, 1 vol. in-18 jésus, 495 pages, avec 113 planches, figures noires. Cartonné.   24 fr.

— Le même, figures coloriées. Cartonné.   48 fr.

BEAUNIS. **Claude Bernard.** Paris, 1878. In-8.   1 fr.
FERRAND. **Cl. Bernard et la science contemporaine.** Paris, 1879. In-8.   1 fr.

TRAITÉ DES MALADIES ÉPIDERMIQUES

ORIGINE, ÉVOLUTION, PROPHYLAXIE

Par Léon COLIN

Professeur d'Épidémiologie à l'École du Val-de-Grâce.

Paris, 1879, 1 vol. in-8 de xx-1032 pages.................. 16 fr.

Du même auteur.

Traité des fièvres intermittentes. Paris, 1870, 1 vol. in-8 de 500 pages, avec un plan médical de Rome.   8 fr.

De la variole, au point de vue épidémiologique et prophylactique. Paris, 1873, 1 vol. in-8 de 200 pages, avec 3 fig.   3 fr.

Études cliniques de médecine militaire, observations et remarques recueillies à l'hôpital militaire du Val-de-Grâce, spécialement sur la tuberculisation aiguë et sur les affections des voies respiratoires et digestives. Paris, 1864, 1 vol. in-8 de 304 p. 5 fr.

Épidémies et milieux épidémiques. 1873, 1 vol. in-8 de 114 pages.   2 fr. 50

De la fièvre typhoïde dans l'armée. 1877, 1 vol. in-8 de 200 pages.   4 fr.

NOUVEAUX ÉLÉMENTS

DE PATHOLOGIE ET DE CLINIQUES MÉDICALES.

PAR LES DOCTEURS

A. LAVERAN
Professeur agrégé à l'École de médecine
et de pharmacie militaires du Val-de-Grâce.

J. TESSIER
Professeur agrégé à la Faculté de Lyon,
Médecin des Hôpitaux de Lyon.

2 vol. petit in-8 de chacun 650 pages...................... 15 fr.

En vente :

Tome Ier : *Maladies générales. Maladies du système nerveux.*

Tome II, 1re partie : *Maladies des appareils circulatoire et respiratoire.*

Sous presse :

La seconde partie du tome II comprenant la fin des Maladies de l'appareil respiratoire, les Maladies de l'appareil digestif, du foie, des reins, du péritoine et de ses annexes sera livrée gratis aux souscripteurs.

Le prix sera augmenté aussitôt l'achèvement de l'ouvrage.

COURS DE THÉRAPEUTIQUE

Par A. GUBLER
Professeur à la Faculté de médecine.

1880, 1 vol. in-8 de 600 pages...................... 9 fr.

Le *Cours de thérapeutique professé à la Faculté de médecine* par M. Gubler n'a rien de commun avec les *Leçons de thérapeutique* publiées par un de ses élèves.

CLINIQUE MÉDICALE
DE L'HOTEL-DIEU DE PARIS

Par A. TROUSSEAU

PROFESSEUR DE CLINIQUE MÉDICALE DE LA FACULTÉ DE MÉDECINE DE PARIS
Médecin de l'Hôtel-Dieu, Membre de l'Académie de médecine.

CINQUIÈME ÉDITION

PUBLIÉE PAR LES SOINS DE M. MICHEL PETER
Professeur à la Faculté de médecine, médecin de l'hôpital de la Pitié

1877. 3 vol. grand in-8 avec portrait de M. TROUSSEAU. — Prix : 32 fr.

ENVOI FRANCO CONTRE UN MANDAT SUR LA POSTE.

ALVARENGA (P. F. DA COSTA). **Leçons cliniques sur les maladies du cœur,** principalement au point de vue de la valeur séméiologique du retard du pouls, ou double souffle, et de la vibration des artères. Traduit du portugais par le docteur E. BERTHERAUD. Paris, 1878, in-8, 360 pages.   12 fr.

— **Des thermomètres cliniques,** leurs conditions, modes d'application et avantages relatifs, et des registres thermo-sphygmopnéométriques, par le docteur DA COSTA ALVARENGA, professeur à l'Université de Lisbonne, traduit du portugais par le docteur Lucien Papillaud (Henri-Almès). Bruxelles, 1870, in-8. 28 pages.   2 fr.

— **Précis de thermométrie clinique générale.** Lisbonne, 1871, in-8 de 226 pages.   5 fr.

— **L'histoire de la thermométrie clinique** et de la thermopathogénie, traduit par Lucien Papillaud. Lisbonne, 1871, in-8 de 76 pages.   2 fr.

— **De la thermopathologie générale,** fièvre, marche, périodes et types de température pathologique, traduit par L. Papillaud. Lisbonne, 1871, in-8 de 90 p.   2 fr. 50

— **De la thermosémiologie et thermacologie,** analyse de la loi thermo-différentielle et observations originales touchant l'influence des divers agents thérapeutiques sur la température pathologique, traduit par J. F. Barbier. In-8 de 142 pages. 2 fr. 50

— **Mémoires sur l'insuffisance des valvules aortiques** et considérations générales sur les maladies du cœur, traduit du portugais par le docteur P. Garnier. Paris, 1856, in-8.   4 fr.

— **Remarque sur les ectocardies,** traduit par A. Marchand. Bruxelles, 1869, gr. in-8 de 68 pages.   4 fr.

— **Considérations et observations sur l'époque de l'occlusion du trou ovale** et du canal artériel. Lisbonne, 1869, in-8 de 44 pages.   2 fr.

— **Anatomie pathologique des perforations cardiaques,** traduit par Lucien Papillaud. 1871, gr. in-8 de 38 pages avec figures.   1 fr.

— **Anatomie pathologique et pathogénie des communications** entre les cavités droites et les cavités gauches du cœur, traduit par E. L. Bertheraud. Marseille, 1872, in-8.   1 fr. 50

— **De la cyanose,** particulièrement au point de vue de son historique, sa nature et sa genèse, traduit par le docteur E. L. Bertheraud. In-8 de 64 pages.   2 fr. 50

— **De l'importance de la statistique** en médecine, traduit par le docteur Papillaud. Lisbonne, 1869, in-8 de 32 pages.   1 fr.

— **Rapport sur la statistique des hôpitaux** de S. José, S. Lazaro et Desterro de Lisbonne, traduit par le docteur Papillaud. 1869, in-8 de 188 pages.   3 fr.

BERNHEIM (H.). **Leçons de clinique médicale,** par le docteur H. BERNHEIM, professeur agrégé à la Faculté de médecine de Nancy, suppléant à la chair de clinique médicale. Paris, 1877, 1 vol. grand in-8 de 550 pages, avec 5 pl.   10 fr.

— **Contribution à l'étude des localisations cérébrales.** Grand in-8, 32 pages, avec une planche.   2 fr.

— **Étude sur les rôles,** leçons faites à l'hôpital Saint-Charles, à Nancy. Grand in-8, 28 pages.   1 fr. 50

BONNEMAISON. **Essais de clinique médicale,** loisirs médicaux. Paris, 1874, 1 vol. in-8 de 411-90 pages.   7 fr.

BREMOND (fils). **Bains térébenthinés,** leur emploi dans le traitement des rhumatismes. In-8 de 39 pages.   1 fr.

BRIQUET. **De la variole.** Lecture suivie de la discussion à laquelle ce travail a donné lieu. Paris, 1871, in-8 de 56 pages.   1 fr. 50

Carnet du médecin praticien, formules, ordonnances, tableaux du pouls, de la respiration et de la température. Comptabilité. Un cahier oblong avec cart. souple.   1 fr.

CHAUFFARD (P.-E.). **Essai sur les doctrines médicales,** suivi de quelques considérations sur les fièvres. Paris, 1846. In-8, 130 pages (2 fr. 50).   1 fr.

— **De la fièvre traumatique et de l'infection purulente.** 1873, 1 vol. in-8 de 229 pages.   3 fr. 50

— **Andral. La médecine française de 1820 à 1830.** Paris, 1877, in-8 de 76 pages.   2 fr. 50

CHOSSAT (Th.). **Étude sur les conditions pathogéniques des œdèmes.** Paris, 1874, grand in-8 de 134 pages.   3 fr.

CONAN. **Essai de thérapeutique positive** basée sur l'examen de l'urine et des produits morbides. 1876, in-8, 202 pages, avec 1 planche.   3 fr. 50

CORNIL (V.). **Du cancer et de ses caractères anatomiques.** Paris, 1867, in-4 de 85 pages, avec figures.   3 fr.

CORNIL (V.). et TRASBOT (L.). **De la mélanose.** Paris, 1868, in-4 de 106 pages, avec 20 figures.   3 fr.

COURBIS (E.). **Contributions à l'étude des kystes du foie, et des reins et des kystes en général.** In-8 de 64 pages, avec 1 pl. lithog.   1 fr. 50

COUSOT. **Étude sur la nature, l'étiologie et le traitement de la fièvre typhoïde.** Paris, 1874, 1 vol. in-4, 369 pages.   9 fr.

CZERMAK (J.-N.). **Du laryngoscope** et de son emploi en physiologie et en médecine Paris, 1860. In-8 de 103 p. avec fig.   3 fr. 50

DAREMBERG (G.) **De l'expectoration dans la phthisie pulmonaire.** Paris, in-8, 74 pages.   2 fr.

DELPECH. **Le scorbut pendant le siége de Paris.** 1871, in-8 de 68 pages.   2 fr.

DURANTY (N.-E.). **Diagnostic des paralysies motrices des muscles du larynx.** Paris, 1872, in-8 de 48 pages, avec planches.   2 fr.

FAVRE (Paul). **Des mélanodermies, et en particulier d'une mélanodermie parasitaire.** Paris, 1872, in-8 de 104 pages.   2 fr. 50

FERRAND (E.). **Premiers secours aux empoisonnés,** aux noyés, aux asphyxiés, aux blessés, en cas d'accident, et aux malades en cas d'indisposition subite. Paris, 1878. 1 vol. in-18 jésus de 288 pages, avec 80 fig.   3 fr.

GIGOT-SUARD (L.). **L'Herpétisme.** Pathogénie, manifestations, traitement, pathologie expérimentale et comparée. 1870, 1 vol. gr. in-8 de VIII-468.   8 fr.

— **De l'asthme** et de son traitement par les eaux de Cauterets, précédé d'une introduction sur les maladies chroniques et les eaux minérales. Paris, 1873, in-8 de 200 pages.   2 fr. 50

— **La phthisie pulmonaire.** Effets de l'eau silicatée-sulfureuse de Mahourat (Cauterets) dans cette maladie. Paris, 1874, in-8 de 78 pages.

GIRBAL (A.). **Considérations médicales et pratiques sur la fièvre** en général. Introduction à une étude des fièvres en particulier. Paris, 1878, in-8, XII-92 p. 2 fr. 50

GLONER (J.-C.). **Nouveau Dictionnaire de thérapeutique** comprenant l'exposé des diverses méthodes de traitement employées par les plus célèbres praticiens pour chaque maladie. 1874, in-12, VIII-800 pages.

GOETZ (Ed.). **Étude sur le spina mentosa,** accompagnée d'observations recueillies à l'hôpital Sainte-Eugénie et à l'hôpital des Enfants-Assistés. Grand in-8 de 119 pages.   2 fr. 50

GOURAUD (Xavier). **Des Crises.** Paris, 1872, in-8 de 94 pages, avec figures.   2 fr. 50

GOUTARD (L.-J.-Cl.). **Du léontiasis syphilitique.** Etudes sur quelques cas de syphilides hypertrophiques diffuses de la face en particulier. Paris, 1878, in-8 de 42 pages avec 1 pl. en chromolithographie.   3 fr.

GRISOLLE (A.). **Traité de la pneumonie** 2e édit. Paris, 1864, in-8 de XVI-744 p. 9 fr.

GUEGUEN (A.). **Étude sur la marche de la température** dans les fièvres intermittentes et éphémères. In-8 de 80 pages, avec 35 pl. de tracés lithogr.   5 fr.

HALLOPEAU. **Des paralysies bulbaires.** Paris, 1875, in-8 de 156 pages, avec 1 planche lith.   3 fr. 50

— **Du mercure,** action physiologique et thérapeutique. Paris, 1878, grand in-8, 272 pages.   5 fr.

HANNE. **Essai sur les tumeurs intra-rachidiennes.** 1872, in-8, 85 pages.   2 fr.

HANOT (V.). **Étude sur une forme de cirrhose hypertrophique du foie.** Cirrhose hypertrophique, avec ictère chronique. Paris, 1876, in-8, 158 pages, avec 1 pl.   4 fr.

HARDY (le professeur). **De quelques modifications à introduire dans l'enseignement médical officiel,** et particulièrement dans l'enseignement de la Faculté de médecine de Paris. 1875, in-8.   50 c.

HUETTE (G.). **Histoire thérapeutique du bromure de potassium**. Paris, 1878, in-8, 190 pages.   3 fr.

JOUSSET (P.). **Éléments de médecine pratique**, contenant le traitement homœo. pathique de chaque maladie. Deuxième édition, corrigée et augmentée. 1877, 2 vol. in-8.   15 fr-

— **Éléments de pathologie et de thérapeutique générales**. Paris, 1873, 1 vol. in-8 de 243 pages.   4 fr.

LABADIE-LAGRAVE (F.). **Du froid en thérapeutique**. Paris, 1878, grand in-8 de 284 pages, avec 26 planches de tracés de température et figures.   6 fr.

LABORDETTE. **Emploi du spéculum laryngien** dans le traitement de l'asphyxie par submersion, etc. 2e édit. In-8 de 23 pages, avec 2 fig.   75 c.

LÉPINE (R.). **De l'hémiplégie pneumonique**. 1870, in-8 de 39 pages.   1 fr. 50

— **De la Pneumonie caséeuse**. Paris, 1872, in-8 de 140 pages.   3 fr.

Lèpre (la) est contagieuse, par un missionnaire attaché aux léproseries. Paris, 1879, 1 vol. in-8 de 290 pages, avec une carte coloriée de la distribution de la lèpre.   5 fr.

LUTON (A.). **Traité des injections sous-cutanées à effet local**, méthode de trai tement applicable aux névralgies, aux points douloureux, au goître, aux tumeurs, etc ; par le docteur A. LUTON, professeur de pathologie externe à l'École de médecine de Reims, médecin de l'Hôtel-Dieu de cette ville. 1875, 1 vol. in-8 de 400 pages, avec figures.   6 fr.

MAHÉ. **Programme de séméiotique et d'étiologie, pour l'étude des maladies exotiques et principalement des maladies des pays chauds**. 1879, 1 vol. in-8, 428 pages.   7 fr.

MAILLIOT (L.). **Traité pratique d'auscultation** appliquée au diagnostic des maladies des organes respiratoires. Paris, 1874, 1 vol. gr. in-8 de XIV-550 pag. 12 fr.

MOLÉ (L.). **Signes précis du début de la convalescence dans les maladies aiguës**. Paris, 1870, grand in-8 de 142 pages, avec 23 figures.   3 fr.

MORELL MAKENZIE. **Du laryngoscope** et de son emploi dans les maladies de la gorge avec un appendice sur la rhinoscopie. Traduit de l'anglais par le docteur Émile Nicolas Duranty. Paris, 1867. In-8 de 156 pages avec fig.   4 fr. 50

MOSSÉ (A.). **Étude sur l'ictère grave**, par le docteur A. MOSSÉ. 1880, gr. in-8, 176 pages avec pl.   4 fr.

MUSELIER (P.). **Étude sur la valeur séméiologique de l'ecthyma** (accompagnées d'observations recueillies à l'hôpital Saint-Louis). Rapports de l'ecthyma avec la syphilis. Paris, 1870, in-8 de 125 pages.   2 fr. 51

PAGÈS. **Étude clinique sur l'étiologie et la prophylaxie de la fièvre typhoïde**. Paris, 1878, in-8 de 65 pages.   2 fr.

PAROLA (Louis et José). **De la vaccination**. Turin, 1877, 2 vol. gr. in-8.   15 fr.

ELLARIN (A.). **Des fièvres bilieuses des pays chauds en général** et de la fièvre bilieuse hématurique en particulier. Paris, 1876, in-8 de 231 pages.   3 fr.

PEYROT (J.-J.). **Étude expérimentale et clinique sur le thorax des pleurétiques** et sur la pleurotomie. Paris, 1876, in-8, 153 pages.   3 fr.

RAGAINE (Dr). **Relation d'une épidémie d'angines couenneuses** qui a régné dans les cantons de Mesle, de Pervenchères et de Bazoches depuis le mois d'octobre 1874 jusqu'au mois d'octobre 1875. Travail récompensé par l'Académie de médecine, (1875). Paris, 1879, in-8 de 110 pages, avec 1 carte.   2 fr. 50

RAPHAEL. **Traité pratique de la pustule maligne**. 1872. 1 volume in-18 de 215 pages.   3 fr.

RAYNAUD (M.). **De la révulsion**. Paris, 1866, in-8, 168 pages.   3 fr.

REVEILLÉ-PARISE. **Guide des goutteux et des rhumatisants**, par le docteur J.-H. REVEILLÉ-PARISE, membre de l'Académie de médecine, édition entièrement refondue et mise au niveau des découvertes et des méthodes nouvelles concernant la nature et le traitement de ces deux affections, par le docteur E. CARRIÈRE. Paris, 1878, 1 vol. in-18 jésus de 300 pages.   3 fr. 50

ROBIN (Al.). **Essai d'urologie clinique**, la fièvre typhoïde, par le docteur Al. ROBIN, chef des travaux chimiques au laboratoire de la Charité. Paris, 1877, in-8 de 264 p.   5 fr.

DESPINE ET PICOT. **Manuel pratique des maladies de l'enfance**, par A. DESPINE, professeur à l'Université de Genève, et C. PICOT, médecin de l'infirmerie du Prieuré de Genève. *Deuxième édition.* Paris, 1879, 1 vol. in-18 jésus, VIII-596 pages.. 6 fr.

FERRAND (A.). **Traité de thérapeutique médicale**, ou guide pour l'application des principaux modes de médication thérapeutique au traitement des maladies. 1875, 1 vol. in-18 jésus de 800 pages, cart............................ 8 fr.

FONSSAGRIVES. **Principes de thérapeutique générale** ou le médicament étudié aux points de vue physiologique, posologique et clinique. 1875, 1 vol. in-8 de 468 pages.. 7 fr.

GIACOMINI. **Traité philosophique et expérimental de matière médicale et de thérapeutique**, traduit de l'italien par MOJON et ROGNETTA, 1842, in-8.. 5 fr.

GRANCHER. **De la médication tonique.** 1875, in-8................... 3 fr.

GRISOLLE. **Traité de la pneumonie.** *Deuxième édition*, refondue et augmentée, 1864, in-8, XVI-744 pages .... 9 fr.
Ouvrage couronné par l'Académie des sciences et l'Académie de médecine (prix Itard.)

GUBLER (A.). **Cours de thérapeutique**, professé à la Faculté de médecine, 1880. 1 vol. in-8 de 600 pages.............................. 9 fr.
Le *Cours de thérapeutique professé à la Faculté de médecine* par M. GUBLER n'a rien de commun avec les *Leçons de thérapeutique* publiées par un de ses élèves.

LABADIE-LAGRAVE. **Du froid en thérapeutique.** 1878, 1 volume in-8, 282 pages, avec 26 planches de tracés de température lithographiées et figures........ 6 fr.

LABOULBÈNE. **Nouveaux éléments d'anatomie pathologique descriptive et histologique**, 1879, 1 vol. gr. in-8, 930 pages, avec 207 figures dans le texte.. 20 fr.

LAVERAN ET TEISSIER. **Nouveaux éléments de pathologie et de clinique médicales**, par A. LAVERAN, professeur agrégé à l'École de médecine militaire du Val-de-Grâce, et J. TEISSIER, professeur agrégé à la Faculté de médecine de Lyon. Paris, 1879, Tome I et Tome II, 1re partie, petit in-8 avec figures intercalées dans le texte. L'ouvrage complet.. 15 fr.

LÉPINE. **De l'hémiplégie pneumonique.** 1870, in-8, 39 pages...... 1 fr. 25
— **De la pneumonie caséeuse.** 1872, in-8, 142 pages........ 3 fr.

LEUDET. **Clinique médicale** de l'Hôtel-Dieu de Rouen. 1874. 1 vol. in-8 de 650 pages.. 8 fr.

LORAIN. **Etudes de médecine clinique et physiologique.** *Le pouls, ses variations et ses formes diverses dans les maladies.* Paris, 1870, 1 vol. in-8, 372 pages avec 488 figures.. 10 fr.
— **De la température du corps humain** et de ses variations dans les diverses maladies. Publication faite par BROUARDEL. 1878, 2 vol. gr. in-8, avec figures et portrait.. 30 fr.

LOUIS. **Recherches sur les effets de la saignée** dans quelques maladies inflammatoires. Paris, 1835, in-8.. 1 fr.

MARVAUD (ANGEL). **Les aliments d'épargne :** alcool et boissons aromatiques, café, thé, coca, cacao. maté, par le docteur MARVAUD. 2e édit. Paris, 1874, 1 vol. in-8 de 504 pages avec figures.. 6 fr.

NOTHNAGEL ET ROSSBACH. **Nouveaux éléments de matière médicale et de thérapeutique.** Exposé de l'action physiologique et thérapeutique des médicaments par les professeurs NOTHNAGEL et ROSSBACH, traduit de l'allemand par le docteur ALQUIER. 1880, 1 vol. in-8 de 800 pages.

RAYNAUD (MAURICE). **De la révulsion.** Paris, 1866, in-8, 168 pages....... 3 fr.

TROUSSEAU. **Clinique médicale de l'Hôtel-Dieu de Paris.** *Cinquième édition*, par MICHEL PETER. 1877, 3 vol. in-8, ensemble 2616 pages, avec un portrait gravé de l'auteur... 32 fr.

9 782019 911089